치매 이상행동(BPSD) 케어
12가지 방법

치매 가족, 요양보호사, 의사, 시설 종사자들을 위한

치매 이상행동 케어 12가지 방법

황이선 지음

두드림미디어

'치매 이상행동 증상(BPSD) 케어' 실천 경험과 방법을 다룬 필독서

현장에서 치매 가족이 눈물을 흘리며 힘들어하는 모습을 목격했다. 그 기억은 며칠 동안 필자를 힘들게 했다. 치매 가족의 힘든 모습에 감정 이입되어 아프기까지 했다. '왜 노인 복지 관련 일을 시작했을까?' 하고 후회도 했다.

치매 이상행동 케어로 난감한 상황에 이르렀을 때 책을 읽었다. 치매 관련 서적들은 주로 일본 사람들이 쓴 책이었다. 최근에 우리나라에서도 치매 관련 책들이 나오기 시작했다. 하지만 의료 분야 종사자가 쓴 책 몇 권이 전부다. 치매 환자의 질병에 관한 이론이 주로 다루어졌다. 실천 현장에서 치매 이상행동 증상과 부대끼며 경험을 통해 사례별로 이상행동 케어 방법을 쓴 책은 찾아볼 수 없다.

현장에서 치매 이상행동을 케어하면서 사례별로 방법을 기록했다. 이상행동을 직접 케어하면서 여러 가지 방법을 시도했다. 시행착오도 많이 겪었다. 이상행동 케어 방법을 하나하나 기록했다. 케어 방법이 어르신에게 효과가 있었을 때 전문가로서 기뻤다.

현장에서 치매 이상행동을 케어하면서 어르신 한 분 한 분이 다른 증상을 가지고 있다는 것을 알았다. 치매 증상은 개별적이었다. 같은 거부 이상행동이라고 할지라도 증상은 개인별로 다르게 나타났다. 따라서 치매 이상행동 증상은 몇 가지라고 숫자로 단정할 수가 없다. 이 책은 개별적 특성을 파악하고, 이상행동 증상을 케어하는 지침서다.

치매 이상행동 케어 현장에서 어르신들과 부대끼면서 시행착오도 하고 예상치 못했던 케어 효과를 경험하면서 12년이 지났다. 필자의 경험을 치매 가족, 요양보호사, 치매 치료 전문의, 시설 종사자와 나누고 싶었다.

필자가 이 책을 쓴 첫 번째 이유는 케어 현장에서 질 높은 이상행동 케어 방법을 습득할 수 있도록 돕고 싶은 마음이었다. 두 번째 이유는 치매 치료 관련 전문의가 읽고, 치매 이상행동 증상을 이해해서 약물 부작용을 덜 일으키도록 처방하는 데 도움이 됐으면 하는 마음이다. 세 번째 이유는 치매를 케어하는 치매 가족, 요양보호사, 시설 종사자들의 이상행동 케어에 도움이 되기를 바라는 마음이다.

그래서 궁극적으로는 치매 가족, 요양보호사, 치매 치료 전문의, 시설 종사자들에게 치매 이상행동 케어에 대한 경험을 나누고 대처 방법을 제시하고 싶다. 또한, 치매 어르신과 이웃하는 사람들에게 치매 이상행동에 대해 올바른 인식을 제공하는 것이다. 여기서는 대표적인 12가지 이상행동 증상(BPSD)에 관한 케어 방법을 담았다.

이 책은 다음 내용을 이야기할 것이다.

- 12가지 이상행동 증상 관련 실제 사례를 토대로 케어 방법을 제시한다.
- 케어 방법으로 개별적 특성이 있는 치매 어르신의 일반적 특성, 성격적 특성, 신체적 특성, 인지적 특성, 주요 질병적 특성을 파악하며, 치매 이상행동을 이해하고 원인을 찾는다.
- 케어 단계를 개별적 특성과 이상행동 파악, 치매 가족과 요양보호사의 케어 준비, 개별적 특성에서 예측되는 이상행동 증상 원인, 치매 가족과 요양보호사의 어르신 케어 방법으로 했다.
- 마지막으로 케어 결과와 현장에서 알게 된 일반적인 이상행동 증상 케어 방법을 제시했다.

이 책이 모쪼록 치매 가족과 요양보호사, 치매 치료 전문의, 시설 종사자들에게 큰 도움이 됐으면 한다.

황이선

추천사

직원 교육, 인사 담당, 정책 전공자로서 감사의 마음을 전합니다. 이 책의 원고를 읽는 내내 현장이 보여서 좋았습니다.

저는 현장 근무 25년 차로 실무와 학문연구를 병행하며, 일본 사회복지법인에서 종사하고 있습니다. 치매 고령자를 포함한 복지 현장에서 직원교육과 인사관리, 법인재정관리를 했습니다. 현재는 사회복지법인 Dream-V(社会福祉法人 ドリーム ヴィ)에서 부문장으로 근무 중입니다.

치매 케어는 비약물적 케어가 우선되어야 합니다. 약물 부작용으로 인한 치매 이상행동 증상(BPSD)이 나타나기 때문입니다.

치매는 개별적 특성에 의한 이상행동 증상(BPSD)이 복합적으로 일상생활 자립을 어렵게 하는 질병입니다. 치매 어르신 케어에서 가장 중요한 것은 대상 어르신, 가족, 요양보호사, 기관 간의 역할 관계 확립이라고 할 수 있습니다.

이 책에서 황이선 센터장이 실무자로서 어르신의 개별적 특성에 따라 치매 어르신, 가족, 요양보호사, 기관의 역할 관계를 코디네이터 하신 과정과 결과물을 정리하신 점을 높이 평가합니다.

이번 출간을 시작으로 코디네이터 업무의 사례집으로 자리매김해서 치매 어르신과 가족, 요양보호사 등 실무자의 역량 향상에 도움이 되는 지침서를 계속해서 출간하시길 기원합니다.

사회보장 전공 사회학박사,

사회복지법인 Dream-V(社会福祉法人 ドリーム ヴィ) 부문장

김선영

《치매 이상행동 케어 12가지 방법》을 통해서 치매 어르신과 그 가족분들을 위해 좋은 돌봄을 실천하고, 노력하는 모습을 잘 보여주신 황이선 센터장님께 감사를 드립니다.

그 수고가 이 책을 통해서 결실을 맺은 것 같습니다. 앞으로 이 책이 현장에서 양질의 장기요양서비스가 제공되는 데 일익을 담당해 우리나라의 장기요양과 노인복지 발전을 위해서 크게 도움이 됐으면 좋겠습니다.

고려대학교 고령사회연구원,

일본 국립사회보장인구문제연구소 객원연구원

김도훈

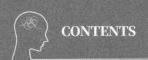

CONTENTS

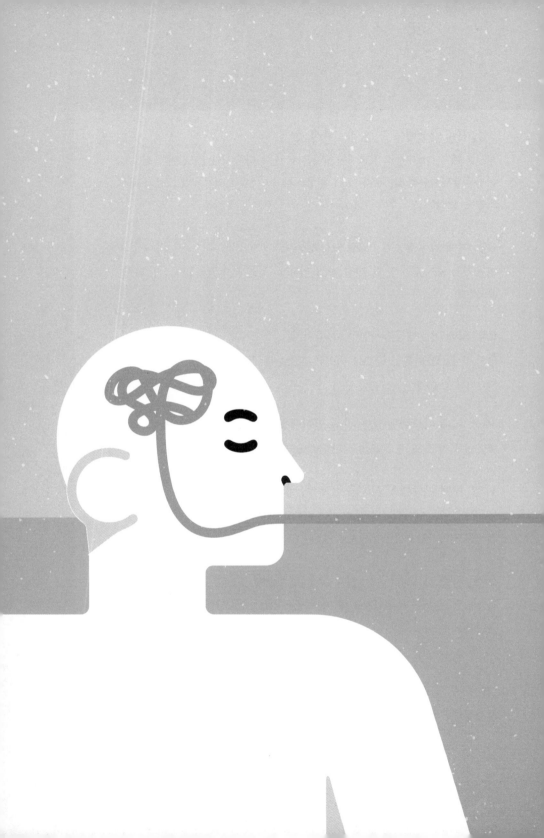

1장

치매 이상행동 1
- 배설행동, 거부행동

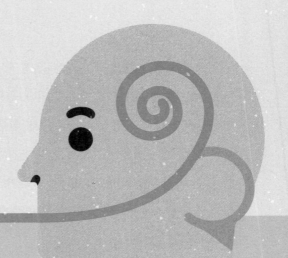

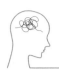

나, 벽에 똥칠하는 거 아냐. 미안해서 열심히 치운 거야

어르신은 본인 방에서 침대에 누워 지내는 시간이 대부분이었다. 밖에 나올 때는 화장실을 이용할 때뿐이다. 침대에만 누워서 지내다 보니 어르신은 급속도로 건강이 나빠졌다. 소변 실수를 많이 하기 시작했고, 대변 실수도 잦았다. 대변을 여기저기 묻혀 놓기 일쑤였다. 소변은 거실 이곳저곳에 흘려 놔서 양말 신은 발바닥이 끈적거리는 소리가 귀에 들릴 정도였다. 딸과 요양보호사는 화장실과 거실 곳곳에 묻혀 놓은 똥을 치우느라 전쟁을 치른다고 했다.

딸 : "아버지, 이게 뭐예요?"

아버지 : "응."

딸 : "이렇게 똥을 여기저기 묻혀 놓으면 어떻게 해요?"

아버지 : "그런 적 없다."

딸 : "아버지!!!"

요양보호사와 상담한 결과, 어르신은 항상 "몰라" 아니면, "그런 적 없다"라고 말씀하셨다. 지금은 침대에서 소변 실수를 많이 해서 방수 매트를 깔아 놓은 상태라고 했다. 그나마 대변은 화장실에서 보려고 움직인다고 했다. 문제는 화장실 이동 과정에서 옷에 실수한다는 것이었다. 화장실에서 대변을 본 후에는 뒤처리가 안 됐다. 옷에 묻은 똥을 치운다고 벗어서 변기는 물론이고, 화장실 벽 여기저기에 묻혀 놓는다고 했다. 요양보호사는 이런 날은 업무시간이 부족할 정도로 일이 많다고 하소연했다.

어르신의 개별적 특성 및 이상행동

어르신의 개별적 특성에서 일반적 특성은 우울 증상과 의욕이 없는 것이었다. 매사 무감동하며, 귀찮다고 했다. 요양보호사가 가장 힘들어한 업무는 조금이라도 어르신께 밥을 드시도록 하는 일이었다. 시간이 지나면서는 밥 먹는 것도 싫어서 부엌 식탁에 나오지도 않으셨다.

어르신은 전직 공무원이었다. 처음 알고 지낸 것은 70대 후반이었다. 처음 만났을 때는 치매가 오기 전이었다. 동네에서 자주 뵙는 상황이었다. 2년여가 지난 어느 날, 따님에게서 전화가 왔다. 동거가족은 어르신 부부만 거주하는 형태였다.

충청도 분이었고, 단독주택에서 거주하셨다. 주 케어자는 큰딸이었다. 가끔 아들이 들러 목욕을 시켜 주었다. 어르신의 취미는 테니스였는데, 지금은 침대에서 꼼짝을 하지 않는다. 음식은 가리지 않고 준비해드리는 대로 드셨다. 의사소통은 귀찮다는 듯 "응~ 몰라" 하시며, 손을 들어서 내저으며 싫다고 했다.

처음에는 본인 주장을 했으나 이제는 무감동, 무반응으로 일관한다. 공격성도 없고, 무엇을 요구하지도 않는다. 관심도 없고, 말하는 것도 싫어했다. 청력과 시력에는 문제가 없었고, 보행에도 문제없었다. 현재는 기저귀를 착용하고 있으나 기저귀에 대소변을 보는 목적이 아닌, 화장실 이동 간에 실수할 때를 대비해서 착용했다. 가끔은 그 기저귀도 벗어버리는 경우가 많았다.

식사는 일반식을 드시고, 본인이 드셨으나 지금은 식판에 준비해서 침대까지 가져다드려야 한다. 특별한 질병은 없었다. 치매는 알츠하이머 치매를 앓고 계신다. 기억력과 지남력*이 현저히 저하된 상태다. 환각은 없다. 투약은 치매 관련 약과 건강식품 비타민 등을 드시고 있다.

치매 이상행동 증상으로는 무감동과 대소변 처리를 못 해 여기저기 묻히는 것이다. 어르신들만 거주한 상태이다 보니 요양보호사나 보호자가 자리를 비우면 이런 현상이 나타난다. 처음에는 정신과적 문제인 줄 알고, 보호자들도 치매라고 인지하지 못했다. 어르신은 일상생활에서 의욕이 전혀 없었다. 시간 대부분을 혼자 방에서 보냈다. 특별한 욕구도 없었다. 대소변이 마려우면 혼자서 이동하는데, 걷는 것이 느려서 옷에 실수하는 경우가 많았다.

옷에 대변을 흘리면서 방에서 화장실까지 이동 중 거실 바닥에 소변과 대변을 묻혔다. 화장실에 도착해서 대변을 보고, 옷에 묻은 대변을 정리하

---

* 지남력은 다음과 같이 구분할 수 있다.
  ① 시간 지남력 : 지금 날짜와 시간이 어떻게 되는지 아는 능력
  ② 장소 지남력 : 장소가 어디인지 아는 능력
  ③ 사람 지남력 : 상대방 혹은 자신이 누구인지 아는 능력

려고 애썼다. 대변 묻은 옷을 물통에서 헹군다고 주변 벽에 묻히고, 화장실 바닥을 온통 노랗게 물들이는 적도 있었다. 대변이 묻은 옷을 세탁기나 좌변기 위에 올려놓았다.

어떤 날은 기저귀를 침대에서 벗어버리고 누워 있었다. 바지 속 기저귀는 소변으로 퉁퉁 불어 있었다. 소변 먹은 기저귀와 대변이 바지 속에 있었다. 방 안에는 대소변 냄새로 진동한다. 이런 날은 보호자나 요양보호사도 어르신이 싫어진다고 했다. 보호자가 어르신 댁에 방문하지 못하고, 장시간 집을 비울 때와 요양보호사가 근무하지 않은 시간에 대부분 이런 일이 발생했다. 보호자나 요양보호사가 가장 힘들어하는 날이다.

어르신은 무관심, 무감동 이상행동 증상을 보였다. 아무런 관심도 없고 욕구도 없었다. 밥은 드리면 억지로 "드세요", "드세요" 반복해야 조금 드시고, 목욕도 하지 않으려고 했다. 자녀분들이 계획해서 목욕하자고 설득하면 겨우 움직이셨다. 삶에 의욕이 없었다. 삶을 포기한 사람 같았다.

치매 가족과 요양보호사의 케어 준비

1. 어르신의 개별적 특성에서 배설 이상행동 원인을 파악한다.
2. 알츠하이머 치매 증상이 발현하는 이상행동을 파악한다.
3. 어르신의 배변 이상행동 증상 관련 케어 정보를 습득한다.
4. 보호자와 요양보호사는 어르신 관련 정보를 공유하고, 협력 방안을 논의한다.
5. 어르신의 대소변 습관을 파악한다.
6. 어르신의 식사 습관 및 양을 파악하고 기록한다.

7. 관찰된 배변 습관을 토대로 예측된 배변 시간에 케어자가 상주할 방법을 찾는다.
8. 어르신의 개별적 특성을 파악해서 어르신이 좋아할 만한 활동을 찾는다.
9. 어르신의 관심사를 파악하고, 활동으로 유도할 만한 방법을 찾는다.
10. 종교적 신념을 자극해서 할 수 있는 활동을 파악한다.
11. 어르신의 이전 취미나 관심사를 파악한다.
12. 필요시 요양보호사와 보호자는 이상행동 증상을 센터와 논의한다.

보호자나 요양보호사가 힘들어하는 부분 중 하나가 배변 이상행동 증상이다. 배변으로 인해 일거리가 많아지고, 보호자나 요양보호사를 힘들게 한다. 배변 이상행동으로 인해 집 안 가득 냄새가 배는 것 역시 가족들이 힘들어한다.

또 다른 사례, 어머니를 요양원에서 다시 모셔 온 사연

어르신 자녀 중에 고령의 어머니를 잠깐이라도 모시고 싶다는 분이 있었다. 방문요양으로 본인 집에 모시고 싶다고 했다. 어르신은 2등급이었다. 집에서 모실 수 있는 행정절차를 물어왔다. 현재는 요양원에 계신다고 했다. 딸의 마음은 어머니가 돌아가시기 전에 모시고 싶다는 것이었다. 그래야 나중에 후회하지 않을 것 같다고 했다.

요양원에서 어르신을 집으로 모시는 날에 맞춰 어르신이 머무를 집에 방문했다. 따님은 힘들겠지만 잘해보겠다고 했다. 별도의 방을 준비도 해두었다. 방은 화장실에서 가까웠다. 필요한 복지 용구도 안내했다. 딸의 배우자는 전직 군 장성이었다. 거실 액자에 별 3개를 달고 있는 군인이 있었다. 자부심이 대단했다. 배우자는 본인이 병원 이동이나 활동을 돕겠다고 했다. 부부는 많은 준비를 한 것으로 파악됐다.

다음 날 어머니가 따님 댁으로 오시고 케어가 시작됐다. 그런데 3일쯤 됐는데 요양보호사님한테 전화가 왔다. 어르신의 식탐 조절이 안 된다고 했다. 방금 드시고 또 먹는 것을 찾으시고, 안 드리면 화를 내고 욕을 퍼부었다고 했다. 더 문제는 배변 문제라고 했다. 항문이 열려 있어서 수시로 기저귀를 갈아야 하는 것이 감당이 안 된다는 것이었다. 계속 드시는 식탐으로 설사까지 하시니 보호자도 힘들어한다고 했다.

집 안은 대소변 냄새로 가득해서 숨을 쉴 수가 없다고 했다. 한여름이라서 문을 계속 열어놓을 수도 없고, 이렇게 냄새가 심할 줄은 몰랐다고 했다. 다음 날 보호자인 따님한테서 전화가 왔다. 아무리 고민을 해봐도 더이상 집에서 모시는 것은 힘들 것 같다고 했다. 따님은 다음 월요일에 다시 요양원으로 모시겠다고 했다.

배변 이상행동을 하는 어르신을 집에서 케어한다는 것은 힘든 일이다. 평소에 같이 살았던 자녀가 아닌 경우는 더욱 감당할 수 없는 일이다. 케어는 효심만으로 하는 것이 아니다. 케어 기술이 필요한 것이다. 그리고 인내하는 사랑이 필요한 것이다. 이상행동 증상에 대한 케어 기술이 없다면, 사랑만으로 할 수 있는 일도 아니다. 배설 이상행동 증상은 보호자의 케어 부담을 증가시킬 뿐만 아니라, 요양원 입소의 원인이 되기도 한다.

배설 이상행동을 줄이는 방법은 규칙적인 식사를 하는 것이다. 그리고 배변 습관을 관찰하고 기록해야 한다. 관찰된 배변 습관을 파악하는 것이다. 또한, 기존의 배변 습관에 맞춰서 배변 훈련을 해야 한다. 대소변 볼 때는 반드시 케어자가 개입해서 돕는다. 실금이나 실변 시 실수를 다그치듯 나무라지 않는다. 배변 습관이 자리를 잡고 실수가 줄어들면, 칭찬하고 지지한다.

2009년 로버트(Robert, P. H., et al) 박사는 〈알츠하이머병 및 기타 신경 정신 질환의 병증에 대한 진단 기준 제안〉에서 무관심, 무감동을 동기장애로 정의하고 목표지향적 행동, 목표지향적 인지활동 및 감정의 의욕 저하 상태를 4주 이상 지속해 기능적 장애를 겪는 것으로 설명했다. 치매 어르신의 경우 무관심, 무감동을 동기부여가 상실된 이상행동 증상으로 설명했다. 많은 치매 어르신이 무관심, 무감동의 상태에 놓인 것을 보게 됐다.

어떤 어르신은 2박 3일간 잠만 주무시는 어르신도 있었다. 반대로 어떤 어르신은 2박 3일간 잠을 자지 않고 지내는 분들도 있었다. 어르신이 2박 3일간 잠을 자지 않게 되면 보호자 역시 힘들어진다. 침대에서 하루 종일 눈을 말똥말똥 뜨고 천장을 보고 있는 어르신도 있다. 질문을 해도 아무런 대답 하지 않고, 그냥 누워 있는 것이다. 관심이 없어서 먹는 것을 드려도 안 먹는다고 대답한다.

무관심, 무감동은 신체적 결함을 가져온다. 누워만 있다 보니 다리근육이 점점 소실된다. 시간이 지날수록 걷는 것이 불안전해진다. 낙상의 위험도 커진다. 낙상이 일어난다면 골절이 쉽게 생긴다.

무관심, 무감동이 있다면 규칙적인 활동을 하는 것이 좋다. 어르신이 즐겁게 참여할 수 있는 활동을 찾고 함께하는 것이다. 어르신이 자신감을 가질 수 있는 수준에서 실시한다. 어르신의 활동을 격려하고 칭찬한다. 어르신의 개별적 특성을 파악하고, 어르신이 즐겁게 참여할 수 있는 활동을 지속해서 개발한다. 집 안에서 하는 것도 좋고, 실외에서 하는 것도 좋다. 케어자는 어르신이 관심을 가질 만한 활동을 찾고 참여하도록 지속해서 노력해야 한다.

개별적 특성에서 예측되는 이상행동 증상 원인

1. 배변 습관이 불규칙하다.
2. 24시간 케어가 필요한 치매 환자인데도 불구하고, 환자 부부만 거주한다.
3. 노화에 대한 우울감과 불안감이 있다.
4. 이동 변기 사용에 대한 수치심이 있다.
5. 약물 부작용이 있다.

치매 가족과 요양보호사의 어르신 케어 방법

1. 개별적 특성에 따른 이상행동 원인을 이해한다.
2. 개별적 특성을 이해하고 대처 방법을 찾는다.
3. 배변 습관을 관찰 기록한다.
4. 관찰 기록된 배변 시간보다 먼저 대변을 보도록 유도한다.
5. 보호자와 요양보호사는 논의해서 어르신들만 있는 시간을 최대한 줄인다.
6. 보호자와 요양보호사는 협력해서 어르신의 배변 습관을 기른다.
7. 2시간 간격으로 소변을 보도록 유도한다.
8. 대변을 실수했을 때 야단치듯 소리 지르면 안 된다.
9. 수치심으로 자존감을 상실하지 않도록 대한다.
10. 이동 변기 사용을 고려한다.
11. 이동 변기 사용을 낯설어할 수 있다. 적응할 수 있는 시간을 가지고 훈련한다.

12. 식사 시간을 일정하게 유지한다.
13. 배변 실수를 지적하기보다는 성공 경험을 했을 때 칭찬과 보상으로 강화한다.
14. 관찰된 배변 습관을 토대로 예측된 배변 시간에 케어자가 집에 있도록 한다.
15. 개별적 특성을 파악해서 어르신이 좋아할 만한 활동을 찾는다.
16. 관심사를 파악하고 프로그램과 연관시켜 활동을 유도한다.
17. 종교적 신념을 자극해서 활동을 유도한다.
18. 치매 전 취미나 관심사를 파악하고 활동으로 유도한다.
19. 어르신이 활동에 참여할 때 지지하고 칭찬한다.
20. 활동은 일정한 시간을 정해 놓고 한다.
21. 필요시 센터, 보호자와 케어 관련 논의를 어떻게 할 것인지 파악한다.
22. 약물 부작용은 없는지 전문의 진료를 받아 본다.

개별적 특성에 따른 케어 결과

1. 보호자와 요양보호사는 배변일지를 작성해 공유했다.
2. 배변 활동 전에 배변을 유도해 실수를 줄였다.
3. 어르신 두 분만 있는 시간을 축소했다. 따님이 요양보호사 퇴근 후 어르신들이 주무시기 전에 한 번 더 들러서 대소변 활동을 유도했다.
4. 딸은 아버지의 배변 실수에 혼내듯 대응하지 않도록 했다.
5. 보호자들은 어르신들이 존경심을 느끼도록 소통하고 요청했다.
6. 배변 실수는 줄어들었고, 자녀와 갈등은 줄었다.
7. 약물 부작용을 알아보기 위해 전문의와 상담했다.
8. 아들은 아버지와 보내는 시간을 늘렸다. 목욕 시 도움을 드렸다.
9. 요양보호사는 출퇴근 전에 대소변 상태를 확인해 실수를 줄였다.

현장에서 습득한 일반적인 치매 어르신의
배설 이상행동 케어 방법

식사 습관 및 배변 습관을 관찰하고 기록한다. 기록된 배변 습관을 토대로 케어자가 사전에 배변을 권한다. 대소변을 실수할 때 윽박지르듯 실수를 나무라거나 무시하듯 대하면 안 된다. 수치심을 느끼지 않도록 대한다.

01. 아무 곳에서나 대소변을 누는 이상행동을 할 때

1. 관찰 기록을 반영해 사전에 대소변을 누도록 한다.
2. 외출 시에는 반드시 화장실을 들러 미리 대소변을 보도록 한다.
3. 낯선 곳에 갈 때는 사전에 화장실을 파악해놓는다.
4. 식사 후에 수치심을 느끼지 않도록 대소변을 보도록 권한다.
5. 잠들기 전에는 반드시 대소변을 보자고 권한다.
6. 외출할 때는 기저귀를 착용하고, 예비용 기저귀를 준비해 나간다.
7. 집 안에서는 화장실을 쉽게 찾도록 화장실 변기 그림이나 글을 써서 화장실 문에 크게 붙여놓는다.
8. 화장실 내부에서 치매 어르신을 비추는 거울이나 그에 준하는 물건들을 제거한다.
9. 평소에 화장실 내부가 보이도록 문을 조금 열어놓는다.

02. 똥을 누고 만지거나 여기저기에 묻혀 놓는 배변 이상행동을 할 때

1. 짜증이 난 목소리로 야단치거나 무시하듯 윽박지르지 않는다.
2. 저리 가라고 밀치거나 짜증이 난 표정을 하지 않는다.
3. 배변 전 정신행동 습관을 관찰기록해 배변 이상행동 케어에 적용한다.
4. 항문으로 손이 가는 경우 항문을 살피고, 치료가 필요한지 파악한다.
5. 실수를 인지하고 혼자서 치운다고 똥 묻은 옷을 물에 담가 빠는 행동을 한다면, 친절하게 내가 하겠다고 한다.
6. 실수했다는 미안함으로 불안감이나 초조감이 발생하지 않도록 다정하게 대한다.

내가 왜 기저귀를 차야 해?

치매 이상행동 중 기저귀 착용 거부는 보호자들이나 요양보호사들의 업무를 과중하게 한다. 기저귀 착용을 거부하는 이유는 어르신 개별적 특성에 따라서 다양하게 나타난다.

70대 후반 여성 어르신이었다. 병원에서 치매 진단을 받은 지 몇 개월 되지 않았다. 아직은 신체활동에 큰 문제가 없었다. 치매가 진행되면서 요실금, 변실금이 심했다. 지금까지 기저귀를 착용하지 않고 살아왔던 터라 기저귀에 대한 거부감이 심했다.

딸 : "엄마 이게 뭐야?"

엄마 : "누가 물을 흘렸냐?"

딸 : "오줌이잖아."

엄마 : "나, 아니야."

딸 : "엄마 바지 봐봐."

엄마 : "내 바지?"

딸 : "왜 기저귀를 안 차고 그래?"

어르신은 치매가 진행되면서 요실금으로 고생했다. 길을 가다가도 이런 일이 발생하기 시작했다. 아직 기저귀에 대한 거부감이 심해서 배우자와 자녀는 최근에 자주 싸우게 된다고 했다. 치매 어르신은 아니라고 우기기도 하고, 가끔은 "내가 죽어야 하는데…"라고 하셨단다.

기저귀를 거부하는 것은 어르신 관점에서 수치스러운 일이 될 수 있다. 지금까지 건강하게 살아왔기 때문에 기저귀를 착용한다는 것은 상상도 한 적이 없다. 기저귀를 차는 것은 건강하게 살아온 이전의 삶을 부정하는 것이다. 어르신은 아이들을 키우고 뒷바라지하면서 건강하게 살아왔다. 기저귀를 착용한다는 것은 분명히 신체에 이상이 생겼다는 뜻이다. 어르신은 건강 이상을 인정하고 싶지 않다. 생리적인 문제이기는 하지만, 여성에게서 기저귀 착용은 수치심과 상실감을 가져온다고 한다.

어르신의 개별적 특성 및 이상행동

어르신의 개별적 특성에서 일반적 특성은 배우자와 딸이 함께 빌라에서 거주하는 것이다. 일상생활은 공원을 하루에 한 번 산책하시고, 치매 프로그램을 하신다. 매일 기관에서 제공한 인지자극활동 프로그램이다. 어르신은 영어 단어 쓰기, 한자 쓰기, 숨은그림찾기를 좋아한다. 어르신이 의지하고 좋아하는 사람은 딸이다.

배우자보다 딸 요구사항을 잘 들어준다. 서울에서 오랫동안 사셨다고 한다. 그래서 동네 위치는 잘 기억하는 편이었다. 좋아하는 음식은 육식을 좋아했다. 요실금과 변실금이 심한 편이었다. 기저귀 착용 거부가 심했다. 기저귀를 착용하고도 화장실을 가야 했다. 외출할 때는 기저귀에 소변을 보는 경우가 있다. 아직 기저귀 착용이 적응이 안 되어 길을 가다가 화장실을 자주 들렀다.

주 케어자는 배우자였다. 케어 관련 의사결정은 딸이 했다. 병원 관련 업무는 딸과 상의해서 진행됐다. 성격적 특성은 자기주장이 강했다. 받는 것에 익숙한 성향이 있었다. 만나면 이것저것 사달라고 했다. 말하기를 좋아했다. 공격성은 없었지만, 고집을 부리는 경우가 종종 있었다.

신체적 특성은 청력과 시력은 양호했다. 의사소통에도 문제가 없었다. 기저귀 착용을 거부하고, 화장실 이동 시 실금과 실변을 했다. 배설 이상행동은 하지 않았다. 걸을 때는 보행기를 사용했다. 식사는 일반식을 드셨다. 치아 상태는 양호한 편이었다.

인지적 특성에서 알츠하이머 치매였다. 지남력과 기억력이 저하됐다. 환각은 없었다. 옷은 딸이 입혀준 대로 입었다. 질병은 치매와 요실금, 변실금, 당뇨, 호흡곤란, 관절염과 요통을 앓았다. 투약은 3가지 이상이었다. 기저귀 거부가 가장 큰 문제가 됐다.

어르신의 이상행동은 목욕하지 않으려고 했다. 기저귀 착용도 거부했다. 기저귀를 착용할 때 딸과 많이 싸웠다. 기저귀를 착용했을 때 소변을 보면 즉시 벗어서 주위에 버린다. 망상은 나타나지 않았다. 반복적인 말을 한다. 음식을 자주 달라고 했다.

목욕을 거부해서 보호자가 힘들어했다. 소변을 흘리고도 옷을 갈아입지 않으려고 했다. 인지자극활동 프로그램을 하다가도 갑자기 하기 싫다고 거부했다. 대소변 처리를 하지 못했다. 이사 온 지 얼마 안 되어 가끔 예전에 살던 집 이야기를 했다.

치매 가족과 요양보호사의 케어 준비

1. 개별적 특성을 파악해서 어르신의 마음을 이해한다.
2. 관찰과 기록으로 어르신의 동선과 사전 행동을 파악한다.
3. 어르신의 신뢰를 얻는 방법을 파악한다.
4. 어르신 기분 상태를 파악하고 공감한다.
5. 기저귀 케어 전 어르신 마음을 수용하고 경청한다.
6. 기저귀 케어 전 착용하는 곳 환경을 파악한다.
7. 기저귀 케어 전 착용하는 장소의 분위기를 파악한다.
8. 기저귀 착용에 대한 거부감을 줄일 수 있는 방법을 찾는다.
9. 식사 시간과 식사량을 파악한다.
10. 물이나 음료를 드시는 양을 파악한다.
11. 대소변 보는 시간을 관찰하고 기록해 파악한다.
12. 기저귀 착용 시 어르신의 표정을 살피고 불편감을 느끼는지 파악한다.
13. 기저귀를 착용하는 광고 같은 유튜브를 보여주면서 기저귀 착용이 부끄러운 일이 아니라는 것을 설명한다.
14. 외출 시 기저귀 착용을 수용하는 이유를 파악한다.
15. 어르신이 기저귀를 착용하지 않는 이유를 들어본다.
16. 소변 보기 전 행동을 관찰한다.
17. 수치심을 느끼지 않도록 어르신과 소변 실수 원인을 찾는다.
18. 화장실 이동 시 보행에 불편감이 있는지 파악한다.
19. 집 안에서 어르신이 앉아 있는 곳에서 화장실 거리를 파악한다.
20. 이동 변기 사용을 고려한다.

80대 중후반의 고령인 어르신이 와상 상태에서 치매가 온 경우가 있었다. 신체적으로 와상 상태에 있는 경우 침대 생활이 중심이 된다. 치매로 인해 판단력이 저하되어서 거부 의사 표현을 못 하고, 신체적으로 거부행동 표현도 어렵다. 혼자서 몸을 움직일 수 없고, 상대적으로 보호자나 요양보호사의 판단과 관심으로 케어가 진행된다.

이런 경우는 기저귀를 쉽게 수용하는 편이다. 시중에 다양한 종류의 팬티형 기저귀나 요실금 팬티를 착용함으로써 기저귀라는 생각에 이르지 못하고 거부감이 거의 없다. 몸 상태가 좋지 않아서 기저귀를 빼거나 거부할 힘조차 없는 때도 있다. 와상 상태에 있는 경우, 케어를 보호자나 요양보호사에게 믿고 맡기는 경향이 있다.

와상 상태에 있는 경우 소변 줄을 착용하는 예도 있다. 소변으로 인한 기저귀 케어가 필요 없지만, 피부질환이나 욕창이 발생할 수 있다. 와상 상태이기 때문에 대변 관련 기저귀 케어를 해야 한다.

나이가 상대적으로 적은 60대 전후반에 치매가 온 경우는 기저귀 케어가 어려워진다. 신체가 건강한 상태에서 치매가 온 경우는 이상행동이 더 많이 발생한다. 이상행동으로 인한 보호자와 요양보호사에게 케어 부담은 상상을 초월한다.

침대 생활을 하는 치매 어르신의 경우 상체, 즉 손과 팔을 자유롭게 사용할 때 이상행동이 발생한다. 주로 대소변 시 불편감으로 인해 기저귀를 빼버리는 경우가 흔하다. 손을 기저귀에 넣어 대변을 만지고, 여기저기에 묻히는 경우가 많다. 상대적으로 신체활동이 자유로운 치매 어르신의 경우 문제는 다양하게 발생한다.

또 다른 사례, 침대 생활을 하는 남성 어르신

어르신 부부가 함께 장기요양등급을 받아서 서비스를 제공받는 어르신이 있었다. 남성 어르신은 침대 생활을 했다. 상·하체를 부분적으로 사용할 수 있는 상태였지만, 혼자서 대소변을 처리할 정도는 아니었다. 그래서 기저귀를 착용했다. 오전에 요양보호사가 출근해서 상태를 점검하면, 기저귀가 소변으로 가득해 불어 있었다. 여기에 대변까지 본 날은 말로 표현하기 힘든 광경이 됐다. 어르신 자신도 불편해서 기저귀를 빼서 알몸으로 있는 경우도 허다했다. 오전, 오후에 요양보호사가 다녀가면 저녁부터 아침까지 있어야 하는 상황이었다. 아침에 출근하는 요양보호사는 아침마다 전쟁을 치른다고 표현했다.

치매 어르신은 기저귀를 빼버리고 옷에 대소변을 묻히는 경우가 많고, 혼자서 치우겠다고 일을 키우는 때도 있다. 심리적으로 기저귀 착용이 수치심을 자극해 이상행동으로 발현되는 때도 있다. 가족이나 요양보호사에게 부담을 주고 싶지 않아 혼자서 치워 보겠다고 하는 행동이 다양한 이상행동으로 나타나기도 한다.

2012년 대한배뇨 장애요실금학회 연구에 따르면, 배뇨 습관을 훈련하면 요실금을 줄이고 기저귀 착용을 줄이는 데 효과가 있다고 한다. 먼저 어르신의 배뇨 일지 작성을 통해 수분 섭취 습관, 배뇨량, 배뇨 간격 등의 배뇨 패턴을 파악한다. 다음으로 어르신의 배뇨 패턴에 따라 시간표를 작성해서 배뇨 습관을 기른다는 것이다. 습관에 적응하면 기저귀에 실수하는 횟수를 줄일 수 있고, 기저귀 착용 거부감을 줄일 수 있다.

어르신의 케어 목적은 잔존기능을 최대한 활용하고 유지하는 데 있다. 우리도 언젠가는 기저귀를 착용할 수 있다. 어르신들이 기저귀 착용을 거

부감 없이 수용할 수 있도록 습관과 훈련을 통해 적응할 수 있도록 도와야
한다.

치매 어르신뿐만 아니라 나이를 먹어가면 누구나 기저귀를 착용할 확률
이 높다. 80세 정도 되면 기저귀를 착용할 수밖에 없는 현실에 직면할 수
도 있다. 우리가 태어나서 배변 훈련을 하고 기저귀를 사용했던 것처럼 늙
어가면서 누구나 기저귀 도움을 받고, 다시 태어나기 이전의 세상으로 돌
아가는 것이 아닌가 하는 생각을 자주 한다.

개별적 특성에서 예측되는 이상행동 증상 원인

1. 처음 착용해보는 기저귀를 불편해한다.
2. 기저귀 착용의 필요성에 대한 학습이 부족하다.
3. 인지자극활동을 할 때 잘해야 한다는 부담감이 증가한다.
4. 치매 가족이 소변을 실수할 때 소리치고 호통치듯 한다.
5. 목욕 시 벗은 몸을 보여주는 수치심이 있다.
6. 어르신이 목욕을 수용하도록 동기부여가 없다.
7. 부모로서 존경받고 싶은 인정욕구가 불일치한다(케어자의 말투가 명령조다).

치매 가족과 요양보호사의 어르신 케어 방법

1. 대소변을 실수했을 때 자존심 상하게 어린아이 나무라듯 소리 지르거나 무시하듯 표정을 짓지 않는다.
2. 대소변을 실수했을 때 다정한 목소리와 태도로 위로하듯 처리해준다.
3. 어르신과 신뢰 관계 형성을 위한 방법을 찾고 노력한다.
4. 어르신의 마음을 얻는 방법을 보호자와 공유한다.
5. 어르신의 기저귀 착용 거부 이유를 반영한다.
6. 기저귀 착용으로 인해 피부 자극이나 불편감을 느끼는 원인을 찾는다.
7. 기저귀 착용 후 불편감이 없는지 여쭤본다.
8. 기저귀 착용을 수용하면 고맙다고 인사한다.
9. 소변을 실수했을 때 치우면서 기저귀를 착용해서 이런 일이 없도록 도와달라고 한다.

10. 어르신이 기저귀를 착용하면 자녀 또는 케어자에게 도움이 된다고 설명하면서 고맙다고 인사한다.
11. 기저귀 착용을 수용하면 진심으로 고맙다고 인사한다.
12. 소변을 보기 전 행동을 관찰하고 기록해 예측한다.
13. 이동 변기 사용을 고려한다.
14. 투약으로 인해 배뇨 장애가 있는지 파악한다.

개별적 특성에 따른 케어 결과

1. 어르신의 소변 실수가 줄어들었다.
2. 딸은 어머니가 당황하지 않도록 다정하고 친절하게 소통했다.
3. 어르신의 고집 이상행동은 점점 줄어들었다.
4. 배우자와 자녀는 어머니가 존중감을 느끼도록 소통해 고집이 줄어들었다고 했다.
5. 전문의와 상담해 배뇨 관련 약을 조절했다.
6. 기저귀를 일반 팬티와 유사한 요실금 팬티로 바꿔 거부감이 없이 착용했다.
7. 목욕 시 딸이 함께해 거부감이 없어졌다.

현장에서 습득한 일반적인 치매 어르신의
기저귀 거부 이상행동 케어 방법

1. 개별적 특성을 파악해서 반영한다.
2. 관찰과 기록을 반영해 배변 습관을 기른다.
3. 기저귀 교체 시 피부질환이 있는지 살핀다.
4. 기저귀 교체 시 말은 부드럽게 하고, 거부감이 느껴지는 표정을 짓지 않는다.
5. 기저귀 착용 시 어르신 관점에서 편안하게 잘 착용됐는지 확인한다.
6. 기저귀를 자주 빼버리는 경우 피부질환이나 욕창 등이 있는지 확인한다.
7. 집 안이라고 할지라도 기저귀 교체는 반드시 화장실을 이용하는 습관을 들인다.
8. 관찰과 기록을 반영해서 대소변 실수 전에 대소변을 보도록 유도한다.
9. 유튜브 등을 통해 기저귀 착용이 흉이 아니라는 점을 인지하도록 돕는다.
10. 다른 어르신들도 기저귀를 착용한다는 것을 인지시키고, 기저귀 착용을 보편화한다.
11. 기저귀에 대소변을 봤을 때 긍정적으로 인식하도록 돕는다.
12. "옷이 하나도 안 젖었네", "기저귀를 사용하니 피부에도 묻지 않아서 좋네요" 하면서 기저귀의 장점을 이야기하고, 거부감을 느끼지 않도록 한다.
13. 기저귀에 실수했으면 신속하게 갈아주고 수치심을 느끼지 않도록 한다.
14. 실금이 자주 발생하면 어르신의 표정이나 태도를 살피고, 가끔 "소변 볼까요?" 하고 묻는다.
15. 화장실 이동 거리를 짧게 한다.
16. 수치심이 많으신 분은 기저귀 착용 장소를 신중하게 선택한다.
17. 기저귀 착용은 나이를 먹으면 누구나 착용하는 것으로 인지하게 한다.

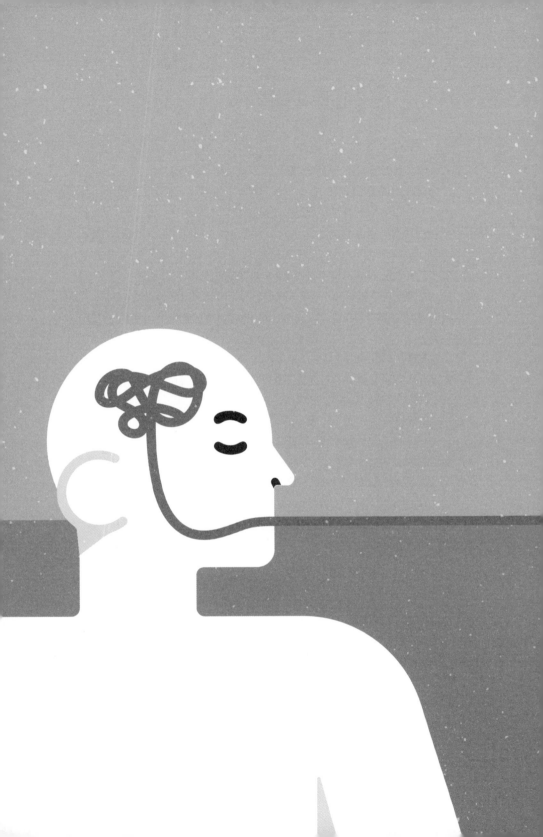

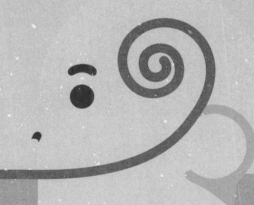

2장

치매 이상행동 2
- 부적절한 성행동

목욕할 때 만지고,
밤에 함께 자자는 어르신

사례자는 96세 남성 독거 어르신이었다.

어느 날 요양보호사에게서 전화가 왔다. 어르신의 목욕을 도와 드릴 때 힘들어서 못 하겠다고 했다. 어르신은 치매 진단을 받았고, 걷지 못해 이동에 어려움이 있는 상태였다. 기저귀를 착용하고 생활했다. 입주 요양보호사는 독거 어르신과 24시간을 함께 보내면서 케어를 제공했다.

필자 : "선생님, 안녕하세요? 고생 많으십니다."

요양보호사 : "네, 센터장님! 근데 힘들어 죽겠어요."

필자 : "무슨 일 있나요?"

요양보호사 : "네, 어르신을 목욕해 드릴 때 제 허벅지를 만지려고 해서 짜증이 나 죽겠어요."

필자 : "네, 그렇군요."

요양보호사 : "어떻게 할까요? 다른 때는 힘이 없어서 힘들어하는데, 목욕할

때는 어디서 힘이 나는지 손이 가만히 있지 않아서 밉고 짜증이 납니다."

필자 : "네, 고령이라고 하더라도 성추행하면 안 되죠. 차분히 말씀드리세요. 이러면 기분 나쁘다고, 이러지 말라고 단호히 말씀드리세요. 저도 보호자님들과 논의하겠습니다."

요양보호사 : "밤에는 저한테 와서 같이 자자고 합니다."

필자 : "네, 그 부분은 별도 방이 있으니 문을 잠그고 주무실 수 있도록 보호자님께 말씀드리겠습니다."

요양보호사 : "네, 알겠습니다. 나이도 많고 해서 그냥 넘어가려고 했는데, 밤에 잠도 못 자고 불안하고 해서 전화를 드렸습니다."

필자 : "네, 보호자님들에게 오해 없도록 전달하고 협의해서 방안을 찾겠습니다."

어르신은 배우자가 돌아가신 지 1년여가 됐다. 부부가 있을 때는 오전과 오후에 요양보호사를 이용했다. 배우자가 돌아가시고 함께 있던 아들이 분가하면서 어르신이 홀로 사시게 됐고, 입주 요양보호사 케어를 받게 됐다.

워낙 고령이라 섬망이 자주 나타났다. 섬망 내용은 밭에 나가서 소를 끌고 와야 한다거나, 농사지으러 가야 한다고 했다. 가끔은 아버지를 찾았다. 배우자가 돌아가시고 섬망 증상이 자주 나타났다. 수면장애가 생겨서 밤에는 혼자서 여기저기를 뒤적거리고 옷장을 뒤져 집 안을 엉망으로 만들어 놓기도 했다.

걷는 것이 힘들어 기어서 거실과 부엌을 이동했다. 전동침대를 사용하지 않고 방바닥에서 생활했다. 필자 생각으로는 방바닥에서 생활해서 활동이 자유로운 면이 있었고, 활동량이 많아서 좀 더 건강한 생활이 유지됐다고 생각한다.

보호자들은 두 분 부모님을 10여 년간 케어했다. 자녀들은 우애가 좋았고, 정해진 당번 날짜에 어르신 댁에 와서 정성으로 돌봤다. 보기 드문 형제자매였다. 케어에 대한 논의가 자녀들끼리 충분히 이루어졌다는 것을 알 수 있었다. 자녀들이 60대 후반에서 70대인데도 부모님 케어에 마음을 다했다.

한 가지 특이한 점은 부모님을 요양병원에 보내지 않는다는 것이었다. 콧줄, 소변 줄, 산소호흡기 등 연명치료는 하지 않는다는 협의가 이루어졌다. 형제자매가 여섯인데도 잡음 없이 케어가 이루어졌다. 여성 어르신의 경우 집에서 돌아가셨다.

어르신의 개별적 특성 및 이상행동

어르신의 개별적 특성에서 일반적 특성은 아파트에서 혼자서 살았다. 배우자와 사별한 지는 1년여가 지났다. 침대가 없는 방바닥에서 생활했다. 하루 세 번 규칙적으로 식사하셨다. 방문 시 항상 "어서 오세요" 인사하고, 나올 때도 수고했다고 잊지 않고 인사를 했다. 특별한 활동은 하지 않았다. 가족들이 해주시는 음식을 드셨다. 주 케어자는 셋째 딸이었으나 6남매가 돌아가면서 주 1회 방문했다.

"고맙습니다", "수고하세요"라는 말씀을 매번 하셨다. 성격적 특성은 조용한 성격으로 말씀도 조용하게 하셨다. 자기주장을 하지 않았고, 자녀들이 하자고 하는 대로 따라주는 편이었다. 아들에게 많은 의지를 하셨는데,

분가하면서는 심리적으로 불안감도 나타났다. 인사성이 밝아서 방문할 때마다 무엇을 주려고 하셨다. 공격적이지도 않았고, 차분하고 조용한 시간을 보냈다.

청력이 저하되어 보청기를 사용하고 있으나 자주 분실하고 적응을 못하는 상황이었다. 이동은 기어서 화장실과 부엌을 다녔다. 기저귀를 착용했으며, 가끔은 화장실에 간다고 말했다. 배설 이상행동은 하지 않았다. 통증은 없었으나 환각을 겪고 있어서 밤에 자주 소리치고 잠을 깬다고 했다. 치아 상태는 좋은 편이었다.

인지적 특성으로 치매는 알츠하이머였다. 지남력과 기억력 환각 상태에 놓이면 환청과 환시를 자주 겪었다. 옷은 입혀 준 대로 입었다. 목욕도 하자고 하면 했다. 의사소통에 어려움이 있었다. 청력이 저하되어 듣지 못했고, 발음이 약간 어눌했다. 의심 증상은 없었다. 하지만 성행동을 자주 해서 요양보호사님이 힘들어했다. 수면장애를 겪고 있었다. 낮에 자는 경우도 많았다.

질병은 고혈압, 당뇨, 수면장애, 인지장애가 있었고, 수술 이력은 없었다. 식사는 소량으로 삼식(三食)을 모두 했다. 배변 장애도 없었다. 설사와 변비는 없었다.

어르신의 이상행동으로 가장 문제가 되는 것은 목욕할 때 요양보호사를 만지려고 한 성행동이었다. 취침 시 요양보호사를 부르거나 옆에 와서 자라고 하는 말씀 역시 요양보호사가 힘들어하는 이상행동이었다. 수면 시에는 환각 상태가 되어 환청과 환시로 소를 몰러 가야 한다거나 아버지를 찾았다. 한참 동안 아버지와 대화하는 이상행동으로 케어 부담을 느끼게 했다.

어르신의 성행동은 요양보호사가 통제할 수 있는 성행동 수준이었다. 그렇다고 성추행이 아니라고 말할 수는 없다. 요양보호사가 통제할 수 있다고 해도 요양보호사는 기분이 나쁠 수밖에 없다. 요양보호사는 대상자가 고령이라는 점을 고려하더라도 성행동을 무시하고 넘어가서는 안 된다. 성행동이 나타나지 않도록 케어 방법을 찾아야 한다. 기관은 요양보호사, 보호자와 함께 대처방안을 찾고 개선하도록 해야 한다.

치매 가족과 요양보호사의 케어 준비

1. 어르신의 개별적 특성을 파악한다.
2. 목욕 시 발생하는 이상행동을 분석한다.
3. 보호자에게 어르신의 성추행 이상행동을 전달한다.
4. 목욕 시 어떤 상황에서 성행동이 발생하는지 구체적으로 상황을 정리해본다.
5. 보호자에게 목욕 참여 의사를 파악한다.
6. 어르신의 성행동을 관찰하고 기록한다.
7. 어르신의 성행동 패턴을 파악하고 분석한다.
8. 기관은 요양보호사와 대처방안을 논의한다.
9. 요양보호사의 의견을 우선 경청한다.
10. 보호자의 의견을 경청한다.
11. 요양보호사가 어르신의 성 이상행동을 통제할 방법을 찾는다.
12. 어르신의 수치심을 자극하지 않고 성추행을 멈추게 할 방법을 찾는다.
13. 목욕 방법에는 문제가 없었는지 목욕 과정을 살핀다.
14. 취침 시 요양보호사는 방을 따로 사용하고, 잠금장치를 할 수 있도록 보호자와 논의한다.
15. 방을 따로 사용하면서 밤에도 케어하는 데 문제없도록 방안을 강구한다.

치매 어르신이 성행동을 하는 이유는 다양하다. 치매 어르신은 일반적으로 성적 관심과 행동이 흔하지 않다고 한다. 예외적으로 남성 대상자는 뇌의 특정 부위 손상으로 인한 성욕이 증가한다고 한다. 성욕 증가는 자위 행위를 하거나 아무 곳에서나 옷을 벗는 행위를 하거나, 성기 노출과 음담패설을 한다고 한다.

가족이 없고 요양보호사만 있는 경우에는 안으려고 하거나 입을 맞추려고 하는 등 신체적으로 접촉하려고 한다. 치매 어르신의 경우 덥거나 사타구니가 가렵다거나, 옷이 불편해서 벗는 일도 있다.

힘이 없는 고령 치매 어르신은 일상생활에서는 나타나지 않는데, 특정 상황에서 성행동이 나타난 것으로 파악됐다. 일상생활에서 여러 사람이 있거나 배우자가 있거나 자녀들이 있는 경우에는 성행동이 절제됨을 알 수 있었다. 치매에 걸렸어도 성행동에 대한 과거의 기억으로 또는 습관으로 절제되는 것으로 파악됐다.

재가 서비스를 하면서 보호자 앞에서 요양보호사에게 성추행이나 음담패설을 하는 경우는 흔하지 않았다. 배우자나 자녀 앞에서는 과거의 기억으로 아버지 역할과 체면을 지켜야 한다는 의식이 살아나는 것이다. 특히 치매 어르신이 좋아하는 자녀 앞에서는 더욱 정신을 놓지 않으려고 노력한다는 것을 알았다. 좋은 아버지로 역할을 해야 한다는 마음의 끈을 놓지 않으려고 애쓰는 모습을 봤다.

요양보호사에게 발생하는 성행동을 보면, 목욕 상황에서 많이 발생한다. 옷을 벗고 있다는 점과 등을 밀거나 다리를 닦아드리는 신체적 접촉이 성행동을 유발하게 되는 점도 있다. 자극으로 인해서 과거의 기억과 성행동 습관이 되살아난다고 볼 수 있다.

밤에 발생하는 성행동 역시 잠자리에서 있었던 과거의 기억과 성행동 습관이 되살아난다고 볼 수 있다. 분위기가 성행동을 유발한다고 판단할 수 있다. 치매 어르신이 과거의 기억과 습관, 그리고 현재의 감정이 혼재해 있다는 점에서 분위기가 이러한 기억과 습관을 감정으로 발산되는 성행동 이라고 판단된다.

성행동의 양상을 파악해보면 치매의 진행 정도, 신체상태, 나이가 많고 적음에 따라서 각각 다른 성 이상행동이 나타났다.

진행이 중고도 이상이고 신체가 건강하며 나이가 젊은 치매 어르신이라면, 성 이상행동이 많이 발생하고 케어가 어렵다. 이런 경우 노골적인 음담 패설을 하고 안거나 입맞춤을 하고, 목욕 시 만지거나 하는 이상행동이 더 많았다. 성 이상행동을 한다면 단호하게 기분 나쁘다는 의사 전달을 하고, 이렇게 하면 더 이상 서비스 제공이 어렵다는 의사를 전달해야 한다. 목욕할 때는 반드시 남성이 하거나 두 사람 이상의 요양보호사가 하거나 보호 자가 협력해서 해야 한다.

요양보호사 혼자 있는 경우에는 넓은 거실에 있거나 거리를 두는 것이 좋다. 목욕 서비스는 제외하고, 가족이 하는 것이 바람직하다. 신체 접촉은 될 수 있으면 피하는 것이 좋고, 어르신이 스스로 할 수 있도록 해서 잔존 기능을 유지하도록 하는 것이 좋다.

최근에는 85세가 넘었는데도 신체적으로 건강한 어르신이 많다. 성 이상행동 발생 가능성이 크다는 점에서 서비스를 제공할 때 어르신의 개별적 특성을 파악해야 한다. 성적 특성을 파악하거나 보호자를 통해 이전의 성 추행이나 희롱 등의 문제가 있었는지 파악할 필요가 있다. 보호자는 거짓 없이 이러한 정보를 알리고 서비스를 받아야 한다.

치매 진행 정도가 중고도 이상이거나 손발 사용이 어렵고, 걸을 수 없는 신체적 상황이면 케어 방법이 달라야 한다. 이런 경우 케어자의 역량과 기술을 적용하는 케어를 해야 한다. 케어자가 기분이 나쁘지 않고, 성적 수치심이 없으며, 치매 환자로 느껴져서 진심으로 위로해드려야 한다는 마음이라면, 손을 잡아주거나 안아줘서 관심을 가지고 보살펴 준다는 느낌을 드린다면 좋을 것이다.

간혹 이런 어르신도 있었다. 나이가 많은 경도인지장애 어르신은 '내가 나이가 많은 늙은이라 이해하겠지', 또는 '나이 많은 사람을 어떻게 하겠어!' 하는 생각을 가진 어르신이 있다. 이런 경우 단호하게 대처해야 한다.

여성 어르신도 성 관련 이상행동을 한다. 남성과 달리 노골적으로 하지 않고, 소극적으로 하는 경우가 대부분이다. 필자의 경험으로는 치매 여성 어르신의 경우 손을 잡거나 그냥 가볍게 안거나, 너무 좋다는 표정을 지으며 표현했다. 어떤 어르신은 보고 싶다고 전화해서 언제 우리 집에 올 거냐고 약속을 잡는 어르신도 있었다. 방문하면 손을 잡으면서 보고 싶었다고 말했다. 가끔은 이런저런 먹을 것을 내놓으면서 먹으라고 하는 때도 있었다.

성 관련 이상행동 케어는 어르신의 개별적 특성을 파악하고, 관찰과 기록을 반영한 적절한 케어 방법을 찾는 것이 중요하다. 남성 치매 어르신의 경우 무반응을 하면 이상행동이 더 심해진다는 점을 알고, 단호하게 거절 의사를 말하고 표현해야 한다.

개별적 특성에서 예측되는 이상행동 증상 원인

1. 1년여 전에 배우자와 사별하고 혼자서 생활한다.
2. 치매 증상으로 환청과 환시가 나타난다.
3. 여성 요양보호사와 함께 생활하시며, 가족이 없는 시간에 목욕시킨다.

치매 가족과 요양보호사의 어르신 케어 방법

치매 가족

1. 아버지도 한 인간으로서 개별적 특성이 있다는 점을 이해한다.
2. 아버지에게 성추행 시 어떠한 문제가 발생하는지 메시지를 전달한다.
3. 의사 전달 시 어르신의 눈높이에서 이해되도록 설명한다.
4. 성추행 문제를 보호자인 아들에게 전달해 이상행동을 예방하도록 한다.
5. 성 이상행동을 했을 때 혼내듯 소리치는 것을 지양하고, 예방 환경을 조성한다.
6. 가족 중 목욕할 때 참여할 수 있도록 한다.
7. 보호자는 요양보호사에게 위로하고 지지한다.
8. 취침할 때 문제가 발생하지 않도록 방법을 찾는다.
9. 문제해결에 객관성을 갖는다.
10. 아버지의 성행동을 수치심 느끼지 않도록 중단을 요청한다.

요양보호사

1. 어르신이 만지려고 할 때 단호하게 기분이 나쁘다고 표현한다.
2. 반복적으로 만지려고 하는 행위가 있을 때 가족에게 알리고, 경찰에 신고하겠다고 전달한다(협박이 아닌 협조를 구하는 방식으로).

3. 보호자 아들에게 목욕 시 협조를 요청한다.

4. 보호자와 논의한 결과를 반영한다.

5. 요양보호사는 취침 시 방을 따로 사용한다.

기관

1. 요양보호사의 애로 사항을 접수한다.

2. 요양보호사와 상담 시간을 갖고, 성 이상행동에 관한 내용을 파악한다.

3. 보호자와 관련 논의를 하고 방안을 찾는다.

4. 보호자 대부분은 본인의 아버지는 성 이상행동을 할 분이 아니라고 항변한다. 이에 대한 설명을 기분이 나쁘지 않도록 이해시킨다.

5. 고령의 아버지라고 할지라도 성 이상행동은 사법적 문제가 될 수 있다는 점을 설명해드린다.

6. 보호자와 요양보호사 간의 협업이 이루어지도록 중재 역할을 한다.

개별적 특성에 따른 케어 결과

1. 어르신 목욕 일정을 보호자와 공유하기로 했다.

2. 어르신이 목욕할 때 보호자가 참여하는 것으로 했다.

3. 취침 시 요양보호사는 별도의 방에서 자는 것으로 협의했다.

4. 요양보호사의 방은 잠금장치를 하도록 했다.

5. 보호자와 요양보호사는 유기적으로 기관과 소통하고, 문제점을 해결하기로 했다.

이불 속으로 들어와요

80대 초반의 홀로 사는 남성 어르신이었다. 어르신은 배우자와 함께 생활했다. 배우자는 치매가 심해서 집에서 돌보기 어렵다는 판단으로 요양원에 입소했다. 어르신은 기존 집에서 나와 혼자서 생활하게 됐다.

서비스를 제공하는 요양보호사님은 베테랑이었다. 처음 서비스를 시작하고 얼마 안 되어 요양보호사님한테 전화가 왔다. 어르신 댁은 겨울인데도 보일러를 켜지 않는다고 했다. 전기세가 많이 나온다고 방 전체 난방을 하지 않고, 어르신 침대에 전기장판을 설치해서 누워 있다고 했다.

지하 허름한 단칸방에서 혼자서 생활했다. 어르신은 절약이 몸에 밴 분이었다. 식사는 혼자서 해 먹었다. 혼자 살아본 경험이 없어서 아들이 사다 준 반찬에 전기밥솥 밥을 드셨다. 방이 너무 추워서 보호자인 아들과 협의해 난로를 설치했다. 난로는 요양보호사가 있는 동안만 켜는 것으로 했다.

방으로 들어가는 입구에 부엌 겸 화장실이 있었다. 어르신은 겨울이라 방문을 열고 이곳에 소변을 누고 있었다. 겨울이었지만 문을 열고 들어가면 소변 냄새가 진동했다. 요양보호사가 출근해서 첫 번째로 하는 일은 여기에 물을 뿌리고 세제를 뿌려 청소하는 것이었다.

요양보호사 업무는 방 청소, 빨래, 가끔 이불 빨래, 화장실과 딸린 부엌 청소하기, 아들이 사다준 식재료로 음식을 만들어 드리기였다. 어르신은 고스톱을 좋아했다. 5등급 치매 등급이어서 프로그램을 시행하면서 고스톱도 함께 했다.

어르신은 요양보호사에게 업무 중에 잠깐 쉬었다가 하라고 했다. 인지 자극활동 프로그램 실행 도중에도 쉬었다가 하자고 했다. 요양보호사 업무가 거의 끝나고 잠깐 앉아 있으면, 침대가 따뜻하다고 침대로 오라고 했다. 침대 이불 속으로 들어오라고 했다. 요양보호사는 그냥 인사로 받아들였다. 서비스 기간이 한 달쯤 되어서 성 이상행동이 나오기 시작했다. 침대로 올라와서 중요 부위를 만져 달라고 했다.

요양보호사는 기관으로 방문했다. 지금까지의 상황을 자세히 설명했다. 요양보호사는 처음엔 성 이상행동에 대해 그냥 농담으로 치부했다고 했다. 그런데 어쩌다 한 번이 아니고, 반복적으로 이야기해서 기분이 나쁘다고 했다. 어르신 댁 서비스는 그만두고 싶다고 했다.

어르신의 개별적 특성 및 이상행동

어르신의 개별적 특성에서 일반적 특성은 거주 환경이 반지하에 부엌, 화장실이 딸린 단칸방이었다. 이사 온 지는 두 달쯤 된다고 했다. 아들과 딸이 있는데 주 케어자는 큰아들이 했다. 큰아들은 방을 구해주고, 주 1회 정도 방문해 밥을 사드리거나 간편식을 사다 주셨다. 가끔은 식재료를 사주시고 요리를 부탁했다.

어르신이 좋아하는 사람은 큰아들이었다. 아직은 보행할 수 있어서 동네를 산책하거나 경로당에 다니기도 했다. 음식은 경로당에서 점심을 먹었고, 가끔은 집에서 전기밥솥에 간단한 찌개를 끓여서 며칠을 드셨다.

의사소통에는 별다른 어려움이 없었으나 말을 적게 하는 편이었다. 침대에 누워 텔레비전 보는 것을 즐겨 했다. 종교 생활은 하지 않았다. 부엌과 화장실이 함께 있는데 방문을 열고 소변을 봤다. 겨울이었어도 냄새가 많이 났다. 어르신은 냄새에 적응되어 무슨 냄새가 나냐고 반문했다.

성격적 특성은 낙천적인 편이나 활동을 많이 하지는 않는 편이었다. 공격성은 없었고, 능글맞게 농담하는 습관이 있었다. 인지자극활동 프로그램에 관해 설명하고, 매일 60분 이상은 해야 한다고 하니 그러겠다고 대답했다. 배려심은 있는 편이었다. 전기세가 많이 나온다고 방 불도 끄라고 했다. 혼자 있는 것을 좋아했다.

신체적 특성은 지팡이를 사용했고, 걸을 수 있었다. 경로당에 가실 때는 걷다가 쉬기를 반복했다. 청력과 시력은 양호한 편이어서 보장구를 사용하지 않았다. 치아도 좋은 편이어서 임플란트 몇 개가 전부라고 했다. 본인 자신도 이 나이에 이 정도면 건강하다고 했다. 치매를 제외하면 특정 질병은 없었다. 고혈압, 당뇨 같은 흔한 질병도 없었다. 키가 작고 약간 마른 편이었다.

인지적 특성에서는 혈관성 치매를 앓고 있었다. 지남력, 기억력이 저하됐다. 그러나 동네에서 오래 살아서 다니던 길로 잘 다니고 길을 잃은 적은 없었다. 환각 현상은 일어나지 않았다. 옷은 자주 갈아입지 않아서 냄새가 났다. 목욕은 아들이 목욕탕에 데려가거나 혼자서 씻었다. 수면장애는 없다고 했다. 약을 드시는 것도 없었다. 성 이상행동으로 요양보호사를 힘들게 했다. 보호자 역시 힘들어했다.

어르신의 이상행동은 방에 들어가는 입구에 소변을 본다는 것이었다. 가끔은 대변을 보는 때도 있었다. 또한, 요양보호사에게 침대 위로 올라와 누워서 쉬라고 하는 것이다. 능청스럽게 남성의 중요 부위를 만져달라고 하는 때도 있었다.

식사를 거르는 때가 많았다. 하루에 한 끼는 경로당에서 해결했는데, 그마저도 어떤 날은 가지 않았다. 나머지 식사는 아들이 사다 드린 간편식으로 대체하거나 전기밥솥에 며칠 분 밥을 해서 김치랑 드시고 있었다. 현재 생활이 부끄럽다고 했다. 그래서인지 식사 준비를 해드려도 혼자 있을 때 드셨다. 식사하는 모습을 보여주지 않았다.

치매 가족과 요양보호사의 케어 준비

치매 가족

1. 아버지의 욕구를 파악한다.
2. 아버지가 존중감을 느낄 수 있도록 대화한다.
3. 최소한의 생활이 되도록 금전적 지원방안을 모색한다.
4. 요양보호사와 소통하고 협업할 내용을 파악한다.
5. 자녀들에게는 말 못 하는 아버지 욕구는 요양보호사를 통해 파악한다.
6. 밥 먹는 데 어떤 어려움이 있는지 파악한다.
7. 전기를 아끼는 이유를 듣는다.
8. 아버지의 성 이상행동을 파악한다.
9. 아버지의 성 이상행동 이유를 들어본다.

요양보호사

1. 어르신의 개별적 특성을 파악한다.
2. 개별적 특성에 맞는 케어 방법을 찾는다.
3. 자녀들에게 말하기 어려운 사연을 듣고 기록한다.
4. 일반적인 요양보호사의 업무를 설명할 준비를 한다.
5. 어르신의 현재 욕구를 파악한다.
6. 지하에 사시는 것에 자존심이 상하지 않도록 대화한다.

개별적 특성에서 예측되는 이상행동 증상 원인

1. 어르신이 성적인 농담을 즐기는 성격적 특성이 있었다.
2. 생활환경이 부엌 겸 거실 겸 방으로 4평 정도로 분리된 공간이 없었다.
3. 가족이 없고 혼자서 사셨다.

4. 치매는 있지만 먹는 약이 없고, 신체적으로 건강했다.

치매 가족과 요양보호사의 어르신 케어 방법

치매 가족

1. 아버지의 성 관련 이상행동으로 나타나는 문제들을 설명한다.
2. 성기를 만져달라는 말을 하면 요양보호사가 올 수 없다는 점을 친절하게 설명한다.
3. 침대 위로 올라오라고 하면 요양보호사는 서비스를 중단할 수 있다는 점을 친절히 설명한다.
4. 성 관련 이상행동을 하면 요양보호사는 서비스를 중단한다는 점을 친절하게 설명한다.
5. 요양보호사의 서비스가 중단되면 문제 되는 것들을 설명한다.
6. 아들이 자주 오지 못해서 요양보호사의 도움이 꼭 필요한 상황을 친절하게 설명한다.
7. 아버지가 앞으로는 성 관련 이상행동을 하지 않을 것을 약속받는다.
8. 아버지와 의사소통은 기분이 상하지 않도록 설명한다.
9. 아버지에게 요양보호사가 계속 서비스를 제공할 수 있도록 도와 달라고 부탁한다.
10. 요양보호사에게 미안하다고 하고, 지속적인 서비스를 요청한다.
11. 성 관련 문제에 지속해 관심을 두고, 요양보호사를 지지해준다.

요양보호사

1. 지하에 사시는 것에 수치심을 느끼지 않도록 소통한다.
2. 성기를 만져달라고 한다면, 더 이상 서비스를 제공할 수 없다고 경고한다.

3. 침대에 올라와서 누우라고 하면, 더 이상 서비스를 제공할 수 없다고 경고한다.
4. 요양보호사 업무를 설명한다.
5. 요양보호사가 들어 줄 수 있는 선을 넘는 경우, 서비스를 제공할 수 없다고 경고한다.

개별적 특성에 따른 케어 결과

1. 치매 가족, 요양보호사, 기관이 사례 회의를 했다.
2. 치매 가족에게 어르신이 성 관련 이상행동을 요양보호사에게 하지 않겠다는 약속을 받았다.
3. 기관은 어르신과 상담해 앞으로 성 관련 이상행동이 발생할 때 서비스 제공을 하지 않겠다고 약속받았다.
4. 보호자는 주 2회 아버지 댁을 방문해 점검하기로 했다.
5. 기관은 요양보호사와 유기적으로 관찰하기로 했다.
6. 기관은 요양보호사를 연세가 많고, 체격이 큰 분으로 대체했다.
7. 요양보호사에게 사전에 성 관련 이상행동을 설명하고 대처해주기를 요청했다.
8. 요양보호사가 교체된 다음부터는 성 관련 이상행동이 현저히 줄어들었다.
9. 간혹 음담패설을 한 경우 요양보호사님이 친절하게 경고했다.

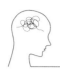

요양보호사님,
사랑해요

어르신은 치매 초기였고, 70대 후반에 신체적으로 건강했다. 요양보호사가 출근하면 너무 좋아했다. 어느 날 요양보호사는 퇴근하면서 기관에 방문했다. 서비스를 시작한 지 얼마 안 되어 기관에서도 상황 파악이 필요했다. 요양보호사는 어르신께서 출근하면 문을 열어주시고, 너무 반갑게 맞아주신다고 했다.

어르신의 성 이상행동은 한 달가량 되면서 나타났다. 시를 써서 보여주면서 여사님을 생각하면서 지었다고 보여주었다. 출근 시간이 되면 뛰어나와서 문을 열어주고, 손을 잡고 안으며 등을 두드려 주었다. 요양보호사는 느낌이 이상하다고 했다. 과한 신체 접촉이 부담스러워지기 시작한다고 했다. 또 어르신은 퇴근할 때는 무엇을 주려고 한다고 했다.

요양보호사 출근 시간에 맞춰 어르신 댁을 방문했다. 초인종이 울리자 바로 문이 열렸다. 필자는 요양보호사 뒤에 서 있었다. 어르신은 문을 열어주면서 요양보호사를 안았다.

필자 : "어르신, 요양보호사를 안으시면 안 됩니다."

어르신 : "왜 안 돼? 고생한다고 안아주는 건데."

필자 : "그냥 고생하셨습니다. 고맙다고 하면 됩니다."

어르신 : "별걸 가지고 시비네. 고생한다고 안아주지도 못하는가?"

필자 : "그냥 말씀으로 하셔도 충분합니다."

어르신 : "할 말 없으면 가세요."

필자 : "네, 어르신."

어르신은 배우자와 성 이상행동 문제로 경찰이 출동한 경험이 있었다. 어르신은 참을 수 없는 성욕으로 배우자를 힘들게 했다. 배우자분은 "밤만 되면 시도 때도 없이 하자고 덤벼서 힘들다"라고 했고, "나이 먹으니 미쳐 간다"라고도 했다. 한번은 배우자와 싸웠는지 얼굴 여기저기에 할퀸 자국이 있었다. 배우자는 어르신을 보고 미쳤다고 했다. 이렇게 시작되어 어느 날은 배우자가 경찰에 신고했다.

경찰이 와서 상황을 파악하는데 배우자는 마음을 바꿨다. "영감 정신이 좀 그렇다. 순간 화가 나서 신고한 것이다. 폭력 같은 것은 없었다"라고 경찰에게 말했다. 그냥 부부 싸움이었다고 했다. 경찰이 계속 묻자, 별일 아니니 이제 가도 된다고 손사래를 쳤다. 경찰이 가고 나서 어르신은 "아이고, 이게 무슨 창피냐" 하면서 집으로 들어가셨다. 배우자는 폭력을 행사하는 남편을 가족이라는 이름으로 감싸 안았다.

이런 과정에서 어르신도 별거 아닌 부부 싸움이었다고 경찰에게 말했다. 경찰들에게 가라고 했다. 부부는 경찰이 오니 사이좋은 부부가 됐다. 자식들을 보기 부끄럽다고 했다. 서로가 아무 일이 아니라고 했다. 치매가 있어도 자식 생각, 가정을 지켜야 한다는 생각을 했다. 부모로서 해야 할 역할을 충실히 했다.

이런 일이 있고 난 후 어르신의 성 이상행동은 요양보호사에게로 향했다. 배우자가 집을 비우거나 하면 성 이상행동이 발동했다. 요양보호사가 출근하기를 기다리고, 요양보호사를 위해 시를 지었다. 따라다니면서 시를 읽어보라고 했다. 시간이 흐르면서 필요 없는 신체 접촉이 증가했다. 말끝마다 "여사님! 여사님!" 했다. 배우자가 방으로 들어가기만을 기다리는 눈치였다. 배우자가 방으로 들어가면 요양보호사에게 다가와 말을 걸고 알짱거렸다.

어르신의 개별적 특성 및 이상행동

어르신의 개별적 특성에서 일반적 특성은 충청도 태생이다. 오피스텔에서 부부가 거주했다. 자녀가 멀리서 살았다. 식사 습관은 까다롭지 않았다. 대체로 차려주면 별말 없이 드셨다. 침대 생활 위주로 했으며, 식탁에서 한자를 쓰거나 시 쓰는 것을 좋아했다. 외부 사람을 만나는 것을 싫어했다.

침대에 누워 천장을 쳐다보는 것이 취미인 사람 같았다. 개인적인 삶에 관한 이야기는 하지 않았다. 주기적으로 운동하지 않고 침대에 누워 있거나. 식탁 의자에 앉아서 요양보호사가 하는 일을 보고 있는 것을 좋아했다. 낮에도 자고, 밤에도 잘 자는 분이었다. 교회를 오래 다녔고 장로 직책을 수행했지만, 지금은 종교에 관심이 없었다.

의사소통에는 문제가 없었다. 자녀들이 멀리 있어서 주 케어자는 배우자가 했다. 배우자의 몸 상태도 좋지는 않았다. 내성적인 성격인데 돈에 집착해서 요양보호사에게 돈 자랑을 했다. 가끔은 현금 뭉치를 보여주었다. 받는 것도 싫어하고, 주는 것도 싫어하는 스타일이었다.

혼자 있는 것을 좋아했다. 신체적 특성으로 청력, 시력 상태는 양호했다. 식사는 일반식과 과일을 잘 드셨다. 설사나 변비는 없었다. 치아 상태는 양호했다. 혈관성 치매를 앓고 있었다. 기억력, 지남력이 저하됐다. 환각 증상은 없었다. 이성에 관심이 많았다. 주요 질병은 뇌출혈, 혈관성 치매, 우울증을 앓았다. 투약은 3가지 이상이다.

이상행동은 밤만 되면 배우자에게 집요한 성관계를 요구하는 것이다. 배우자가 없을 때 요양보호사에게 시를 지어 주면서 사랑 고백하듯 "보고 싶었어요", "기다렸어요"를 반복했다. 행동이 관심인지, 희롱하는 것인지 요양보호사를 헷갈리게 했다. 배려인지, 성추행인지 애매한 행동으로 요양보호사를 안았다. 증상이 심해지면 손을 잡고 안으려 했다. 어르신은 치매이지만, 배우자가 있을 때는 성 이상행동을 하지 않았다. 배우자가 방에 들어가거나 잠깐 옥상에 올라가거나 할 때 이상행동이 나타났다.

치매 가족과 요양보호사의 케어 준비

치매 가족

1. 아버지의 개별적 특성을 파악한다.
2. 부모의 역할에서 학습된 아버지가 아닌, 한 인간으로서 개인의 성 관련 이상행동의 특성을 파악한다.
3. 치매 이전의 아버지와 치매 이후의 아버지를 파악하고, 케어에 적용할 방법을 찾는다.
4. 요양보호사와 협업해 가족이 없을 때 나타나는 성 이상행동을 파악한다.
5. 어머니와 상담해 성적 괴롭힘을 파악하고 대응책을 마련한다.
6. 어머니를 통해 아버지의 성 이상행동을 파악한다.
7. 어머니와 협조해 아버지 성 이상행동을 대처할 방법을 논의한다.
8. 요양보호사와 논의해 성 이상행동을 대처할 방법을 논의한다.
9. 담당 의사에게 진료받고, 성 이상행동과 관련해 상담한다.
10. 약물적 케어를 알아본다.

요양보호사

1. 어르신의 성 이상행동을 관찰하고 기록한다.
2. 어르신의 성 이상행동을 하는 환경을 파악한다.
3. 어르신의 성 이상행동이 나타나는 상황을 관찰하고 기록한다.
4. 어르신의 성 이상행동을 하지 않는 환경을 파악한다.
5. 어르신의 성 이상행동이 나타나지 않는 상황을 관찰하고 기록한다.
6. 어르신의 성 이상행동을 대처하는 방법을 파악한다.
7. 어르신의 성 이상행동 관련 기관과 소통하고 대처방안을 파악한다.
8. 가족과 어르신의 성 이상행동 관련 내용을 전달하고 협조 방안을 찾는다.
9. 가족과 어르신의 성 이상행동 관련 대처방안을 찾는다.

치매 가족과 요양보호사의 어르신 케어 방법

치매 가족

1. 아버지의 성 이상행동을 이해한다.
2. 아버지가 성 관련 이상행동을 하면 안 되는 이유를 설명한다.
3. 아버지의 자존심에 상처가 되지 않도록 설명한다.
4. 성 관련 이상행동은 법적인 처벌이 강화됐다고 설명한다.
5. 요양보호사가 성희롱이나 성추행으로 신고할 수 있다는 점을 설명한다.
6. 성 관련 이상행동의 범위를 설명한다.
7. 성 이상행동으로 요양보호사를 괴롭히면 감옥에 간다고 설명한다.
   ((ex) 옆 동네 어르신이 성 관련 이상행동으로 경찰서에 가고, 벌금형을 받고, 구치소에 갔다고 설명할 필요도 있다.)
8. 요양보호사에게 성 관련 행동을 해서는 안 된다고 기분 나쁘지 않게 설명한다.
9. 아버지가 하지 않았다고 하면 "네" 하고, 성 관련 문제가 생기지 않도록 요양보호사님께 예의를 지켜달라고 부탁한다.

요양보호사

1. 어르신의 경계선에 있는 성행동을 파악한다.
2. 어르신의 성 관련 이상행동을 분류해서 대처 방법을 찾는다.
3. 신체 접촉이 되는 활동은 줄인다.
4. 의도적인 신체 접촉을 한다면 단호하게 기분이 나쁘다는 표현과 말로 전달한다.
5. 성희롱한다면 단호하게 그만하시라고 하거나 듣기 싫다고 자리를 피한다.
6. 배우자에게 부탁해서 함께 있도록 한다.
7. 배우자의 협조를 얻는다.
8. 자녀들에게 협조를 요청한다.
9. 자녀들과 성 관련 이상행동을 공유한다.

10. 시를 지어서 준다면 시에 관심이 없다고 아예 관심을 주지 않는다.
11. 성 관련 관심을 다른 활동으로 전환한다.
    ((ex) 탁구 치기))
12. 성 관련 행동을 하려고 하면 배우자에게 자리를 피한다.
13. 행동적으로 신체 접촉을 하려고 하면, 자녀에게 전화하거나 도움을 요청한다.
14. 행동적으로 신체 접촉을 하려고 하면, 경찰에 신고하겠다고 경고한다.

개별적 특성에서 예측되는 이상행동 증상 원인

1. 요양보호사를 이성으로 받아들였다.
2. 늙은 사람이라 용서가 될 것으로 생각하는 성격적 특성이 있었다.
3. 부적절한 성행동이 아니고 고생해서 안아주는 것이라고 변명했다.
4. 가족이 없으면 성 관련 행동을 하고, 자녀들이 따지듯 물으면 그런 일이 없다고 했다.
5. 여성 배우자가 스킨십과 성생활을 거부했다.

개별적 특성에 따른 케어 결과

1. 주 케어자인 딸과 아들에게 성 이상행동 관련 내용을 설명했다.
2. 주 케어자인 딸은 아버지에게 성 이상행동은 범죄행위라고 직접적으로 설

명했다.

3. 아들도 아버지에게 설명했다. 최근 미투 운동이 일어나 사회적 이슈가 되고 있다고 설명했다.
4. 요양보호사는 어르신의 성 관련 이상행동 발생 시 단호하게 거부 의사를 표현하도록 했다.
5. 만지거나 안으려고 할 때는 배우자를 부르고, 접근하지 말 것을 경고했다.
6. 성 관련 이상행동 시 자녀들과 경찰에 신고하겠다고 경고했다.
7. 배우자는 요양보호사 서비스 시간에 외출하지 않기로 했다.
8. 어르신이 성 관련 이상행동을 할 수 없는 환경이 조성되어 성 관련 이상행동은 더 이상 발생하지 않았다.

현장에서 습득한 일반적인 치매 어르신의 성 관련 이상행동 케어 방법

1. 가족들이 사랑과 관심이 있다는 것을 느끼도록 한다.
2. 가족은 손을 잡아주거나 가볍게 안아주거나 하는 애정 표현을 하도록 한다.
3. 신체 접촉을 좋아하는 경우, 배우자나 자녀들이 애정 표현을 하도록 한다.
4. 하의가 불편해서 벗으려고 하는지 살핀다.
5. 성 관련 이상행동은 성 욕구가 아닌 신체적 불편감으로 나타날 수 있다는 점을 고려해 어르신의 신체상태나 하의를 점검한다.
6. 옷을 벗는 경우 대소변이 마려운 때도 있다는 점을 인지한다.
7. 성기를 노출하거나 옷을 벗는 경우, 소리치거나 무안하게 하지 말고 조용히 별도의 공간으로 안내해서 옷을 입도록 돕는다.
8. 혼내듯 소리치거나 대하지 말고 차분하게 말해서 상황을 정리한다.
9. 반복적이고 다른 사람에게 피해가 갈 정도라면 가족에게 전달하고, 전문

의와 상의한다.

10. 성 이상행동이 나타날 때는 가족이 함께 있도록 한다.

11. 요양보호사는 노출이 심한 옷을 입지 않는다.

12. 중고도 치매 어르신이라면 산책할 때 손을 잡아주거나 등을 부드럽게 쓰다듬어주는 것도 좋다.

13. 혼자서 자위행위를 한다면 관심이 있는 물건을 주거나 활동하도록 유도한다.

14. 이동 도움 시 성적인 행동을 할 때 주변 사람들이 오해하지 않도록 설명한다.

15. 성 이상행동의 공격성이 나타난다면 공공장소를 되도록 가지 않는 것이 좋다.

16. 성욕 증가는 뇌 손상으로 인한 원인이 있을 수 있으니 전문의와 상담하고 약물치료를 한다.

17. 치매 어르신이 배우자와 성관계를 집착해서 배우자가 다치는 경우도 발생할 수 있으니 전문의와 상의해 약물치료를 고려한다.

18. 요양보호사는 치매 어르신의 반복적인 성 이상행동으로 만지려고 하거나 입을 맞추려고 하는 경우, 매우 기분 나쁘다는 말과 행동으로 표현한다.

19. 요양보호사는 치매 어르신이 본인의 성기를 만져달라고 하거나 성관계를 요구할 때 매우 기분 나쁘다는 말과 행동으로 표현하고 자리를 피한다.

요양보호사들이 말하는

부적절한 성 관련 이상행동의 서비스 선택 요인

1. 부적절한 성행동을 하는 치매 어르신을 요양보호사들이 서비스를 지속하는 사례

① 힘으로 어르신의 성 관련 이상행동을 제압할 수 있는 경우
② 치매가 있지만 체격이 왜소하고, 요양보호사가 어떤 상황에서든 힘으로 통제할 수 있는 경우
③ 요양보호사가 어르신의 행동으로 마음에 상처 입지 않고, 행위를 환자라고 생각하고 무시하고 넘길 수 있는 경우
④ 어르신이 성희롱하는 말을 해도 환자로 인지되고, 마음에 상처 입지 않고 무시하고 넘길 수 있는 경우
⑤ 케어를 통해 어르신의 성 관련 이상행동을 개선할 수 있는 경우
⑥ 보호자들이 아버지의 성 이상행동을 인정하고, 요양보호사를 지지하며 성 이상행동을 멈출 수 있도록 함께 노력해주는 경우
⑦ 기관에서 계속 관심을 가지고 모니터링 하면서 요양보호사와 함께 케어 방법을 연구하고 지지해주는 경우

2. 부적절한 성행동을 하는 치매 어르신을 요양보호사들이 서비스를 지속할 수 없는 사례
① 체격이 커서 요양보호사가 힘으로 제압할 수 없는 어르신
② 늙었다고 핑계 대면서 의도적으로 '노인이니까 넘어가겠지' 하고 요양보호사를 함부로 대하는 어르신
③ '늙은 나를 어떻게 하겠어?' 하는 마음으로 요양보호사를 함부로 대하고, 막말하는 어르신
④ 습관적으로 부적절한 성 이상행동을 반복하는 어르신
⑤ 가족들 앞에서는 안 하는데, 요양보호사와 둘이 있을 때만 성 이상행동을 하는 어르신
⑥ 보호자들이 아버지의 성 이상행동을 인정하지 않고, 요양보호사가 전문성이 부족하다고 깎아내리는 경우
⑦ 기관에서 어르신의 성 이상행동에 관한 고충 처리를 해주지 못하는 경우

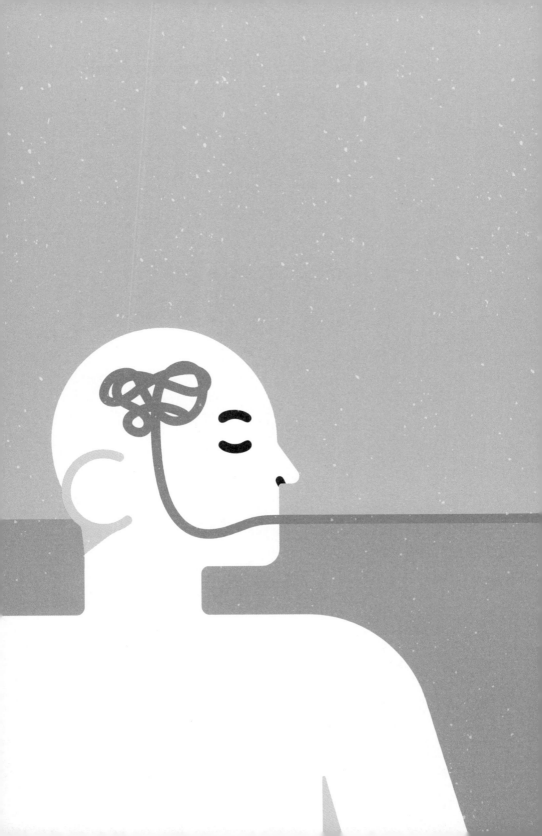

3장

치매 이상행동 3
- 요양보호사 무시, 도둑 망상, 공격성

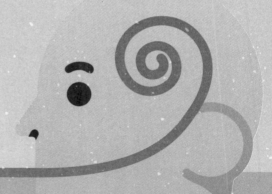

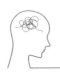

요양보호사가 마음에 안 들어요, 바꿔주세요

현장에서 힘든 상황 중 하나는 어르신이 요양보호사를 마음에 안 들어 하는 것이다. 마음에 안 드는 이유는 다양하다. 치매 어르신이 공부를 많이 한 경우, 학력이 낮은 요양보호사를 우습게 보는 경향이 있다. 본인이 요구하는 업무를 자신의 방법과 다르게 할 때 일할지 모른다고 거부한다.

때로는 인상이 마음에 안 들어서 거부한다. 옷차림을 문제 삼기도 한다. 머리를 남성처럼 하고 다녀도 거부한다. 어르신보다 경제적으로 나은 상태라고 해도 거부한다. 옷을 너무 잘 입고 다녀도 거부한다. 밥도 할 줄 모른다고 거부한다. 반찬을 만들 줄도 모른다고 거부한다. 걸레질도 못 한다고 거부한다. 자녀와 이야기하는데 자신 편을 안 들어주었다고 거부한다. 거부하는 이유는 개별적이고 너무 다양하다.

어르신 중에 요양보호사를 너무 자주 바꿔 달라고 해서 힘들어하는 보호자가 있었다. 93세 어머니가 변덕을 부린다고 힘들어 죽겠다고 한다. 시시콜콜 트집을 잡아서 이유 같지 않은 이유를 들어 요양보호사를 내보낸다고 했다.

　어르신은 젊어서 활발하게 활동을 했던 분이다. 젊은 시절 본인이 잘나갔던 이야기를 많이 했다. 자기 자랑 중 하나는 7년 동안 서비스하면서 백번은 넘게 들은 것 같다. 이야기는 이랬다.

　"어느 날, 집으로 돌아오는데 뒤에서 젊은 남자 셋이 '그렇다', '아니다'를 하면서 따라오는 거야. 내 이야기를 하는 것 같았지. 한참 내 뒤를 따라오길래 가서 물어보니 젊은 사람들이 내가 '아줌마다, 아니다'를 고민했다는 거야. 나한테는 스물이 넘은 아이들이 있다고 말하면서 웃었지."

　아마도 자신이 살아오면서 가장 기분 좋은 일이었던 것 같다. 어르신은 일찍이 남편과 사별하면서 혼자 살아온 기간이 길었다. 그랬어도 정치인들이며, 구청장들과 친하게 지내면서 일과 관련된 면에서 인정받고, 수백 명을 이끌고 지역사회 활동을 많이 했다고 자랑했다. 필자가 생각하기에 어르신들의 왕년에 잘나갔던 이야기는 사실 여부를 떠나 현재의 삶에서 활력을 얻는 원동력이 된다고 생각한다.

　어르신의 문제는 요양보호사를 우습게 본다는 것이다. 조금 마음에 안 들면 그것도 못 하냐고 핀잔을 주거나, 내일부터 오지 말라고 직설적으로 말했다. 요양보호사들은 서비스가 시작되면 어르신 중심으로 맞추며 적응해보려 애쓰고 노력한다.

　하지만 어르신마다 개별적 특성이 있어서 맞추기가 쉽지 않다. 어르신처럼 뭐든 자기가 최고라는 인식이 강하신 어르신의 경우 더욱 그렇다. 치매가 있고, 본인이 교과서라고 생각하는 어르신은 요양보호사의 일거수일

투족을 마음에 안 들어 한다. 어르신은 이렇게 말씀하신다.

"내가 요양보호사들을 가르쳐. 모두 배워서 나가."

한번은 이런 일이 있었다. 어르신은 "치매가 있어도 아들에게는 좋은 음식을 먹이고 싶은 마음이 있다. 부모 마음에 내리사랑은 영원하다. 아들이 식재료를 사다 놨으니 아들이 퇴근하면 함께 먹을 수 있도록 찌개를 끓여달라"라고 하셨다. 요양보호사는 어르신의 코치를 받으며 최선의 노력을 다했다.

요리가 완성되고 어르신께서 맛을 보겠다고 했다. 어르신은 맛이 없다며 간을 다시 맞춰야 한다고, 소금이며 간장이며 고춧가루를 달라고 했다. 직접 어르신은 간을 했다. 요리도 할 줄 모른다고 무시했다. 요양보호사는 너무 아니다 싶었지만, 어르신의 성격적 특성을 알기에 지켜보고 있었다. 어르신은 고개를 갸우뚱하면서 됐다고 했다. 요양보호사는 한 숟가락 먹어봤다. 찌개가 엉망이 됐지만, 아니라는 말을 하기 그래서 그냥 있었다고 한다.

아들이 퇴근 후 저녁을 먹고 전화가 왔다. 요양보호사님이 찌개를 끓인다고 식재료를 모두 버려놓았다고 했다. 어머니 말씀이 요양보호사가 끓였다고 말씀하셨다고 했다. 요양보호사를 찌개도 못 끓이는 사람으로 만들어버렸다.

어르신은 젊은 시절에 요리를 잘하셨다고 자랑을 많이 했다. 그래서 지금도 그 솜씨가 발휘되는 줄 아셨다. 치매가 있어도 잘못된 것은 인지한다. 알기 때문에 본인 잘못을 인정하지 않으신다. 아들의 책망을 요양보호사에게 전가할 줄도 안다.

어르신의 개별적 특성 및 이상행동

93세 여성 어르신은 아들과 함께 살았다. 거주 환경은 본인이 지었다는 주택이었다. 오래되기는 했지만 앞에 화단도 있고, 어르신은 가끔 화단에 무화과나무를 자랑했다. 무화과가 익으면 따 놓고 먹으러 오라고 했다. 걷기가 어려워 가끔은 기어서 화단에 나오는 때도 있었다.

가족 중에는 아들 자랑을 많이 했고, 딸들은 왕래가 거의 없었다. 지역 사회 활동을 많이 했다고 자랑했다. 목욕탕에 자주 갔는데 요즘은 요실금과 변실금이 있어 목욕탕에서 오는 것을 싫어해서 못 가고 있다. 젊은 시절에는 요리를 잘했는데, 치매가 오면서는 맛을 느끼지 못했다. 노래와 춤을 좋아했다.

의사소통은 가능했다. 어르신은 대부분 자랑하면서 시간을 보내셨다. 요양보호사가 월 2~3명이 바뀌는 때도 있었다. 낙천적인 성격에 고집이 세고 말하기를 좋아했다. 요양보호사가 청소하고 있으면, 옆에서 지켜보고 하나하나 지적하며 가르쳤다. 이런 날은 요양보호사한테서 힘들어 못 하겠다고 전화가 온다.

청력, 시력은 문제없었으나 본인이 듣기 싫어하는 말을 하면 귀가 안 들린다고 했다. 일반식을 드시고, 낮에 화장실을 기어 다녔다. 밤에는 요강을 옆에 두고 주무셨으나 요강 옆에 오줌을 흘려서 냄새가 진동했다. 소변이 뒤처리가 안 되어 옷을 입지 않은 상태로 계시기도 했다. 이런 상황에서도 어르신은 절대로 기죽지 않으시고, 요양보호사를 가르치려 하고, 말대꾸한다고 "초등학교도 못 나왔냐?"라며 인신공격했다.

허리를 많이 아파하셨고 걷는 것이 어려웠다. 가끔 치과 치료를 받으셨다. 치매 종류는 알츠하이머였다. 특징은 의심 망상이 있었다. 환미 현상이 나타나서 요리에 어려움이 있었다. 기억력은 지남력이 저하됐다. 밤에 환청 현상이 나타난다고 했다. 아들은 어머니가 밤에 누군가와 대화한다고 했다. 수면장애를 겪어서 수면제 복용량이 많았다. 요실금, 변실금이 있었다. 요강에 소변을 보면서 밖으로 흘려서 방바닥에 흥건히 고여 있는 경우가 많았다. 이런 날은 아들과 언성을 높였다. 주요 질병은 수면장애, 치매, 요통을 앓고 있었다.

어르신의 이상행동은 요리할 수 없으면서 참견해서 해놓은 요리에 간을 해서 먹을 수 없도록 망쳐 놓는 것이었다. 요양보호사가 청소하면 일일이 참견하고 지적하셨다. 지적으로 끝나는 게 아니라 무시하고 깎아내렸다. 말대꾸한다고 욕을 하거나 내일부터 오지 말라고 하셨다. 순간 어르신은 고용주가 되어 직원을 혼내고 쫓아내듯 하셨다. 요양보호사의 자존심이 무너지고, 환멸을 느끼는 순간이다.

어르신은 목욕탕에서 씻고 싶어서 경사가 큰 도로를 휠체어로 이동하자고 억지를 부렸다. 남자인 나도 그 도로는 휠체어 이동이 어려운 곳이다. 말이 없으면 말이 없어 싫다 하고, 말하면 아는 척한다고 싫어하셨다. 요양보호사가 조금이라도 마음에 안 들면, 배우지 못해서 일도 할 줄 모른다고 핀잔을 주었다. 이러한 증상은 처음 서비스를 시작하고 2~3일은 나타나지 않으나 이후에는 쥐 잡듯이 따라다니면서 꼬투리를 잡는다.

요양보호사가 힘들어 그만두면, 아들이 어머니에게 "왜 요양보호사를 힘들게 하느냐?"라고 뭐라 했다. 자존심이 강한 어르신은 지지 않고 소리를 지르신다고 했다.

어머니 마음은 아들 손이 안 가도록 요양보호사를 시켜서 집 안 청소도 깨끗하게 하고, 요리도 맛있게 해주려는 의도로 보였다. 치매 어르신의 한계를 어머니는 인정하지 않으셨다. 이런 날은 나에게 전화가 온다. 똑똑하고 젊은 사람으로 보내달라고 한다. 이런 상황이 반복된다.

치매 가족과 요양보호사의 케어 준비

치매 가족

1. 어머니의 성격적 특성을 파악한다.
2. 어머니가 이상행동을 했을 때 어머니의 의도를 파악한다.
3. 요양보호사와 협력할 사항을 기록한다.
4. 어머니와 요양보호사가 오랫동안 함께할 방법을 파악한다.
5. 어머니의 욕구를 파악한다.
6. 청소, 요리 등 어머니의 욕구 수준을 파악한다.
7. 어머니에게 감사와 칭찬하는 연습을 한다.

요양보호사 케어 준비

1. 어르신의 개별적 특성을 파악한다.
2. 어르신의 파악된 개별적 특성을 어떻게 케어에 적용할 것인지를 연구한다.
3. 어르신의 요구사항을 파악한다.
4. 어르신의 욕구를 수용할 방법을 파악한다.
5. 어르신의 자랑하는 과거 일들을 파악한다.
6. 어르신 말을 많이 들어줄 준비를 한다.
7. 케어 환경을 파악한다.
8. 신규교육을 통해 어르신의 특성에 맞는 서비스, 필요한 기술을 알아본다.

개별적 특성에서 예측되는 이상행동 증상 원인

1. 과거에 잘나갔던 일에 도취해 요양보호사를 무시한다.
2. '내가 이런 사람이야' 하는 성격적 특성이 있다.
3. 본인이 요양보호사를 가르친다는 사고가 있다.
4. 현재 집도 본인 명의로 되어 있다. 혼자서 자녀들을 키웠다는 자부심이 강하다.
5. 현재도 어머니 역할을 하려고 자녀들을 위해 무언가를 하려고 한다.
6. 과거에 요리를 잘했다는 소리를 많이 들어서 아직도 잘할 수 있다고 생각한다.

치매 가족과 요양보호사의 어르신 케어 방법

치매 가족
1. 어머니의 개별적 특성을 수용하고, 진심 어린 마음으로 존중감을 느끼도록 소통한다.
2. 어머니에게 호통치듯 소리를 지르지 않는다.
3. 어머니와 논쟁하지 않는다.
4. 어머니에게 친절하게 대한다.
5. 어머니에게 요양보호사와 잘 지내달라고 부탁한다.
6. 어머니 앞에서 요양보호사 편을 들지 않는다.
7. 요양보호사가 고자질한 것처럼 어머니에게 따지듯 하면 안 된다.

요양보호사
1. 케어자는 어르신들의 왕년에 잘나갔던 이야기를 칭찬하고 지지한다.

2. 어르신의 욕구를 눈을 맞추고 진심 어린 말과 태도로 수용하고, 존중감이 느껴지도록 소통한다.
3. 어르신을 설득하고 가르치려 하지 않는다.
4. 어르신 중심으로 서비스한다.
5. 반복된 과거 자랑을 해도 얼굴을 찌푸리지 않고 지지한다.
6. 어르신의 요구사항으로 청소 등을 끝낸 다음에는 어르신의 마음에 드는지 여쭙는다.
7. 어르신의 요구사항을 수용하고 보호자에게 전달해야 할 부분을 기록하고 퇴근하면서 전달한다.
8. 어르신의 낙상을 예방할 수 있도록 한다.

개별적 특성에 따른 케어 결과

1. 어르신의 케어는 요양보호사가 얼마나 오래 하는지에 초점을 맞췄다.
2. 최대한 신규교육과 인수인계를 통해 오랫동안 서비스를 유지하도록 했다.
3. 어르신의 개별적 특성에서 나타나듯이 어르신의 개성이 너무 강해서 어르신의 욕구를 맞추는 데 한계가 분명히 있다.
4. 아들도 인정했고 항상 미안해했다.
5. 아들도 서비스가 필요하고, 어머니에게 맞출 수 있는 요양보호사가 없는 상황을 인정했다.
6. 기관에서는 새로운 요양보호사가 서비스 시작 전에 아들과 어르신의 특성을 설명하고 시작했다.
7. 아들은 이렇게 사람이 계속 바뀌어서 어떻게 해야 하냐고 전화했다.
8. 기관 판단은 어르신의 개별적 특성에 맞게 요양보호사가 버텨주는 데까지 하고, 어르신이 요양보호사가 버틸 수 없는 욕을 해서 그만두면, 일주일

정도 쉬었다. 그러다가 어르신이 구해 달라고 잘해보겠다고 하면 요양보호사를 투입하기로 했다.

9. 어르신의 개별적 특성상 이렇게 반복될 수밖에 없었다.

10. 서비스는 3~4개월씩, 요양보호사가 돌아가면서 어르신 서비스를 약 5년을 이어갔다.

도둑 망상 -
공격성 : 귀에 담을 수 없는 욕설,
저주하는 기도

어르신은 홀로 사시는 여성 어르신이다. 기독교인으로 믿음이 강하신 어르신이었다. 현재는 치매가 점점 심해지고 있다. 특히 언어폭력에 의한 공격성이 심해지고 있다. 어느 날 요양보호사님께 전화가 왔다.

요양보호사 : "센터장님! 제가 힘들어 죽겠어요."

필자 : "아, 그래요? 무슨 일 있으신가요?"

요양보호사 : "네, 제가 어르신 서비스를 못 하겠어요."

필자 : "네, 힘든 일이 있으셨나 보네요?"

요양보호사 : "네, 더 이상 하다가는 제가 병나겠어요."

필자 : "네, 어떤 일이 있으셨나요?"

요양보호사 : "욕설이 너무 심하고요. 제 앞에서 암에 걸려 죽게 해달라고 기도
합니다. 무서워서 못 하겠어요. 그래서 이번 주까지만 하도록 해
주세요."

필자 : "네, 알겠습니다. 고생 많으셨습니다."

어르신은 치매가 진행되면서 점점 의심 증상이 나타나기 시작했다. 주변에 있는 모든 사람이 의심 대상이 됐다. 현재 서비스를 제공하는 요양보호사가 4년가량 서비스를 제공했는데, 치매가 진행되면서 현재의 요양보호사도 의심 대상이 됐다.

처음 본 사람한테는 배려심이 깊고, 예의를 갖추는 특성이 있다. 그러나 2~3일이 지나면 도둑 망상이 나타났다. 최근 들어 매일 도둑 망상이 나났고, 요양보호사를 힘들게 했다. 환시도 나타나서 밤에 잠을 못 주무신다고 했다. 아침까지 잠을 못 주무시면, 새벽에 요양보호사에게 전화를 걸어서 빨리 오라고 하신다.

요양보호사는 반복적인 도둑 망상 이상행동으로 힘들다고 했다. 도둑 망상도 힘들지만, 더 힘든 것은 어르신의 기도 때문이었다. 절실한 기독교인이신 어르신의 기도는 요양보호사의 마음에 상처를 주었다. 외부 사람이 드나들지 않는 상황에서 없어지지도 않는 물건이 없어졌다고 했다.

도둑 망상이 심해지면서 어르신이 두는 곳에 없거나 본인이 어디에 두고서 찾지 못하는 경우, 요양보호사가 훔쳐 갔다고 도둑 망상 이상행동이 나타났다.

최근에 일어난 어르신의 기도 내용이다.

"하나님, 제 목도리를 가져간 사람이 위암에 걸려서 죽도록 해주십시오."

음식이 없어졌다고 도둑 망상이 나타날 때도 "꼭 위암에 걸려서 고생고생하다가 죽게 해주십시오"라고 기도한다.

2003년 국제정신의학 저널에 웽카터(Wancata. J.) 외 연구자들은 치매의 정신 증상연구에서 "치매 어르신의 도둑 망상으로 유발된 심한 욕설 이상 행동은 케어하는 치매 가족과 요양보호사에게 큰 고통을 주어서 병원 입원이나 약물 남용 및 치료에 드는 비용을 증가시키는 등 부정적인 결과를 초래한다"라는 연구 결과를 발표했다.

어르신의 감당하기 어려운 욕설은 치매 가족이나 요양보호사를 병들게 하는 원인이 될 수 있다. 최근 치매 어르신이 증가하면서 치매 어르신을 케어하면 스트레스로 병든다고, 치매 어르신 서비스를 거부하는 사례가 종종 발생한다.

이 어르신은 요양보호사가 물건을 가져갔다고 도둑 망상이 나타났다. 그런데 직접적으로 가져갔냐고 묻지는 않았다. 어르신은 양가감정이 나타났다. 현재 요양보호사를 좋아하기 때문에 오랫동안 서비스해주었으면 하는 마음이 강했다. 그래서 직접적으로 대놓고 미워하지는 않았다. 망상이 올 때만 이런 입에 담을 수 없는 욕과 기도를 하셨다. 치매는 알다가도 모를 일들이 많이 나타난다.

어르신의 개별적 특성 및 이상행동

어르신은 나이가 90세가 넘었다. 6·25 전쟁 당시 결혼을 약속했던 사람과 헤어지고, 혼자 사시다가 재혼했으나 아이가 4명이 딸린 남성과 결혼했다고 했다. 남편이 죽고 자녀들도 떠났고, 기초생활수급자로 반지하에서 혼자 사셨다. 통장관리를 할 수 없어서 집주인에게 맡겨서 관리하고, 수급비와 노령연금이 수입의 전부였다.

동생이 가끔 왔다 가지만 연세가 많아서 치매를 앓고 있는 상황에서 도움이 되지는 못했다. 가장 좋아하는 사람은 교회 목사였다. 목사님의 보살핌을 받았지만, 목사님과도 갈등 상황에 직면하기도 했다. 찬송가를 듣는 것을 좋아했다. 요양보호사를 많이 의지했으나 도둑 망상이 나타나면서 도둑으로 탈바꿈시켰다.

집주인이 마음씨가 좋아서 갑자기 어르신이 아프거나 할 때 병원 이동 도움을 드리곤 했다. 집 안에 수리할 것이 있으면 와서 도와주기도 했다. 치매가 진행되기 전에는 예의가 바른 분이었으나 치매가 진행되면서는 공격성도 나타났다. 돈에 집착하기도 했다. 배려심도 점점 없어졌다. 보청기를 사용했다. 시력도 많이 저하된 상태였다. 아직은 기저귀를 착용하지 않고, 혼자서 화장실을 다닐 수 있었다. 치아 상태도 양호한 편이라서 일반식을 드셨다.

보행은 할 수 있으나 오랫동안 걷는 것이 힘들어서 가끔 차량으로 이동 도움을 드린 적이 있다. 의사소통에는 문제가 없었다. 치매는 알츠하이머로 진단받았다. 단기 기억 상실이 현저하게 나타났다. 가끔은 환시와 환청이 나타나서 수면을 하지 못해서 피곤해할 때도 있었다.

나쁜 기억은 본인의 팔자가 사나웠다고 자주 말씀하셨다. 결혼생활이 순탄치 않음을 말씀하시고, 그 과정에서 힘든 여정이 끊이지 않아서 스트레스도 많이 받은 것으로 판단됐다. 신체상태는 걷기가 어렵고, 허리가 자주 아팠다. 특별한 성행동은 하지 않았지만, 욕을 할 때 성 관련 욕을 많이 했다.

예를 들자면 목도리가 없어졌다고 도둑 망상이 나타났을 때 "즈그 아부지하고 붙어 묵은 것", "○○ 밑에 끼고 다니려고 훔쳐 갔는가?", "씨△△것들", "×× 밑에 붙이고 다니려고 훔쳐 갔는가?" 같은 욕을 요양보호사가 3시간 근무 시간 중에 2시간 30분 동안 들어야 할 때도 있다고 했다. 요양보호사는 인연 때문에 참으면서 있는 것이라고 했다. 그만두고 싶다고 여러 차례 전화를 했다.

2010년 셔브 디(Shub D.) 외 연구자들은 치매 어르신의 정신 증상과 공격성의 연관성 연구에서 "치매 어르신의 정신병적 증상인 망상 증상은 공격성의 하나인 욕설 등 언어폭력을 유발한다"라고 했다. 어르신의 경우 심한 도둑 망상으로 인해 요양보호사가 감당하기 어려운 욕설을 한 것이다.

욕을 많이 하는 개별적 특성을 파악해본 결과, 어릴 적부터 욕을 많이 하고 힘든 삶의 과정에서 자신을 지키기 위한 수단으로 사나움을 표시하기 위해 욕설을 많이 한 것으로 판단됐다. 생활 습관이 된 욕설이 치매 도둑 망상 이상행동으로 인해 자연스럽게 방어기제로 나타났다고 볼 수 있다.

치매 이상행동은 요양보호사가 감당하기 힘든 성 관련 욕을 한다는 것이다. 망상이 나타났을 때는 사람을 가리지 않고 한다. 물건을 훔쳐 간다는 의심 망상이 거의 매일 나타났다.

치매 가족과 요양보호사의 케어 준비

치매 가족

1. 어르신의 개별적 특성을 파악한다.
2. 어르신의 도둑 망상이 나타나는 상황을 관찰하고 기록한다.
3. 어르신이 안정된 상태와 환경을 관찰하고 기록한다.
4. 어르신이 도둑 망상에서 벗어나는 상황들을 관찰하고 기록한다.
5. 관찰과 기록된 정보를 가지고 도둑 망상을 멈추게 하는 방법을 찾는다.
6. 어르신의 도둑 망상을 진심 어린 표정으로 수용한다.
7. 심한 욕설과 저주하는 기도를 전환할 수 있는 묘안을 찾는다.
8. 어르신의 도둑 망상으로 나타나는 심한 욕설 폭력을 멈출 방법을 찾는다.
9. 요양보호사와 협력해 도둑 망상과 심한 욕설을 대처하는 방법을 찾고 공유한다.

요양보호사

1. 어르신의 개별적 특성을 파악한다.
2. 도둑 망상이 나타나는 상황을 관찰하고 기록한다.
3. 학습을 통해 도둑 망상에서 벗어나는 방법들을 습득한다.
4. 어르신이 좋아하는 활동을 파악한다.
5. 어르신이 좋아하는 사람들을 파악한다.
6. 어르신의 정리 정돈하는 생활 습관을 파악한다.
7. 어르신이 어떤 물건을 아끼는지 파악한다.
8. 어르신의 종교적 신념을 활용할 방안을 찾는다.
9. 치매 가족과 어르신의 이상행동을 공유하고 협력한다.

개별적 특성에서 예측되는 이상행동 증상 원인

1. 남편에게 버림받았다는 원망이 있고, 원망이 욕으로 나온다.
2. 누군가가 훔쳐 갈 거라는 도둑 망상이 점점 심해졌다.
3. 어려운 생활을 하면서 욕으로 자기 방어하는 습관이 있다.
4. 성 관련 욕설은 어린 시절의 자기방어적 습관으로 자리 잡았다.
5. 목사님을 신뢰하고 의지했다.
6. 가족 없이 혼자 살면서 자신을 지키기 위한 방어 수단으로 욕을 하는 것 같다.

치매 가족과 요양보호사의 어르신 케어 방법

치매 가족

1. 어르신 도둑 망상을 진심 어린 표정으로 수용한다.
2. 도둑 망상을 아니라고 설명하거나 설득하려고 하지 않는다.
3. 잃어버린 물건을 함께 찾는 노력을 한다.
4. 어르신의 생활공간에서 물건의 위치를 유지한다.
5. 물건을 버리거나 옮겨야 할 때는 반드시 어르신의 허락을 받는다.
6. 어르신의 생활방식을 변경하려 하지 않는다.
7. 어르신의 생활환경을 변경하지 않는다.
8. 어르신의 생활 습관을 존중하고 유지하도록 돕는다.
9. 어르신이 좋아하는 사람들과 소통하도록 한다.
10. 심한 욕설 같은 이상행동을 할 때 관심을 돌리는 방법을 사용한다.

요양보호사

1. 도둑 망상을 진심 어린 표정으로 수용한다.
2. 잃어버린 물건을 함께 찾는 노력을 한다.
3. 잃어버린 물건을 찾았을 때 어르신이 물건 위치를 확인하게 하고, 어르신이 손수 보관하도록 한다.
4. 물건을 찾았을 내가 가져가지 않았다는 것을 확인하려고 "왜 의심하느냐?"라고 따지거나 가르치려고 하지 않는다.
5. 출퇴근할 때 양손을 들어 빈손으로 손바닥을 보이며 인사한다.
6. 출퇴근할 때 쇼핑백이나 손가방을 가지고 다니지 않는다.
7. 어르신 댁에서 물도 마시지 않는다.
8. 어르신이 선물이라고 주거나 사소한 것이라도 준다면 받지 않는다.
9. 심한 욕설 이상행동을 할 때 관심을 돌리는 방법을 사용한다.
10. 관심을 돌리는 방법으로 개별적 특성에 맞는 찬송가, 대중가요, 스트레칭, 산책, 사진첩 보기, 과거 좋았던 기억 회상하기 등을 활용해본다.
11. 유튜브를 활용해서 찬송하는 영상을 보여준다.
12. 어르신의 물건이 좋다고 부러워하거나 관심을 보이지 않는다.

개별적 특성에 따른 케어 결과

1. 가끔 심한 욕설을 할 때 찬송가를 틀어주니 멈췄다.
2. 출퇴근할 때 양손을 들어 빈손으로 손바닥을 보이며 인사하면서 의심이 감소했다.
3. 출퇴근할 때 쇼핑백이나 손가방을 가지고 다니지 않는다.
4. 어르신 댁에서는 물도 마시지 않는다.
5. 어르신의 사소한 물건이나 상품, 식품들은 아주 작은 것이라도 관심을 보

이지 않는다.

6. 어르신이 주는 물건은 기분이 나쁘지 않게 거절한다("우리 집에도 있어요", "집에서 가지고 오는 것을 싫어해서요" 등).

7. 먹는 것을 주는 경우 진심 어린 표정으로 "속이 안 좋아서요", "집에서 먹고 왔어요" 하면서 기분 나쁘지 않게, 어르신이 수용할 만한 사유를 들어 거절한다.

현장에서 습득한 일반적인 치매 어르신의 도둑 망상, 심한 욕 이상행동 케어 방법

1. 대상 어르신과 어떤 업무 및 일상생활 동작 수행 시 천천히 어르신의 속도에 맞추는 것이 좋다.

2. 의사소통과정은 어르신의 청력, 시력, 판단력, 이해력을 파악하고, 어르신의 눈높이와 마음 높이에 맞춰서 진행한다.

3. 어르신의 개별적 특성을 이해하고, 어르신이 케어자를 적대시하는 행동을 관찰하고 기록한다.

4. 어르신의 도둑 망상 이상행동 때문에 치매 가족이나 요양보호사는 마음의 상처를 입지 않도록 자신을 지키는 스트레스 회피 방법을 찾고 활용한다.

5. 어르신의 도둑 망상이 욕설 등 공격성으로 전환된다면, 자리를 잠깐 피해 있는 것도 방법이다.

6. 어르신이 좋아하는 가족이나 요양보호사라면 케어가 힘들다고 표현하고, 오해받아서 케어할 수 없다고 한다(기분 나쁘지 않게 받아들이도록 진심 어린 표정으로 하소연하듯 전달한다).

7. 어르신의 도둑 망상을 따지듯 아니라고 부정하기보다는 수용하고 함께 찾거나 어르신을 위로한다.

8. 없어진 물건을 찾으면 어르신에게 "이것 보세요. 내가 아니잖아요" 하는 식으로 가르치듯 하면 안 된다.

9. 없어진 물건을 찾는다면, 어르신에게 항상 어르신 편이라는 점을 진심으로 느끼도록 표현한다.

10. 출퇴근 시 항상 빈손이라는 신호로 양손을 흔들어 인사하면서 보여준다.

11. 시장에서 식재료 등을 살 때는 반드시 영수증을 보여드리고, 보관 파일을 만들어서 보관한다.

12. 청소하면서 집 안이나 방을 정리할 때 어르신이 손대지 말라는 곳은 그대로 그 자리에 둔다.

13. 아무리 쓸데없는 물건이라도 버리지 않는다. 어르신이 스스로 버리거나 치매 가족이 버리도록 한다.

14. 냉장고에 부패한 식재료나 음식이라도 치매 가족이나 치매 어르신이 버리도록 한다.

15. 함께 외출 시 어르신과 함께 집에서 나오거나 먼저 나오도록 한다.

16. 어르신이 집 밖에 있는데, 요양보호사 혼자서 집에 들어가는 일은 삼간다.

17. 어르신이 본인 방에 들어오는 것을 싫어하는 눈치가 보이면 방에 들어가면 안 된다.

18. 어르신 집이나 방에 있는 물건들에 호기심을 갖거나 좋다고 하면 안 된다. 없어지거나 보이지 않을 때, 어르신은 자신이 버리고 나서도 호기심을 가졌던 기억으로 도둑 망상이 나타날 수 있다.

19. 상황을 봐서 관심을 전환한다. 개별적 특성에 맞는 찬송가, 대중가요, 스트레칭, 산책, 사진첩 보기, 과거 좋았던 기억 회상하기 등을 활용해본다.

20. 비약물적 케어로 통제되지 않거나 낙상 등 분노 조절을 할 수 없어서 신체적 폭력으로 전환될 기미가 보이면, 전문의와 상의해 약물 케어도 고려한다.

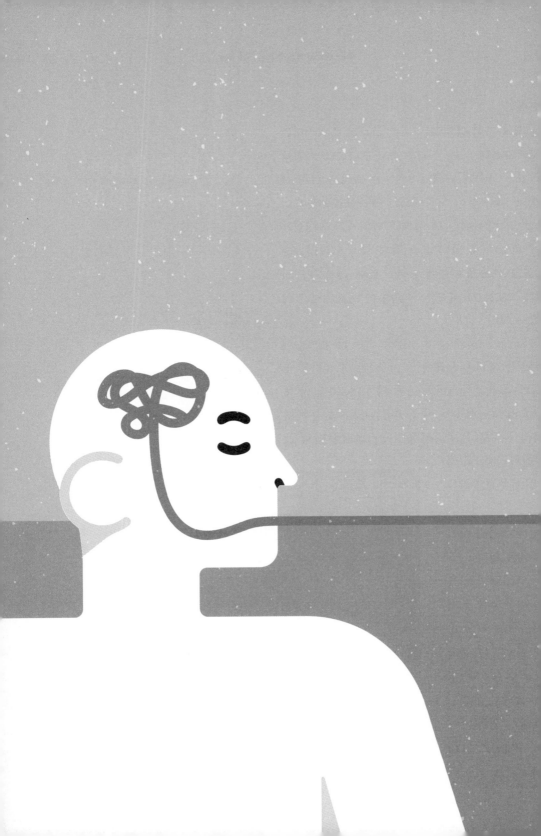

4장

치매 이상행동 4
- 반복 질문, 요양보호사 서비스 거부

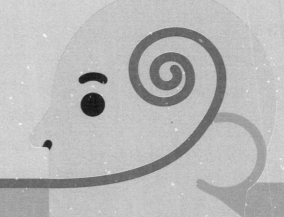

5~10초마다
질문하는 어르신

어르신은 궁금한 것이 많다. 같은 질문을 5초에서 10초가 되지 않았는데 또 하신다. 심할 때는 따라다니면서 반복 질문을 한다. 반복 질문 내용은 방문할 때마다 다르기도 하고, 전에 했던 질문을 하기도 한다.

그날의 상황에서 대화 중에 나왔던 화제가 될 수도 있고, 어르신께서 순간 기억이 나는 질문을 하기도 한다. 이런 경우에는 매우 당황스러운 질문을 할 때도 있다. 어르신 댁 집에 들어서면 어르신께서는 인사를 다정하고, 공손하게 기분 좋은 표정으로 반갑게 한다.

어르신 : (웃는 표정으로) "어서 오세요."
필자 : "네, 어르신 안녕하세요!"
어르신 : "황이선 씨 나이가 몇이야?"
필자 : "네, 56세입니다."
어르신 : "말띠?"

필자 : "네."

어르신 : "장모님은 몇 살이야?"

필자 : "78세입니다."

어르신 : "장모님은 염색했어?"

필자 : "네, 예쁘게 했습니다."

어르신 : "황이선 씨! 나이가 몇이에요?"

필자 : "네, 56세입니다."

어르신 : "장모님은?"

필자 : "네, 78세입니다."

어르신 : "장모님은 염색했어?"

이렇듯 어떤 날은 식구들 나이를 계속 묻는다. 필자의 자녀들 나이까지 묻는다. 요양보호사와 상담하는 상황에도 옆에 와서 계속 묻는다. 그러고 나서는 생각지도 못했던 식구들 직업을 묻는다. 장모님, 배우자, 자녀들까지 묻는다. 그리고 필자가 집을 나설 때까지 질문은 이어진다. 어르신은 부분적인 기억을 한다. 그래서 약속하면 지켜야 한다. 나이를 잘못 대답하면 지적하기도 한다.

어르신의 개별적 특성 및 이상행동

어르신의 개별적 특성은 전두엽과 측두엽 손상으로 인한 전두측두엽 치매의 증상들이 많이 나타난다. 성격 변화가 심하고, 고집을 부리며, 반복적인 행동을 한다. 전두측두엽 치매는 기억력 저하보다 성격 변화, 판단력 저하 및 절제력 부족이 먼저 나타난다.

예를 들면 물건을 사러 가면 계산하지 않고, 그냥 들고 오는 경우가 생기거나 돈 계산이 어려워진다. 계절 감각이 떨어져 계절에 부적절한 옷을 입는다. 부적절한 성행동이 나타나기도 한다. 조급함을 참지 못하고 화를 내는 경우가 있다. 절제력이 부족해서 식욕 조절이 안 되어 과식하는 경우가 있다. 온순했던 성격이 공격적으로 바뀌기도 한다. 고집이 세지고 억지를 부리는 경우가 많다. 대표적인 사람은 미국 배우 브루스 윌리스(Bruce Willis)가 있다.

성격은 공격적 성향이 있다. 갈등 발생으로 공격성이 나올 때는 욕을 한다. 마음에 들지 않으면 윽박지르듯 대답을 재촉한다. 혼자 있기를 싫어한다. 대소변 관리는 혼자서 할 수 있다. 신체는 건강한 편이다. 나이는 70대 중반으로 젊은 편이다. 삶의 경험은 노점상을 했다. 그래서 돈에 대한 집착이 심한 편이다. 경제 관념이 작동해 아파트값을 물어보기도 한다. 노점을 해서 아파트도 여러 채 장만했다고 한다.

노래는 배일호 씨 노래를 좋아한다. 의사소통은 가능하고, 본인이 하고 싶은 말만 반복한다. 종교는 기독교다. 현재 질병은 인지장애, 수면장애가 있고, 투약은 3가지를 한다. 아파트에서 혼자 사신다. 부분적으로 기억력을 유지하고 있다. 외출 시 길을 잃는 경우가 없는 것으로 파악됐다. 반복 질문과정에서도 부분적으로 기억하고 잘못 대답하면 지적한다.

이상행동은 끊임없는 반복 질문이다. 가끔은 따라다니면서 반복 질문을 한다. 순간적으로 기억나는 것을 반복적으로 질문한다. 요양보호사가 케어에서 가장 힘들어하는 것이 반복 질문이다. 따라다니면서 계속되는 반복 질문에 지친다.

어르신은 요양보호사 급여에 관심이 많다. 입주 요양보호사의 급여를 조금 (월 10만 원) 주고 싶다고 말씀하시고, 세금을 깎아달라고 한다. 한 가지 음식을 1~2개월간 드시기도 한다. 좋아하는 음식은 국수류다. 싫어하는 음식은 육류다. 가끔 길을 걷다가 노점에 있는 상품을 그냥 가져오는 경우가 있다.

치매 가족과 요양보호사의 케어 준비

1. 어르신의 개별적 특성을 파악한다.
2. 어르신 이상행동을 파악하고 이해하려 노력한다.
3. 갈등을 줄이는 소통 방법을 연구한다.
4. 전두측두엽 치매 증상이 발현하는 이상행동을 파악한다.
5. 반복 질문에 대한 대처 방법을 파악한다.
6. 갈등의 상황을 예방하는 기술을 파악한다.
7. 재래시장 방문 시 미계산 상품 취득을 예방한다.
8. 거짓말을 하지 않고 소통하는 기술을 파악한다.
9. 어르신의 균형적인 영양 관리 방안을 연구한다.
10. 유튜브 사용법을 익힌다.
11. 투약법을 숙지하고 약 관리법을 파악한다.
12. 어르신의 목욕 습관을 알고, 주 1회 실시하는 목욕 방법을 파악한다.
13. 어르신이 생각하는 돈의 개념을 파악하고, 대응 방법을 파악한다.
14. 필요시 센터, 보호자와 케어 관련 논의를 어떻게 할 것인지 파악한다.

어르신은 같은 내용을 반복 질문하는 때도 있고, 다른 내용으로 반복 질문하는 때도 있다. 대부분의 치매 가족 보호자는 처음 한두 번은 "네" 하고 대답하지만, 서너 번 반복되기 시작하면 자리를 피한다. 지속해서 따라

다니면서 질문을 하게 되면, 고함 지르고 핀잔을 주는 사례가 있다. 핀잔을 주고 큰소리로 "그만하세요" 하면, 어르신은 주눅이 들어 반복 질문 이상행동이 멈추기도 한다.

보호자의 이러한 케어 방법은 가족이니까 할 수 있는 부분이기도 하지만, 일시적으로 어르신이 반복 질문 이상행동이 멈추는 때도 있다. 반복적으로 보호자가 소리 지르고, 핀잔 주는 행위는 보호자를 미워하게 되고, 경계 대상으로 나쁜 감정으로 기억된다.

시간이 흐를수록 보호자의 케어에 비협조적인 방법으로 적대시하게 된다. 갈등이 지속되면 욕설 폭력을 동반한 과격한 이상행동으로 발전한다. 보호자가 분노를 참지 못하고, 고함과 핀잔을 주는 케어 방법이 지속될 때 치매 어르신의 이상행동을 반복하게 하는 악순환이 된다.

2005년 일본 노인의학 학회지 〈Japanese Journal of Geriatric〉에 간병인의 부담감 연구에서 마루야마 M(Maruyama, M) 외 연구자들은 "어르신의 이상행동이 많을수록 보호자는 부담감, 우울감이 증가한다. 이상행동에서 초조함과 반복 질문은 케어자와 관계를 악화시키고, 이러한 갈등은 치매 어르신의 이상행동을 촉발하게 하는 악순환이 된다"라고 했다.

보호자의 강압적인 케어는 어르신의 반복 질문 이상행동을 무기력하게 멈출 수 있으나 어르신은 우울 증상을 나타내고, 자신을 무시하고 업신여긴다고 생각한다. 어르신은 본인 방 침대에 누워 자신은 쓸모없는 존재라고 생각하고 "죽어야지" 하면서 식사를 거부하거나 며칠씩 잠만 자는 때도 있다.

치매 반복 질문 증상은 보호자에게 심리적, 신체적으로 심각한 부담을 준다. 치매 이상행동 케어가 장기간 이루어지는 경우 다른 가족에게 케어를 넘기게 되고, 이는 자녀 간의 갈등을 일으키게 된다. 보호자는 치매 초기에는 가정에서 케어를 선택하지만, 심리적 부담감, 신체적 건강 문제가 따르게 되어 요양원이나 요양병원과 같은 시설에 입소시키게 되는 과정을 겪는다.

요양보호사들도 어르신의 반복 질문 관련 이상행동을 수용하는 데 한계를 경험한다. 치매 어르신의 반복 질문 이상행동은 서비스를 제공하는 요양보호사의 정신적 스트레스가 커진다. 어르신의 반복적인 언어폭력을 겪는 때는 반복 질문이 귀에서 윙윙거리는 트라우마를 겪고, 수면장애를 겪는다는 요양보호사를 상담한 적도 있다.

2007년 팔즈그라프 헐쉬(Hersch EC, Falzgraf S)는 〈노화에 관한 의학적 개입(Clinical Interventions in Aging)〉이라는 학술지에 치매 행동 및 심리적 증상에 관한 논문에서 "치매 이상행동은 케어자의 삶의 질에 부정적으로 영향을 미친다"라는 연구 결과를 발표했다.

서비스를 시작하고 요양보호사가 적응하지 못하는 경우도 흔하다. 치매 어르신께서 모욕적인 말로 반복적으로 마음에 상처가 되는 말을 하면 요양보호사는 버티지 못한다. 자존심을 무너뜨리고 마음에 상처를 주는 말을 반복적으로 하면 더 이상 서비스를 지속할 수 없다. 아무리 어르신의 특성을 설명하고 케어 방법을 공유하며 서비스를 시작한다고 해도 자존감이 무너지면 더 이상 버틸 수가 없다.

2009년 쿠츠미(Kutsumi M, et al) 외 4명의 연구자는 〈일본 정신의학 학술지(The Official Journal of the Japanese Psychogeriatrics Society)〉에 치매 이상행동 케어에서 수용의 중요성을 제시했다. 연구자들은 일본 요양시설의 275명 케어 제공자를 대상으로, 치매 어르신을 케어하는 방법을 조사한 결과 4가지

타입의 케어 기법을 제시했다.

감정과 일치의 기법, 수용과 지지의 기법, 회피 기법, 신체 억제 기법이 그것이다. 치매 어르신의 반복 질문 증상을 효율적으로 케어하기 위해서는 이러한 기법을 혼합해 사용해야 한다고 보고했다.

어르신의 반복 질문 이상행동을 케어하는 방법은 일단 수용과 지지다. 어르신이 전혀 이치에 맞지 않는 말을 하더라도 일단 "네" 하고 수용한다. 그 과정은 진심으로 경청하고 이해했다는 듯이 진지한 표정으로 대답해야 한다. 웃거나 표정에서 비웃는 듯한 행동을 하면 어르신은 기분 나빠 한다. 일단 수용하면서 상냥하고 친절하게 칭찬하며 지지해 치매 어르신을 기쁘게 해야 한다.

이영희(2003)가 치매 케어 종사자 139명을 대상으로 치매 어르신의 반복 질문에 대한 대처 행동을 조사했다. 연구 결과 긍정적 대처유형으로 '말로 달랜다'와 '환자의 주의를 다른 곳으로 돌린다'가 가장 많았고, 소극적 대처유형으로 '현장 상황을 떠난다', '방관한다'로 나타났다. 소극적 대처유형은 비교적 적게 사용하는 것으로 조사됐다.

케어자는 어르신의 반복 질문과정에서 적절한 답변이나 대처 방법에 한계를 느끼는 때는 치매 어르신의 주의를 다른 곳으로 돌림으로써 갈등 상황을 피할 수 있다.

어르신의 반복 질문 이상행동을 수용의 단계를 넘어 한계를 경험할 것 같으면, 다음 업무를 핑계 삼아 어르신과 일시적으로 그 상황을 떠나는 것도 좋은 방법이다. 또는 어르신과 함께할 수 있는 일을 찾아서 어르신의 도움을 유도하는 것도 좋다. 어르신께서 일에 집중할 때는 반복 질문이 일시적으로 멈춘다. 콩 고르기나 빨래 개기 등을 요청하는 것도 한 방법이다.

일단 수용하면 만족하고, 일시적으로 반복 질문 이상행동이 종료되기도 한다. 어르신의 반복 질문은 주무시는 시간을 빼고 지속하는 것이어서 케어자는 마음의 여유를 가져야 한다. 마음을 아프게 하는 반복 질문을 하더라도 그러려니 하고, 가볍게 넘기는 마음 기술이 필요하다.

케어자는 어르신의 반복 질문 이상행동으로 마음에 상처를 입어서는 안 된다. 간혹 수용의 한계로 분노를 참지 못하고, 어르신과 싸우는 경우가 있다. 어르신을 가르치려 하거나 설명하려고 하면, 어르신의 분노를 자극해 싸우게 되는 경우가 있다.

개별적 특성에서 예측되는 이상행동 증상 원인

1. 전두측두엽 치매의 증상이 개별적으로 나타났다.
2. 노점을 해서 손님들이 이것저것 묻는 기억이 나타날 수도 있다.
3. 노점 할 때 기억이 나타나 싸게 해달라고 한다.

치매 가족과 요양보호사의 어르신 케어 방법

1. 수용하고 칭찬한다. "아니요"라는 대답은 안 된다.
2. 항상 어르신 편이 되어주어야 한다.
3. 유튜브에서 좋아하는 음악을 틀어드린다.
4. 음식을 먹지 않겠다고 하면 강압적으로 드시게 해서는 안 된다.

5. 한 번 안 먹는다고 해도 두 번까지는 권하고, 잠깐 음식을 식탁에 차려둔다.
6. 간혹 요양보호사에게 상처가 되는 아픈 말을 반복적으로 할 때 환자라는 마음으로 상처받지 않도록 자존감을 유지한다.
7. 한 가지 음식을 고집해도 드린다. 가끔 다른 음식을 만들어 권해본다.
8. 어르신이 급여를 얼마 받느냐고 물으면, 어르신께 "얼마를 받을까요?"라고 묻고, 답을 파악한 후 파악한 금액을 받는다고 답한다.
9. 치매의 특성에 따라 단기 기억력이 유지되고 있으므로 거짓말을 하면 안 되고, 약속은 꼭 지켜야 한다.
10. 반복 질문 시 당황하지 않고 "네" 하고 답한다.
11. 간혹 당황스러운 질문을 할 때는 간단하게 일반적인 답변을 한다.

개별적 특성에 따른 케어 결과

1. 한 질문을 반복할 때는 답변을 같게 해서 신뢰감을 얻도록 하고, 요양보호사와의 신뢰 관계를 형성했다.
2. 집요하게 질문하는 경우 전환요법으로 상황을 피했다.
3. 집중할 수 있는 활동을 개발하기로 했다.
4. 유트브를 활용해 혼자 또는 요양보호사와 노래를 불렀다.
5. 어르신의 영양 관리를 위해 가끔은 새로운 요리를 해서 권했다. 드시지 않는다고 해도 바로 치우지 않고, 상에 두거나 테이블에 올려놓기로 했다.

현장에서 습득한 일반적인 치매 어르신의
반복 질문 케어 방법

1. 일단 수용하고 칭찬하고 지지한다.
2. 현장에서 보면, 어르신은 요양보호사의 거울이다. 요양보호사의 태도에 따라 어르신의 태도가 달라지는 경우가 많다. 어르신과 소통할 때는 진심 어린 눈빛으로 말과 태도에서 존중감이 느껴지도록 해야 한다.
3. 치매 가족이나 요양보호사가 화를 내면 어르신도 화를 낸다.
4. 어르신은 케어자의 거울이라는 생각으로 케어한다.
5. 어르신의 반복 질문에 진심 어린 말과 태도로 소통한다.
6. 아무리 화가 나더라도 "그만 좀 하세요"라고 소통하지 않는다.
7. 친절하고 다정하게 대하고, 항상 어르신 편이라는 느낌이 들도록 한다.
8. 설명하고 설득하려 하지 말고, 치매 어르신의 주의를 다른 곳으로 돌린다.
9. 대답의 한계가 느껴질 때는 다른 업무를 하면서 갈등 상황을 피하거나 모르겠다고 답한다.
10. 어르신의 반복 질문에 가능한 답변을 하고, 아프게 하는 질문에는 의미를 두지 않고 "네" 하고 대답한다.
11. 케어자는 마음의 상처를 받지 않도록 치매 어르신이 환자라는 생각으로 자존감을 잃지 않도록 해야 한다.
12. 케어자는 잠깐이나마 자신만의 시간을 갖고 마음을 정리한다.

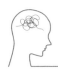

요양보호사 필요 없어.
나 혼자 잘해

어르신은 민간 요양시설에서 혼자 생활하신다. 24시간 입주 요양보호사가 함께 생활하면서 서비스를 제공한다. 장기요양등급 3등급을 받아서 3시간은 방문요양서비스를 받고, 나머지 시간은 비급여로 비용을 보호자가 부담한다. 어르신은 방문하면 누군지 정확히 기억하지 못해 항상 누구냐고 반복해서 묻는다.

필자 : "어르신, 안녕하세요."

어르신 : "누구여?"

필자 : "네, 센터장입니다."

어르신 : "뭔 일이여?"

필자 : "요양보호사님이 개인 사정이 있어서 이번 주로 그만두게 됐습니다."

어르신 : "그래, 나는 몰라. 나 혼자서 잘할 수 있으니 걱정 없어. 아들도 있고,
딸도 있고, 아들한테 갈 거야."

필자 : "네, 그렇군요. 오늘 도움 주실 요양보호사님을 따님께서 보내셔서 모시고 왔습니다."

어르신 : "우리 딸이 보냈어? 나는 모르는데."

필자 : "이따가 따님도 오시기로 했습니다."

어르신 : "없어도 되는데. 나 혼자도 잘하는데…. 우리 딸을 어떻게 알아?"

필자 : "네, 따님께서 아시는 분 소개로 오셨습니다."

어르신 : "나 혼자 있다가 아들한테 가면 되는데. 필요 없는데…."

어르신은 낯선 사람에 대한 낯가림이 심하신 편이다. 다행히 딸이 온다고 하니 나가라고는 하지 않았다. 그리고 계속 질문을 하신다. 어르신들의 특징 중 하나인 호구 조사를 한다. "뭐 하는 사람이냐?", "남편은 있느냐?", "누가 보내서 왔느냐?", "나이는 몇 살이냐?", "왜 왔느냐?", "집에 돌아가서 남편에게 밥해줘야 하지 않느냐?" 등.

어르신의 개별적 특성 및 이상행동

어르신의 개별적 특성에서 일반적 특성은 고학력자, 남성을 존중했다. 가장 좋아하는 사람은 작은아들이다. 낙상 경험으로 운동을 싫어하고, 음식은 가리지 않는 편이다. 투약 수는 3가지이고, 비타민과 건강보조식품을 드신다. 발음 능력은 이상 없다. 종교는 기독교다.

치매 증상이 온 지는 4년이 됐다. 개인적 삶의 역사는 부유한 생활을 영위했다. 질병은 당뇨, 관절염, 어지럼증이다. 여름에도 춥다고 한다. 가끔 공격성이 나타났다. 낯선 사람에 대한 거부감이 심했다. 청력은 가까이서 말하면 소통에는 문제없다. 보행을 할 수 있고, 대소변 처리도 자발적으로 가능하다. 지남력, 기억력, 계산력이 저하됐다.

한여름에도 옷을 몇 겹씩 입고, 땀을 많이 흘린다. 혼자 남겨지는 것에 대한 불안감이 심하다. 그 불안감으로 인해 요양보호사 교체 초기에는 자녀들에게 시도 때도 없이 전화해 자녀들의 일상생활에 지장을 초래했다. 수면장애가 있다. 이상행동과 신체상태 및 일상생활을 관찰한 결과, 어르신은 전두측두엽 치매로 파악된다.

최근 남편과 사별한 독거 어르신이다. 흔히 말하는 맏며느리 같은 생김새의 요양보호사를 좋아한다. 용모가 단정한 것을 좋아한다. 요양보호사를 교체할 때 딸이나 기존 요양보호사의 도움을 받는다.

이상행동은 신규 요양보호사 서비스를 투입할 때 "사람 필요 없다. 나 혼자 잘할 수 있다"라고 심하게 거부하는 어르신이다. 성격 변화가 심하고, 고집이 세며, 혼자 남겨짐에 대한 불안감을 가지고 있었다. 가까운 시일에 아들이 모실 거라는 기대가 있었다.

반복적으로 질문을 하고, 낯선 사람이 오면 안절부절 불안해한다. 불안하면 반복적인 질문은 더 심해진다. 긴장감이 커지면 떠밀듯 가라고 소리치는 때도 있다. 어르신은 한여름에도 춥다고 해서 에어컨이나 선풍기를 사용할 수 없다.

여러 가지 이상행동을 가지고 있는데, 가장 힘든 부분이 서비스를 거부하는 것이다. 필자가 파악하기로는 다른 어르신들처럼 자신의 기억력으로 일상생활을 하는 데 어려움이 있다는 점을 어르신도 인정했다.

치매 가족과 요양보호사의 케어 준비

1. 어르신의 개별적 특성을 파악한다.
2. 어르신의 이상행동을 파악하고 이해한다.
3. 전두측두엽 치매 증상의 이상행동 중 어르신에게 해당하는 내용을 파악한다.
4. 어르신의 이상행동 거부감이 발생할 때 작은아들과 소통 방법을 파악한다.
5. 요양보호사 교체 초기에 가라고 하면 어떻게 대처하는지 파악한다.
6. 어르신이 불안해할 때 어떻게 해야 하는지 방법을 파악한다.
7. 무더위에 에어컨, 선풍기를 사용하지 못하게 할 때 어떻게 대처하는지 파악한다.
8. 어르신의 눈높이에서 마음을 파악한다.
9. 시설 내에서라도 걷기 운동을 하도록 방안을 찾는다.
10. 낙상 위험에 대한 안전성을 어르신께 설명하고, 산책이나 이동 도움 시 잔존기능을 활용할 수 있는 방법을 파악한다.
11. 체중 관리를 위한 영양 관리 방법을 파악한다. 필요시 딸과 논의한다.
12. 부적절한 옷 입기로 땀이 많이 나서 옷이 젖는데, 위생 관리와 청결 관리를 위한 자주 옷 갈아입는 방법을 파악한다.
13. 요양보호사 교체로 인한 거부감이 심할 때는 딸의 도움 또는 기존 요양보호사의 도움을 받는다.
14. 어르신의 거부감은 교체된 요양보호사와 약 15일 정도는 함께 지내야 조금씩 사라진다는 점에서 신규 요양보호사는 어르신의 거부 이상행동에 대한 대처방안을 파악한다.
15. 교체된 요양보호사에게 어르신이 많은 질문을 하는 데 대한 대처방안을 파악한다.
16. 자녀들에게 시도 때도 없이 전화하지 않도록 하는 방법을 파악한다.
17. 투약일지를 준비한다.

치매 어르신의 서비스 거부 이상행동은 현장에서 자주 발생한다. 치매 어르신이 요양보호사 서비스를 거부함으로써 가장 힘들어하는 사람은 보호자다. 치매 이상행동 증상이 있는 독거 어르신이 서비스를 거부하는 경우는 보호자가 케어 부담을 온전히 안게 된다.

보호자들은 처음에 장기요양등급을 받고, 집에서 요양보호사의 도움을 받아 부모님을 케어하고자 했다. 그런데 막상 등급을 받고 서비스를 받으려는데 생각지도 않은 부모님의 케어 거부 이상행동으로 골머리를 앓았다. 지금까지 가족 중심 케어에서 벗어나 조금이나마 삶의 질을 회복하겠다는 기대가 무너지는 순간이다.

어르신은 알지도 못하는 요양보호사와 함께 있는 것이 두렵다. 불안하고 초조해진다. 치매 어르신은 이제까지 함께 지내온 가족이면 만족한다. 가족은 두려움을 주지도 않고, 불안감도 주지 않는다. 가족은 내가 실수해도, 이치에 맞지 않는 말을 해도 편안하다.

치매 어르신으로서는 새로운 사람의 도움을 받는다는 것은 스트레스다. 본인은 실수도 할 수 있고, 이치에 맞지 않는 말도 하는 사람이다. 당신이 알지도 못하는 요양보호사는 어떤 짓을 할지 모르는 존재다. 그래서 두렵고 불안하다. 두려움과 불안감은 치매 어르신이 요양보호사를 거부하는 충분한 이유가 된다.

치매 어르신이 서비스를 거절할 때 가족의 역할이 중요하다. 부모는 내가 편안하고 함께 살아온 가족이 요양보호사를 좋아하고, 좋은 사람으로 설명하면, 부정적인 감정이 긍정적으로 천천히 조금씩 변한다. 치매 어르신은 즉시 수용할 수 없다. 기다림이 필요하다. 방법은 가족과 가깝게 지내는 친구나 친한 동생으로 소개하고 설명한다면 더 빨리 수용할 것이다.

요양보호사가 치매 어르신께 대하는 태도가 중요하다. 어르신의 관점에서 좋은 사람, 나를 존중해주는 사람, 나의 실수를 친절하게 수용해주는 사람으로 느끼도록 다가가야 한다. 따뜻한 미소로 인사하고 손을 잡아준다면, 어르신은 훨씬 짧은 시간에 요양보호사의 서비스 제공을 수용할 것이다.

가족은 어르신 앞에서 요양보호사를 칭찬하고, 부모님에게 좋은 사람으로 설명해야 한다. 치매 부모님은 가족을 믿고, 요양보호사를 수용하기 때문이다.

등급을 받고도 서비스를 거부하는 일이 자주 발생하는 이유는 비용 부담 때문이다. 어르신들은 돈이 들어가는 부분에서 부담을 느낀다. 수입이 없고 비용이 발생한 부분에서 부담을 느낀다. 자녀들에게 비용을 전가한다는 미안함 때문에 서비스를 거부하는 경우가 의외로 많다.

치매 어르신 중에 서비스를 거부하는 이유 중에 외부 사람이 오는 것을 싫어하는 어르신들이 있다. 낯선 사람과 장시간 함께 있는 것을 부담스러워하는 어르신들이 있다. 개인의 프라이버시를 노출해야 한다는 것을 부담스러워한다.

이런 어르신들은 월, 수, 금 정도 서비스를 사용하게 한다. 장기요양제도가 도움이 된다고 느끼며, 좋은 요양보호사가 서비스한다면 주 5~6회를 서비스해달라고 한다.

치매 어르신 가족은 부모님에게 동기를 부여할 필요가 있다. 부모님은 치매가 왔어도 자녀들에게 도움이 되는 일이라면 쉽게 협조하기 때문이다. 부모님이 요양보호사의 도움을 받음으로써 자신들은 직장에 나갈 수 있다는 것을 강조하면 좋을 것이다. 치매 부모도 자녀들을 위해 아직도 쓸모가 있는 존재라는 감정은 요양보호사 서비스를 수용하는 동기부여가 된다.

부모님은 가족의 기대에 부응하고자 한다. 그래서 자녀들이 이상행동 케어 시 자녀의 요청을 들어주는 경우가 많다. 자녀들이 부모님 이상행동을 케어하는 데, 절대적으로 도움이 된다는 것이다. 하지만 치매 어르신의 관점에서 모든 자녀와 똑같이 신뢰감을 형성하는 것은 아니다.

현장에서 파악된 사례를 보면, 부모는 모든 자녀와 동일 수준의 신뢰 관계를 형성하고 있지 않다는 것을 알 수 있다. 거의 모든 가정에서 아버지와 신뢰 관계가 깊은 자녀가 있고, 어머니와 신뢰 관계가 깊은 자녀가 있다. 슬프게도 어느 자녀와도 신뢰 관계를 형성하지 못하고 사는 부모도 있다. 케어할 때 부모와 신뢰 관계가 형성되어 있는 자녀가 있다는 것은 치매 서비스 거부 이상행동을 케어하는 데 큰 도움이 된다.

치매 어르신의 서비스 거부 이상행동 케어에서 부모와 신뢰 관계가 형성되어 있는 자녀가 있으면, 어르신의 거부감을 누그러뜨릴 수가 있다. 강한 서비스 거부감을 가지고 있는 어르신도 본인이 제일 좋아하는 자녀가 서비스받을 것을 요청하면 대부분 수용한다.

부모 자녀 간의 강한 신뢰 관계 형성은 배우자보다 더 강한 실행력을 갖는다. 아버지의 경우 배우자 요청은 들어주지 않아도 자녀의 요청은 들어주는 경우가 있다.

어르신과 신뢰 관계를 형성하지 못한 가족은 치매 어르신의 케어에서 한 걸음 물러서 있는 것이 바람직하다. 치매 어르신은 신뢰 관계가 없는 배우자나 자녀의 말을 들어주지 않고, 요구를 들어주지 않는 경향이 강하기 때문이다.

사회적 약자이고 고령자인 부모에게 자녀가 먼저 손을 내밀고 다가가는 것이 필요하다. 그래야 시간이 흘러 후회를 덜 하지 않을까 생각한다. 왜냐하면 우리는 모두 늙는다. 누구나 부모의 상황에 직면하게 되기 때문이다.

개별적 특성에서 예측되는 이상행동 증상 원인

1. 고학력이고 자존심이 강하다.
2. 고령이라서 심리적으로 아들을 의지고, 아들이 모실 것이라는 생각이 지배적이다.
3. 아들이 있어서 요양보호사가 필요 없다고 한다.
4. 한여름에도 더운데 춥다고 느낀다. 그래서 여러 겹의 옷을 껴입고 땀이 범벅이 된다.
5. 어르신 자신도 기억력이 저하됨을 알아서 새로운 사람을 거부한다.

치매 가족과 요양보호사의 어르신 케어 방법

1. 어르신이 가장 신뢰하는 작은아들과 소통한다.
2. 가라고 하면 "아들이 보냈어요", "아들이 어르신 돌봐달라고 해서 왔어요"라고 말한다.
3. 딸 지인이라고 말해도 좋다.
4. 따님 댁에서 일했던 사람이라고 해도 좋다.
5. 계속 가라고 하면 보호자들과 전화 통화하게 하고, 보호자의 지지를 받도록 한다.
6. 초기 서비스를 투입할 때 약 15일 정도는 친해지는 시간을 갖는다.
7. 반복해서 가라고 할 때는 이 일의 가치를 생각해 상처 입지 않도록 한다.

8. 에어컨 선풍기 사용을 금지하면, 어르신이 주무실 때 요양보호사님 방에 서 사용한다.

9. 또는 욕실을 사용해서 찬물 샤워를 한다. 어르신이 취침할 때는 에어컨을 켠다.

10. 적절한 식사량을 제공한다.

11. 치매 가족은 요양보호사를 지지한다.

12. 낙상 위험을 예방하는 케어를 실시한다.

13. 땀 흡수가 잘되는 옷을 제공한다. 매일 갈아입혀 드린다.

14. 손을 잡아주고 친절하게 소통한다.

15. 자녀들을 잘 키웠다는 자부심이 강하므로 자녀들 칭찬을 많이 한다.

16. 특별한 상황이 아닌 경우 자녀들 업무시간에는 전화하지 않도록 한다.

17. 투약일지를 작성하고 부작용이 있는지 기록하고, 이를 반드시 의사에게 전달할 수 있도록 한다.

개별적 특성에 따른 케어 결과

1. 신규 요양보호를 투입 시 딸이 참여해 어르신이 안정감을 느끼도록 도와 주었다.

2. 신규 요양보호사 투입 시 딸의 지인으로 또는 아들이 보내서 온 것으로 설명한다.

3. 딸과 아들의 지인으로 설명해서 거부감을 줄였고, 시간이 지남에 따라 적응했다.

4. 요양보호사와 어르신이 적응할 때까지 보호자들이 협조했다.

5. 한여름 더위는 어르신이 주무시는 시간에 에어컨이나 선풍기를 틀었다.

6. 서비스 투입 초기에는 어르신과 신뢰 관계를 형성하는 데 집중했다.

7. 보호자들의 협조로 짧은 시간에 어르신과 요양보호사는 신뢰 관계를 형성했다.

현장에서 습득한 일반적인 치매 어르신의
서비스 거부 케어 방법

1. 본인부담금 비용을 자주 부모님에게 말씀드리는 것은 서비스 거부 원인이 되기도 한다. 어르신들은 1~2만 원도 아깝다고 생각하고, 자녀들에게 부담 준다고 생각한다.
2. 보호자의 처지에서 부득이하게 케어가 필요하다면, 본인 부담금은 국가에서 부담한다고 해도 좋다.
3. 어르신들은 서비스가 필요하지만, 비용 부담 때문에 서비스 제공을 거절한다.
4. 낯가림이 심한 어르신의 경우 장기요양서비스를 거부할 수 있다.
5. 거부감이 크면 처음부터 장시간 이용하기보다는 주 3회 정도 이용하는 것이 좋다.
6. 어르신의 적응 정도에 따라 서비스 시간을 늘리는 것이 좋다.
7. 가족 중 어르신이 가장 신뢰하는 가족이 서비스 필요성을 설명하고, 서비스를 받는 것이 본인들에게 큰 도움이 된다고 설명한다. 어르신이 수용한다면 고맙다고 한다.
8. 어르신이 가장 신뢰하는 자녀가 서비스를 받도록 요청한다.
9. 가장 신뢰하는 자녀의 부탁으로 서비스를 왔다고 한다.
10. 생활 습관을 파악해서 케어에 적용한다.
11. 식습관을 파악해서 케어에 적용한다.
12. 진심 어린 마음과 태도로 칭찬과 지지를 많이 한다.
13. 반복해서 거절한다고 해도 재방문한다.
14. 어르신이 필요 없다고 하는 것은 새로운 사람에 대한 두려움으로 이해하고, 기분 나쁘게 받아들여 서비스를 포기해서는 안 된다.
15. 서비스 시작 처음에는 어르신과 신뢰 관계를 쌓는 데 집중한다.
16. 어르신에게 도움이 되는 업무부터 시작한다.

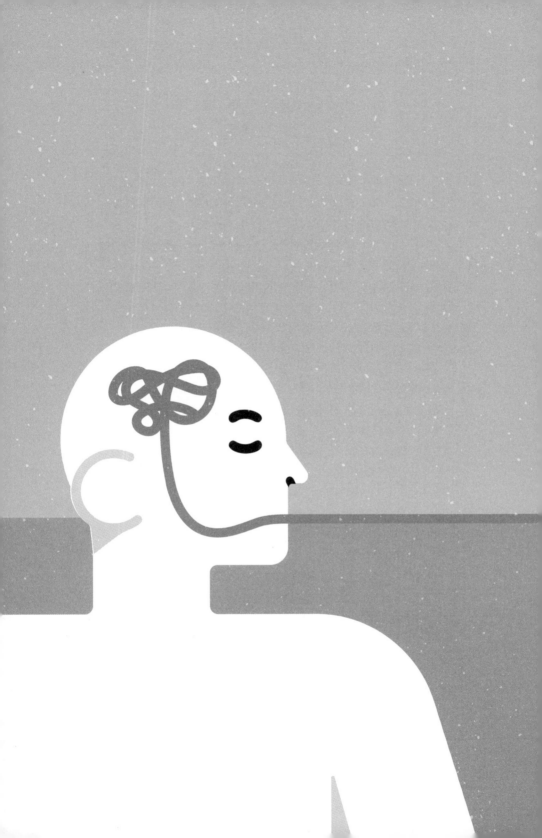

5장

치매 이상행동 5
– 약물 복용 거부, 식사 거부

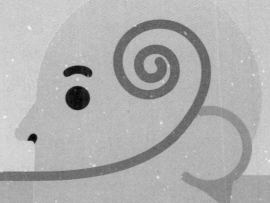

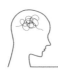

약을 안 먹는다며
변기에 버리는 어르신

치매 어르신에게 약물 복용은 매우 중요하다. 약물 거부 이상행동으로 인한 부작용이 많기 때문이다. 비약물 케어의 한계점을 약물 복용으로 이상행동을 조절하거나 치료하는 것이다. 치매 어르신들은 교묘하게 약물 복용을 거부한다. 치매 가족과 요양보호사는 약물 복용 문제로 현장에서 어르신들과 갈등을 빚는 경우가 많다.

요양보호사 : "어르신, 약 드셔요."

어르신 : "알았어."

요양보호사 : "자, 약 여기 있고요, 물도 여기 있어요."

어르신 : (약을 삼키는 척하고는 화장실로 가서 변기에 버린다.) "아, 나 약 먹었다."

요양보호사 : "네, 잘하셨어요."

어르신 약물 복용 거부 이상행동은 치매 가족이나 요양보호사보다 한 수 위였다. 치매 가족이 약과 물을 가져와 드리면, 가족 앞에서 약과 물을 먹는다. 그리고 확인하라는 식으로 약을 혀 아래 숨기고, 입을 벌려서 보여준다.

그러고 나서 어르신은 화장실로 들어간다. 혀 밑에 숨긴 약을 변기에 뱉고 물을 내리는 행동을 했다. 약을 드시고 난 다음에 반드시 화장실에 가는 습관을 주의 깊게 살폈던 요양보호사가 발견한 것이다.

어르신은 약물 복용에 대한 부담감이 매우 컸던 모양이다. 이후 화장실을 못 가게 하고 입안을 세심하게 살피는 절차가 진행됐는데, "네가 뭔데 입안까지 확인하느냐?"라고 요양보호사를 밀치며 화를 내고 무시하듯 손가락질하며 감당하기 어려운 욕설을 했다. 요양보호사는 분노를 참지 못하고 전화했다. 힘들어서 못 하겠다고 그만둔다는 내용이었다.

평소 어르신은 수면장애가 있어서 수면제와 치매약을 함께 드셨는데, 약을 거부한 날은 밤새도록 텔레비전을 본다. 청력이 좋지 않아서 볼륨을 크게 틀어 놓는 바람에 위층에서 민원이 들어오기도 했다.

고민 끝에 선택한 방법은 요양보호사의 호칭을 바꾸는 것이었다. 새로 서비스를 시작하는 요양보호사님은 어르신께 '간호사님'이라고 소개했다. 어르신만 특별히 간호사님께 돌봐 달라고 부탁해서 모시고 왔다고 했다. 어르신께는 '간호사님'으로 불러 달라고 요청했다. 치매 가족에게도 새로운 요양보호사님을 '간호사님'으로 호칭하고, 어머니와 소통할 때 반드시 '간호사님'으로 부르도록 부탁했다.

결과는 좋았다. 약을 잘 드시고, 식사도 시간에 맞춰서 잘했다. 어르신은 새로 오신 요양보호사님을 간호사로 인지했으며, 간호사의 말에 잘 따랐다. 약을 잘 드셔서 잠도 잘 주무시고, 생활방식이 정상적으로 돌아왔다.

처음에는 어르신도 적응이 어려웠는지 "간호사님이 부담스러워요"라고 전화가 온 적이 있었다. 그러나 간호사님이 다정하게 하면서 곧 적응했다. 치매 가족들은 정말 고맙다고 했다.

요양보호사는 간호사 역할을 잘해주었다. 적절히 칭찬과 지지도 해주고 다정하게 대해주셨다. 치매는 개별적 특성을 고려해서 케어해야 한다는 점을 확인하는 사례였다.

어르신의 개별적 특성 및 이상행동

어르신의 개별적 특성에서 일반적인 특성은 80대 초반 여성 어르신이다. 아파트에서 혼자서 사시고 가끔 자녀들이 온다. 주 케어자는 딸이다. 무조건 자신 편을 들어주면 좋아한다. 큰딸을 가장 좋아하고 자랑스러워한다. 호칭은 손녀 이름을 넣어서 'OO 할머니'라고 불러 달라고 하신다. 돈에 집착했다. 혼자서 아이들을 양육했고, 장사를 했다. 좋아하는 음식은 특별히 없었지만 가리지 않고 잘 드셨다. 노래 부르기를 좋아했다.

어떤 상황에서도 본인 편을 들어주는 사람을 좋아했다. 최근까지 자녀들과 생활하다가 혼자 생활하게 됐다. 반복적으로 말을 한다. 낙천적인 성격이었다. 말하기를 좋아했다. 욕심이 많은 편이었다. 가끔 요양보호사의 식사를 챙겼다. 질투심이 많았다. 담배 피우는 사람에게 벌금을 부과해야 한다고 했다. 시력은 양호했고, 청력은 본인한테 유리한 말은 잘 들었다. 일반식을 드셨고, 소화 기능에는 문제없었다.

인지장애를 제외한 일상생활에 지장을 주는 질병은 없었다. 알츠하이머 치매를 앓았다. 지남력이 현저히 저하됐다. 실행기능이 저하됐고, 혼자 남겨짐에 대한 불안감이 있었다. 요실금으로 속옷이 젖는 실수를 가끔 했다. 치매 가족 케어에서 입주 요양보호사로 케어자가 바뀌면 투약 거부 이상행동이 심했다. 요양보호사를 무시하는 행동을 자주 했다. 낯선 사람에 대한 초조감과 불안 증상이 증가했다.

어르신 이상행동은 케어자가 바뀔 때 투약 거부 이상행동이 심했다. 투약 거부로 인해 어르신의 일상생활 패턴이 바뀌었다. 낮에는 잠을 자고, 밤에는 혼자서 텔레비전을 보면서 뜬눈으로 보내기 일쑤였다. 24시간 입주 요양보호사에게 윽박지르며 싫다고 괴롭혔다. 수시로 깨우고 잠들 수 없도록 부르고, 이것저것 해달라고 했다. 한시도 가만두지 않았다. 투약 거부 이상행동으로 요양보호사의 일상생활 패턴도 엉망이 되어 며칠을 버티지 못하고 그만두기를 반복했다.

치매 가족과 요양보호사의 케어 준비

치매 가족

1. 어머니의 일상생활 특성을 관찰하고 기록한다.
2. 어르신의 성격적 특성을 파악한다.
3. 어르신의 투약 습관을 관찰하고 기록한다.
4. 어머니의 식사 습관을 관찰하고 기록한다.
5. 어머니의 목욕 습관 중 주의할 점을 관찰하고 기록한다.
6. 어머니의 신체적 특성과 질병을 파악한다.
7. 어머니의 투약 종류를 기록한다.
8. 어머니의 투약 순응 방법을 기록한다.
9. 어머니의 약물 관리를 기록한다.

10. 요양보호사와 협력할 부분을 파악한다.

요양보호사
1. 어르신의 개별적 특성을 파악하고 관찰한다.
2. 기존 요양보호사와 인수인계한다.
3. 인수인계할 때 서비스에 활용할 정보를 습득한다.
4. 치매 가족과 소통 방법을 확보한다.
5. 치매 가족의 욕구를 파악한다.
6. 어르신의 욕구를 파악한다.
7. 알츠하이머 치매에 관한 정보를 습득한다.
8. 치매 어르신 케어 방법을 습득한다.
9. 어르신 댁의 환경을 파악한다.

어르신이 약물 복용을 순순히 응하도록 하는 것은 고도의 기술이 필요하다. 어르신이 약물 복용을 거부하는 이유는 다양하다. 먼저 피하려고 이따 먹겠다고 대답하는 경우가 있다. 일단 나중에 먹겠다고 하는 경우, 약물 복용으로 인한 신물이 나오거나 구토가 나오는 등 오심의 영향이 있다. 치매 어르신의 경우 식사 전후에 먹는 약물 복용 양이 조금 과장하자면 한 줌이 된다. 약이 많다 보니 삼킬 때 어려움이 있다. 치매로 인해 약의 효과성을 인지하지 못하고 부담감만 느낀다.

이따 먹겠다고 하면 미루어 놓고 잊어버리는 경우가 있다. 치매 어르신에게 학습이 된다면, 약을 먹을 때 이따가 먹을 거라는 습관이 생길 수 있다. 결과적으로 치매 어르신의 건강이 악화되거나 투약 효과를 저해하는 결과를 가져온다.

치매 어르신은 입에 약물을 넣고 물만 마신 다음, 치매 가족이나 요양보호사가 자리를 비우면 입안의 약을 손으로 빼서 숨기는 경우가 있다. 치매 가족이나 요양보호사는 약을 잘 드시는 것으로 알지만, 어르신의 증상은 악화하거나 다른 이상행동이 나타난다. 치매 어르신이 치밀하게 입에서 빼낸 약을 처리한다면, 치매 가족이나 요양보호사는 쉽게 알아차리기 어렵다.

의사는 어르신이 약물 복용을 한 것으로 판단하나 사실은 복용 거부로 인해 치매가 악화된다. 이상행동 증상은 지속되어 적절한 진단이 어렵고, 처방이 어려울 것이다. 결과적으로 어르신의 약물 복용에 대한 부정확한 정보로 처방한다면, 약물 부작용을 일으킬 수밖에 없을 것이다.

약물 복용 거부 이상행동으로 치매 가족이나 요양보호사가 쟁반에 약과 물을 가져오면 본인 방으로 가져간다. 방에서 물만 조금 마시고 약은 별도로 숨기는 사례가 많다. 치매 가족과 요양보호사가 관심을 가지고 복용 여부를 확인하지 않으면, 치매 어르신은 약물 복용을 이런 방식으로 계속 거부한다.

어르신이 약물 복용을 순순히 응하도록 하는 데 치매 가족과 요양보호사의 의사소통은 중요한 변수가 된다. 치매 어르신이 약물 복용 부담감을 극복하고, 순순히 응하도록 하는 기술이 필요하다. 어르신과 케어를 제공하는 치매 가족, 요양보호사 간의 높은 신뢰 관계는 어르신이 약물 복용을 순순히 응하도록 한다. 치매 어르신을 케어하는 사람은 대상 어르신과 좋은 관계를 형성해야 한다. 어르신과 좋은 관계는 요양보호사가 전문가로서 갖춰야 할 기술이다.

치매 가족이나 요양보호사가 어떤 소통 기술로 약물 복용을 요청하느냐에 따라 어르신의 약물 복용 여부가 결정되는 경우가 많다. 약 드실 것을 강요하거나 먹지 않으면 문제가 생긴다는 독려하는 경우, 투약 거부 이상 행동을 증가시킬 수 있다. 치매 가족과 요양보호사는 어르신의 기분을 살피고, 순순히 응할 수 있도록 분위기를 조성할 필요가 있다.

어르신이 약 복용에 대한 긍정적인 신념을 갖도록 한다. 질투심을 갖도록 하는 것도 좋을 것이다. 다른 어르신은 약 복용을 잘해서 건강이 좋아졌다고 해도 드시는 경우가 있다. 약을 드신다면 "어르신은 약을 잘 드셔서 건강해지실 거예요"라고 칭찬과 지지를 하는 것도 좋은 방법이다.

치매 어르신이 약 먹는 것을 싫어하는 이유를 무라트 엠네(Murat Emre) 교수는 〈알츠하이머 관리의 진보〉라는 발표 자료에서 다음과 같이 정리했다.

알츠하이머 치매 환자가 약물 복용을 거부하는 이유는 첫째, 어르신들은 병에 대한 지식이 부족하거나 병에 대해서 부인하기 때문이다. 둘째, 약물 부작용으로 오심, 식욕 감퇴 등으로 인해 의도적으로 거부한다. 셋째, 매일 많은 수의 알약을 함께 복용하는 부담감을 느낀다. 넷째, 투약 시간을 깜박 잊거나 혼동한다. 다섯째, 치매 환자의 거부 편집증인 환자와 간병인과의 관계가 좋지 않을 때 복용을 거부한다. 이렇듯 케어 제공자와 치매 어르신의 투약 거부는 매우 밀접한 관계가 있다.

투약 거부 주요 요인

케어 제공자 관련 요인(치매 가족, 요양보호사)	치매와 관련성
케어 제공자와 어르신의 관계 악화	
케어 제공자의 어르신과 의사소통 기술 부족	○
케어 제공자와 어르신 간 건강 신념의 불일치	○
케어 제공자로부터 어르신에게 긍정적 강화가 없는 경우	○

Vermeire, 2001 : Miller, 1997 : Osterberg, 2005

치매 가족은 투약 거부 이상행동을 어떻게 케어해야 할지 힘들어한다. 약물을 복용한다는 것 역시 어르신 중심 케어로 진행되어야 한다. 개별적 특성을 파악해 치매 전에 약 먹는 습관이나 신체적 특성, 기존에 복용하고 있는 약 종류를 파악할 필요가 있다.

고령자인 치매 어르신의 경우 3~4종류의 약을 먹고 있는 경우가 많다. 치매 이외에 고혈압, 협심증, 당뇨병, 우울증, 관절염 등의 약을 드시는 것으로 파악됐다. 필자가 어르신 댁을 방문해서 보게 된 것을 표현하자면, 어르신 댁에 가면 약이 산처럼 쌓여 있다. 비타민제를 포함한 건강보조식품을 더하면, 어르신 댁마다 약 보따리가 몇 개씩 쌓여 있다.

어르신의 투약 거부 이상행동을 케어하려면 첫째, 해당 치매 어르신의 개별적 특성을 파악해야 한다. 둘째, 어르신의 약물 복용 거부 이상행동을 관찰하고 기록해 파악한다. 셋째, 치매 가족이나 요양보호사가 치매 어르신과 어떻게 의사소통하는지 기술을 점검하고, 개별 어르신에게 맞는 방법을 찾는 노력이 필요하다.

약물 복용 거부 이상행동을 파악하고, 개별적 특성에 맞는 방법을 찾아야 한다. 필요하다면 전문의와 상담해 약물 형태나 투약 방법을 바꿔볼 필요가 있다. 경구용이 아닌 몸에 붙이는 패치 제형 제품을 고려해볼 필요가 있다.

개별적 특성에서 예측되는 이상행동 증상 원인

1. 보호자와 함께 생활하다가 요양보호사와 생활하게 되어 케어자가 변경 됐다.
2. 새로운 요양보호사에 대한 신뢰 부족으로 무시하는 행동이 나타났다.
3. 많은 양의 약을 먹어서 발생하는 오심 증상, 부담감이 있었다.
4. 요양보호사는 언제든 본인이 바꿀 수 있다는 생각이 있었다.
5. 약에 대한 신뢰감이 부족하다.
6. 약을 거부함으로써 자녀들의 관심을 받을 수 있다는 생각을 했다.

치매 가족과 요양보호사의 어르신 케어 방법

치매 가족
1. 수용하고 지지하는 자세를 유지한다.
2. 큰소리로 혼내듯 대하지 않는다.
3. 어머니의 잘못을 지적하듯 하지 않는다.
4. 어머니가 자녀들의 말과 태도에서 존중감을 느끼도록 한다.
5. 약할 때 투약으로 인한 긍정적 요소들을 설명하고, 투약에 대해 긍정적인 감정을 갖도록 한다.
6. 어머니가 약물 복용을 잘해야 자녀들이 행복하다고 말한다.
7. 어머니가 투약을 잘했을 때 칭찬하며 고맙다고 인사한다.
8. 처음 근무자가 바뀌었을 때 요양보호사와 협력해 요양보호사가 잘 적응 하도록 돕는다.
9. 약물 복용 거부가 지속되면 진료받고 적절한 방법을 찾는다.
10. 약물 복용 거부로 추가적인 이상행동이 발생했을 때 진료를 받는다.
11. 요양보호사를 칭찬하고 지지한다.
12. 요양보호사에게 도와줘서 고맙다는 인사를 한다.

13. 어머니가 요양보호사와 잘 지내야 자녀들에게 도움을 주는 것이라고 설명한다.
14. 어머니의 긍정적인 활동에 대해 칭찬하고 고맙다고 한다.

요양보호사

1. 어르신을 내 편으로 만든다.
2. 치매 가족을 내 편으로 만든다.
3. 어르신의 말을 진심 어린 표정으로 경청한다.
4. 어르신의 요구를 수용하고 지지한다.
5. 어르신의 손을 잡아주거나 안아주는 신체 접촉을 하고 다정하게 대한다.
6. 어르신이 존중감을 느끼도록 진심 어린 말로 소통한다.
7. 어르신과 신뢰 관계를 형성할 수 있는 소통 방법을 찾는다.
8. 투약할 때 어르신의 기분 상태를 확인한다.
9. 처음 서비스를 시작했을 때 어르신의 투약 거부 시 자녀들의 협조를 받는다.
10. 투약 시 강요하지 않는다.
11. 투약을 거부할 때 짜증이 난 말투를 사용하지 않는다.
12. 투약을 거부할 때 짜증이 난 표정을 짓지 않는다.
13. 투약 거부할 때 가르치려 하지 않는다.
14. 투약 과정에서 이상행동 발생 시 가족에게 알린다.
15. 어르신의 이상행동 발생 시 관찰하고 기록해 가족과 공유한다.
16. 억지를 부려도 일단 수용하고, 주위를 다른 곳으로 돌린다.

개별적 특성에 따른 케어 결과

1. 요양보호사를 '간호사님'으로 호칭을 변경하고, 거부 이상행동이 없어졌다.
2. 병원에서 간호사 지시를 따르는 것처럼 수면시간이 정상화됐다.

3. 식사를 잘하시고 편식하지 않았다.
4. 요양보호사에게 하던 반말을 하지 않았다.
5. 치매 가족이 협조해 지금도 '간호사님'으로 호칭한다.
6. 요양보호사가 간호사 역할을 잘했다.

현장에서 습득한 일반적인 치매 어르신의 투약 거부 이상행동 케어 방법

1. 어르신의 개별적 특성을 파악하고 케어할 때 적용한다.
2. 어르신이 존중감을 느낄 수 있도록 진심 어린 말과 태도로 소통한다.
3. 어르신을 내 편으로 만든다.
4. 어르신이 약을 드신다면 고맙다고 인사하며 칭찬한다. 보상으로 어르신의 욕구를 잘 들어준다.
5. 어르신 케어 시 치매 가족과 협력한다.
6. 어르신의 상태 변화를 관찰하고 기록해 치매 가족과 공유한다.
7. 약물 복용을 거부할 때 치매 가족과 협력한다.
8. 어르신이 약물 복용을 긍정적으로 받아들이도록 좋은 관계를 형성한다.
9. 어르신이 약물을 복용하고 부작용이나 이상행동 증상을 보이는지 관찰하고 기록해 치매 가족과 공유한다.
10. 약물을 분쇄해도 효과가 유지된다면 분쇄해 음료수에 섞어서 드리는 방법도 고려한다.
11. 약물 복용 양이 많아서 거부하면 나누어서 드리는 것을 고려한다.
12. 경구용을 고집하기보다 신체 일부에 부착하는 패치 제형 사용을 고려한다.
13. 기관에서는 어르신의 개별적 특성을 고려해 어르신이 약물 복용을 순순히 응하도록 하는 방법을 끊임없이 찾고 시도한다.

밥 안 먹어.
이따 먹을 거야

어르신들은 식사를 거부하는 때가 많다. 주로 입맛이 없다고 드시지 않는 경우다. 치매 어르신의 경우 음식 앞에서 그냥 멍하니 보고만 있는 때도 있다. "이따 먹을래. 밥 싫어" 하면서 차려진 음식을 손으로 쳐서 엉망으로 만들 때도 있었다.

치매 어르신이 식사를 거부하면 치매 가족들은 걱정이 앞선다. 건강 관리에서 식사가 영양 관리에 영향을 미치기 때문이다. 식사량이 감소하거나 식사를 못 하면 무기력해지고 잠만 자는 경우가 있다. 며칠 식사를 못 하면 어르신들은 3~4종류의 약을 드시기 때문에 정신행동 문제가 시작된다. 식사하지 않고 약물을 복용하면 부작용이 나타난다. 오심과 같은 부담감으로 약물 복용을 중단해서 나타나는 이상행동 증상이 나타나기도 한다. 식사 거부는 어르신 몸 전체에 부정적인 영향을 미친다. 식사 거부 이상행동은 기타 이상행동을 발생시키고 증가시킨다.

80대 중반 여성 어르신은 배우자가 주 케어자였다. 배우자와 아들이 함께 생활하고 있었으나 전적으로 어르신 케어는 고령의 배우자가 하고 있었다. 딸이 있었으나 사회활동을 하는 상황이라서 자주 들리지 못했다.

필자 : "어르신, 잘 계셨어요?"

어르신 : "누구지?"

배우자 : "어서 오세요."

필자 : "어르신, 저번에 뵈었는데요."

어르신 : "언제?"

필자 : "식사는 하셨는지요?"

어르신 : "나는 밥 안 먹어."

필자 : "네, 무엇을 드세요?"

어르신 : "나는 그냥 안 먹어."

필자 : "네, 뭘 드셔야 할 텐데요."

어르신 : "먹는 게 싫어."

배우자는 어르신이 식사를 거부해서 걱정이 많았다. 먹어봐야 죽을 조금 먹는 것이 전부라고 했다. 밥은 안 먹고 두유를 조금 마시고, 초코파이나 카스테라 빵을 먹는 것이 전부라고 했다.

어르신은 허리가 아프다고 했다. 가끔은 필자를 의사로 생각하시는지 손을 잡고서 "허리 좀 아프지 않게 해주세요"라고 말씀하셨다. 방문할 때마다 "아프지 않게 해주세요" 해서 돌아가시고 난 다음에도 몇 달간은 "아프지 않게 해주세요"라는 어르신 말씀이 머릿속에서 맴돌았다. 내 생각에 수시로 허리통증이 왔는데, 치매라서 표현을 그렇게 했던 것 같다. 처음 방문 때는 거실 소파에 배우자와 앉아서 텔레비전을 보며 하루를 보냈다. 1년여가 지나면서는 방에 전동침대를 설치했다. 허리통증이 심해지고 걷는 것이 어려워졌다. 결국 전동침대를 사용하면서는 기저귀 케어를 시작했다.

어르신들은 아프면 참는다. 늙으면 이 정도는 아프고, 통증도 당연하다고 받아들인다. 자녀들이 관심을 가지고 병원에 모시고 가지 않는 이상은 이러한 삶의 연속이다. 치매 어르신의 경우 병원 치료 시 많은 문제가 따른다. 의사소통이 어려워서 그렇다. 보호자는 비용 발생에 대한 부담감을 느낀다.

'나이 먹었으니 적당히 살다 가면 되지 무슨 치료가 필요해?' 하는 마음과 비용 부담은 어르신들이 진료를 포기하게 만든다. 또 다른 문제는 병원 이동 문제다. 걸을 수 없는 분을 모시고 병원에 가는 일이 엄두가 나지 않는다. 어르신들은 병원에 한 번 가서 해결되지 않는 부분이 많다. 그래서 애초에 병원에 가는 일을 만들지 않겠다고 생각한다. 참다 참다 도저히 참을 수 없을 때 구급차를 부르는 경우가 많다.

어르신의 식사 거부 이상행동은 지속됐다. 식사 거부 이유를 물으면 치매여서 그런지 이상하게 음료나 부드러운 빵만 고집한다고 했다. 많이 먹지도 않는다고 했다. 허리가 매우 아파서 약을 드셔야 해서 배우자가 드시라고 해서 겨우 드신다고 했다.

어느 날 어르신과 대화하는데 입안에서 덜그럭거리는 소리가 났다. 배우자는 틀니를 했는데 아프다고 사용하지 않는다고 했다. 입안에서 나는 덜그럭거리는 금속 소리는 이빨을 보철해서 그렇다고 했다. 보철이 한쪽은 고정되어 있고, 한쪽이 떨어져서 금속 소리를 내고 있었다. 치과에 모시고 가면 어르신이 가만히 있지를 않아서 치료할 수 없다고 했다. 지금은 치과에 가자고 하면 화를 내면서 안 간다고 소리친다고 했다.

딸이 어르신의 치아 관련해서 통화로 여러 차례 치료를 시도했으나 매번 어머니의 완강한 거부로 실패했다고 한다. 요양보호사가 서비스를 시작하고 나서 어르신 건강식으로 건강식품 회사에서 만든 건강식 뉴케어를 추천했다. 그리고 요양보호사는 부드러운 죽을 끓여 드렸다.

어르신은 요실금과 변실금이 있어서 목욕도 문제였다. 어르신은 소변을 옷에 흘려서 냄새가 났고, 가끔은 대변 보고 뒤처리를 못 해서 옷에 묻히는 경우가 종종 발생했다. 목욕 서비스를 검토한 결과 목욕 의자가 없었고, 욕실이 추웠다. 옛날 집이라서 화장실 난방이 안 됐다. 화장실에 열기구 설치를 배우자님에게 건의해서 주 2회 정도 요양보호사의 목욕 서비스를 받도록 했다.

고령인 배우자 역시 케어 부담감으로 힘들어했다. 방문할 때마다 힘들다고 하소연했다. 요양보호사가 있는 시간이라도 집 앞 공원에 나가 산책이라도 하시라고 권했다. 배우자는 그럴 수 없다고 했다. 어르신께서 한시라도 눈에 안 보이면 찾는다고 했다. 어르신은 침대 생활로 방에 계시면서 배우자가 안 보이면 수시로 불러서 확인했다. 배우자는 안타까워서 어르신 침대 옆에 누워 지냈다. 밤에도 수시로 깨워서 잠을 못 잔다고 했다.

가끔 필자는 어르신들의 마음을 느낀다. 부모란 죽는 순간까지 자녀들을 위하는 마음으로 산다는 것을…. 자신들이 아파도 자녀들에게 피해가 갈까 봐 말하지 못한다. 자녀들에게 부담을 줄까 봐 아픔을 감춘다. 자녀들 생활에 부정적인 영향을 끼칠까 봐 마음을 열지 못한다. 자녀들에게 부탁해도 될 것 같은데, 마음에 담아두는 어르신들을 보고 있으면 안타깝다.

자녀들이 이런 부모 마음을 알기나 할까 하는 생각이 든다. 치매 어르신들도 마찬가지다. 치매가 있지만, 자녀들을 위한 마음을 느낄 때가 많다. 어느 날 어르신께 차량으로 병원 이동 도움을 드렸다. 차 안에서 이런저런 이야기를 하다가 어르신이 말씀하셨다. "어제는 딸들이 음식을 잔뜩 사 왔는데, 즈그들 좋아하는 것만 사 왔더라. 나는 먹을 수 있는 게 하나도 없더라. 썩을 것들" 하시며 웃으셨다.

어르신의 개별적 특성 및 이상행동

어르신은 단독주택 2층에서 살았다. 허리가 아파서 걷는 것이 힘들어 집에서 나오는 것을 싫어했다. 어르신 부부와 아들이 함께 거주했다. 식사 습관은 부드러운 빵과 두유를 드셨다. 전적으로 배우자를 의지하고 좋아했다. 한시라도 안 보이면 부르고 찾았다. 어르신은 주부로 일생을 살아오셨다. 일상은 거실 소파에 앉아서 텔레비전을 보고 하루를 보냈다. 허리통증을 자주 호소했다. 주 케어자는 고령의 배우자였다. 성격은 밝았는데 허리통증으로 아프지 않게 해달라는 말씀을 자주 하셨다. 뭐라도 주시려고 하는 배려심이 있었다. 청력은 가까이 말하면 소통이 가능한 정도였다. 허리가 아파서 걷는 것을 힘들어했다. 요실금과 변실금이 있어서 항상 기저귀를 착용했다. 욕창은 없었다. 치아 보철을 했고 좋지 않았다.

치매 종류는 알츠하이머였다. 기억력이 현저히 저하되어 있었다. 월 2회 정도 방문하는데, 방문할 때마다 알아보지 못했다. 일상생활을 유지할 만큼 실행기능은 없었다. 옷을 갈아입는 것을 싫어했다. 혼자서 목욕할 수 없는 상태였다. 혼자 남겨지는 것에 대한 불안감을 가지고 있었다. 질병은 고혈압, 치매, 요통, 수면장애를 가지고 있었다. 말씀하실 때 입안에서 덜거덕거리는 쇳소리가 들렸다. 식사하는 것을 싫어했다. 주 케어자인 배우자는 밤에 잠을 못 자서 힘들다고 하소연했다.

어르신은 식사 거부 이상행동을 했다. 식사를 준비해드리면 조금 드시고는 수저를 내려놓았다. 식사량이 줄어들면서 면역력이 저하되어 허리통증이 심해지는 것은 아닌지 우려됐다. 다리근육이 없어서 집 안에서 보행기를 이용해서 걷기를 요청했다. 일어설 때 통증이 너무 심해서 몇 번 시도해보고는 못 하겠다고 포기했다. 목욕 부담감이 있었다. 배우자와 아들의 도움을 받아야 하는데, 수치심 때문에 수용하지 못한 것 같았다. 가장 큰 문제는 누군가의 도움 없이는 혼자서 목욕할 수 없다는 점이었다.

치매 가족과 요양보호사의 케어 준비

치매 가족

1. 어머니의 개별적 특성 중 신체적 특성을 파악한다.
2. 부모로서가 아닌 한 여성으로서의 특성을 파악한다.
3. 어머니의 욕구를 파악한다.
4. 어머니의 파악된 욕구를 해결할 방법을 찾는다.
5. 아버지로서가 아닌 한 인간으로서의 특성을 파악한다.
6. 아버지의 욕구를 파악하고 해결할 방법을 찾는다.
7. 어머니 케어에 관심을 가지고 참여한다.
8. 가족 구성원 간 어머니 케어 협업 방법을 찾는다.
9. 화장실 환경을 파악한다.
10. 어머니의 구강 상태를 파악한다.
11. 어머니의 식사 거부 이유를 살핀다.
12. 어머니가 좋아했던 음식을 파악해본다.
13. 어머니를 관찰하고 기록한다.
14. 어머니 이상행동 정보를 요양보호사와 공유한다.

치매 어르신들은 고령에 따른 인지 저하, 신체적 노화 또는 질병, 케어자와 친밀도, 특정 음식을 고집하는 식사 행동, 기타 식사 환경이나 분위기 등 다양한 식사 행동의 변화로 케어를 제공하는 치매 가족과 요양보호사의 도움이 필요하다. 이러한 식사 거부 이상행동은 치매 가족과 요양보호사들의 케어 부담감을 증가시킨다.

식사 거부 이상행동은 치매 어르신의 폐 합병증, 영양 결핍, 탈수 등과 같은 부정적인 문제를 일으켜 건강과 삶의 질 저하를 초래한다. 영양 결핍은 어르신의 면역력을 저하시켜 질병을 앓고 있는 어르신들의 건강을 위협한다.

식사 거부는 약물 복용을 어렵게 해서 어르신의 생활 패턴에 악영향을 미치게 된다. 이러한 영향은 수면장애 등과 같은 이상행동을 하게 되는 원인이 된다. 이상행동은 다시 약물 복용 거부나 식사 거부 이상행동을 불러오기도 한다.

치매 어르신은 식사하기 전에 스트레칭을 하거나 산책하면 좋다. 식욕을 자극할 수 있는 차가운 물 등을 제공하면 좋다. 어르신이 좋아하는 음악을 틀어 분위기를 조성하면 좋을 것이다. 텔레비전 시청으로 식사에 집중하지 못한다면, 식사 장소를 옮겨서 식사 환경을 조성하는 것도 필요하다.

어르신이 씹는 데 어려움이 있다면 음식을 작은 조각으로 자르거나 먹기 쉬운 음식으로 바꾸는 것도 좋다. 와상 어르신의 경우 삼키는 데 어려움이 있다면, 식사할 때 몸을 90도로 세우고 음료는 걸쭉한 형태로 제공하는 것이 도움이 된다.

치매 어르신의 인지 저하로 인한 식사 행동 변화는 차려진 식사를 보고도 먹어야겠다고 생각하지 못한다. 음식과 음식이 아닌 것을 구분하는 판단 능력이 없어 부적절한 것을 먹는 행동을 한다. 방금 먹은 사실을 잊고 또 밥을 달라고 억지를 쓰기도 하고 밤에 혼자서 몰래 먹는 때도 있다.

신체 동작 수행 능력 및 기능적인 변화에 따른 식사 행동 변화는 젓가락과 숟가락을 사용하는 능력을 상실하게 된다. 케어자인 치매 가족이나 요양보호사는 숟가락으로 떠먹이는 역할을 해야 한다. 치매 가족과 요양보호사는 치매 어르신의 식사 속도에 맞춰 음식을 제공해야 한다.

치매 가족, 요양보호사와 치매 어르신의 관계 수준에 따라 식사 행동 변화가 일어나기도 한다. 치매 어르신이 싫어하는 사람이 음식을 제공한다면, 어르신은 식사 거부 이상행동을 할 수 있다.

치매 어르신은 치매 가족이나 요양보호사를 밀쳐내거나 식기를 던지는 행동을 할 수 있다. 싫다는 표현을 하거나 입을 아예 벌리지 않는 행동으로 식사를 거부할 수 있다. 어떤 어르신은 입에 있는 음식을 치매 가족이나 요양보호사에게 뱉는 이상행동을 하기도 한다. 치매 어르신의 개별적 특성을 파악해 자신의 편으로 만드는 기술을 습득해야 한다.

치매 어르신이 좋아하는 음식이 아닌 경우, 식사 거부 이상행동을 할 수 있다. 단 음식, 신 음식, 짠 음식 등 어르신이 선호하는 음식을 파악할 필요가 있다. 재가 서비스에서는 어르신의 선호 음식을 고려해 준비해야 한다.

식사량 또는 어르신의 욕구를 반영해야 한다.

치매 어르신은 식사 중에 부적절한 행동을 할 수 있다. 식사에 집중하지 못하고 돌아다닌다거나, 음식을 가지고 논다거나, 식사 중에 잠을 잔다거나, 엉뚱한 행동을 할 수 있다. 식사 중에 무기력하고 잠을 잔다면, 복용하고 있는 약들도 원인이 되는지 확인해볼 필요가 있다.

치매 가족과 요양보호사는 치매 어르신의 일상생활 동작 수행 능력과 함께 후각, 미각, 등의 감각 변화, 시력 변화와 더불어 치아 및 구강위생 상태를 관찰하고 기록해 서비스에 반영해야 한다.

개별적 특성에서 예측되는 이상행동 증상 원인

1. 신체적 특성에서 치아 보철이 덜그럭거린다.
2. 치아 상태에 맞는 음식을 제공 못 하고 있었다.
3. 화장실 환경이 목욕에 적절하지 못했다.
4. 신체상태 점검을 위한 진료가 부족했다.
5. 요양보호사와 라포 형성이 되지 못했다.

치매 가족과 요양보호사의 어르신 케어 방법

치매 가족
1. 어머니와 소통 시 존중감이 느껴지도록 눈을 맞추고 다정하게 한다.

2. 어머니의 욕구를 수용하고 진심 어린 태도로 경청한다.
3. 어르신의 식사 거부 이유를 찾는다.
4. 어르신이 좋아하는 음식을 파악한다.
5. 어머니 편이라는 인식을 하도록 한다.
6. 어머니의 불편감을 이해하려고 노력한다.
7. 어머니가 치매라고 무시하는 행동을 하지 않는다.
8. 어머니를 자주 안아주고 애정 표현을 한다.
9. 병원 이동 시 될 수 있으면 도움을 드린다.
10. 어머니의 케어 상황을 아버지와 소통한다.
11. 아버지에게 고생한다는 말씀을 자주 하면서 고맙다고 인사한다.
12. 요양보호사와 협업한다.
13. 요양보호사의 도움에 감사한다.
14. 케어에 드는 비용과 관련해 아버지와 상의하고 협력한다.

요양보호사

1. 다른 업무 중이라도 어르신의 말씀에 경청하면서 항상 관심이 있다는 느낌이 들도록 한다.
2. 어르신의 욕구를 진심 어린 태도로 수용한다.
3. 식사해야 허리도 안 아프고 건강해진다고 설명하고, 식사량을 증가시키기 위한 동기를 부여한다.
4. 어르신 편이라고 인식하도록 진심 어린 말과 표정으로 소통한다.
5. 주 케어자인 남편과 소통 시 거리를 두고 질투심을 갖지 않도록 한다.
6. 어르신이 없는 데서 주 케어자인 배우자와 소통하지 않는다.
7. 가급적 배우자와 있지 말고 어르신 곁에 있는다. 남성 배우자와 있을 경우 질투심이 나타날 수 있고, 요양보호사를 미워할 수 있다.
8. 어르신의 의견을 듣고 좋아하는 음식을 준비한다.
9. 어르신과 소통할 때 어르신이 존중감을 느끼도록 존대어를 사용한다.
10. 어르신의 개별적 특성을 자녀들과 공유한다.
11. 어르신이 이동할 때 낙상을 예방한다.
12. 어르신이 병원 이동 시 주 케어자에게 협력해 부담감을 줄여 준다.
13. 어르신과 라포 형성을 통해 배우자를 찾는 횟수를 줄일 수 있는 방법을 강구한다.
14. 어르신의 손을 잡아주거나 안아줘서 애정을 느끼도록 하고, 불안감을 해소해드린다.

개별적 특성에 따른 케어 결과

1. 치아 치료를 할 수 없어서 뉴케어와 죽 위주의 음식을 제공했다.
2. 고기류를 갈아서 죽을 준비해주기도 했다.
3. 요양보호사를 좋아했고 잘 따랐다.
4. 화장실 환경을 개선했고, 딸이 목욕 시 참여했다.
5. 병원 진료를 받았고, 통증을 감소시키는 약을 처방받았다.
6. 어르신은 식사량이 늘었고, 한결 청결해졌다고 배우자가 좋아했다.

현장에서 습득한 일반적인 치매 어르신의
식사 거부 이상행동 케어 방법

1. 개별적 특성을 파악한다.
2. 어르신이 존중감을 느끼도록 진심 어린 소통을 한다.
3. 어르신 편이라고 인식하도록 노력한다.
4. 대상자가 여성 어르신의 경우 배우자인 남편과 거리를 둔다.
5. 주 케어자인 남편과 소통 시 거리를 두고 질투심을 갖지 않도록 한다.
6. 식사 전 어르신의 몸 상태를 파악한다.
7. 입안에 염증이나 발적, 부종이나 통증 등이 있는지 확인한다.
8. 식사 시 어르신이 좋아하는 환경을 조성한다.
9. "식사합시다"라고 미리 상황을 알려주고 동기를 부여한다.
10. 텔레비전이나 주위 환경을 식사에 집중할 수 있도록 조성한다.
11. 치아 상태를 확인하고, 어르신이 싫어하는 음식이 아닌지 파악한다.

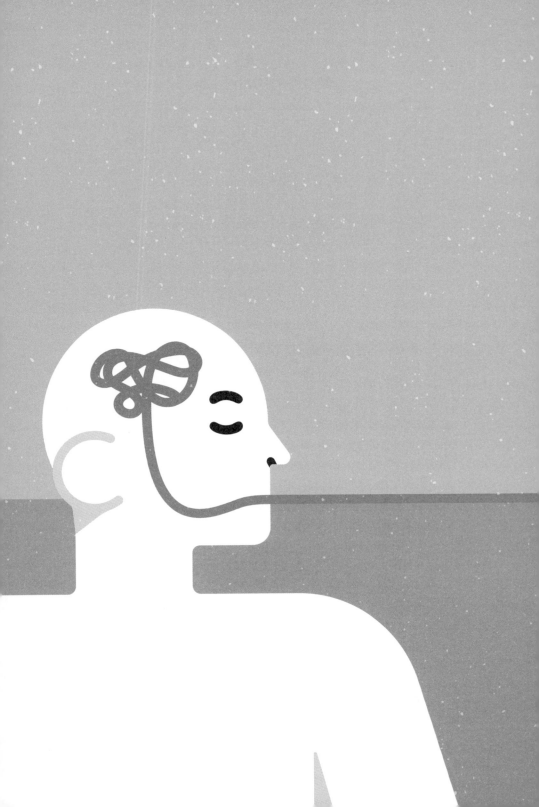

6장

치매 이상행동 6
– 도둑 망상, 질투 망상, 유기 망상

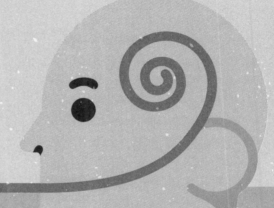

피해 망상 1 -
도둑 망상 : 돈과 약을
요양보호사가 훔쳐 갔다

어르신은 한국에서 태어났지만 유년 시절 아버지를 따라 중국으로 들어가 살았다. 한국에는 70세가 넘어 돌아왔다. 한국 국적을 유지하고 있었기 때문에 기초생활 수급자로 인정받았다. 한국에 홀로 와서 생활했다. 국가에서 월세를 지원해주는 거처에서 거주했다. 치매 전에는 손녀가 가끔 다녀갔지만, 치매가 오면서는 아무도 오지 않고, 혼자서 생활하셨다. 치매로 인해 의심 이상행동이 자주 나타났다.

어르신 : "여보세요, 센터죠?"

필자 : "네! 어르신 안녕하세요."

어르신 : "요양보호사는 왜 내 전화를 안 받습니까?"

필자 : "요양보호사님이 전화를 안 받는다고요? 제가 전화해보고 연락드려도
　　　될까요?"

어르신 : "아니, 왜 내 물건을 훔쳐 갔어요? 경찰에 신고할 거예요!"

필자 : "네, 어르신! 요양보호사와 전화하고 연락드리겠습니다."

어르신 : "빨리 전화하지 않으면 경찰에 신고할 거예요."

필자 : "네, 알겠습니다."

요양보호사는 어르신에게 2년여 동안 서비스를 제공했다. 어르신의 치매 이상행동은 시간이 갈수록 심해져 갔다. 초기에는 없어졌다는 물건을 찾기도 해서 오해를 풀기도 했다. 그런데 어쩌다 한 번씩 발생하던 의심 이상행동은 그 주기가 점점 짧아지기 시작했다. 어떤 날은 없어졌다는 물건을 찾아드리면, 요양보호사가 다시 가져다 놨다고 오해했다. 요양보호사의 스트레스가 이만저만이 아니었다.

어르신의 의심 증상이 점점 심해져 일하기 싫어진다고 했다. 의심이 심해지면서 모함하기 시작하고, 욕설이 늘었다고 했다. 일주일에 한 번은 의심 이상행동으로 갈등이 생겨서 죽겠다고 했다.

어르신의 개별적 특성 및 이상행동

어르신은 한국에서 태어나 중국에서 성장하고 생활했다. 고령이 되어서 한국에 돌아왔다. 본인을 위해서는 절대로 돈을 아끼고 안 쓴다. 정부에서 마련해준 집에서 혼자서 사신다. 본인 생각에 좋다고 생각되는 물건은 모아서 중국에 있는 아들에게 보낸다고 했다.

자신의 건강에 신경을 많이 썼다. 병원에 자주 다녔다. 종교 생활을 열심히 했다. 독거 어르신의 특징 중 하나는 자신의 건강에 관심이 많다는 것이다. 혼자 산다는 점에서 가족과 생활하는 어르신들과 달리 자신을 지켜야 한다는 불안감이 있다고 했다. 이런 특징이 병원을 자주 찾게 되는 것이라고 했다.

가족 중 손녀가 한국에 있었지만, 왕래는 거의 없었다. 교회에 관심이 많았고, 개척교회에 다니면서 목사님들과 직접 교류하는 것을 좋아했다. 의사소통에 문제가 없었고, 요양보호사들을 의지했다. 성격은 밝고 좋았다. 요양보호사는 어르신이 공산주의와 싸워 이겨야 한다며 투사처럼 말할 때는 조금은 무서울 정도라고 했다.

어르신은 돈에 집착하고 기초생활 수급자 지위를 충분히 활용했다. 병원 진료받을 때 부과되는 병원비를 돈이 없어서 못 내겠다고 그냥 오는 때도 있었다. 받는 것에 익숙했다. 방문하면서 뭐라도 먹을 것을 가지고 가면 좋아했다. 직접 말로 무엇을 달라고 하지는 않았지만, 분위기는 택시비도 좀 내주고, 가끔은 식재료도 사주길 바랐다.

청력 상태가 점점 나빠지고, 보행도 어려워지고 있었다. 치매는 알츠하이머 초기 단계로 파악됐다. 수면장애가 있어서 아침에 요양보호사가 출근하면 주무시고 있었다. 관절이 안 좋고, 허리가 아파서 오래 앉아 있지를 못했다.

어르신은 의심 망상 이상행동을 했다. 커피 믹스 몇 개가 없어졌다고 할 때도 있었고, 약이 없어졌다고 하거나 돈이 없어졌다고 하기도 했다. 다른 하나는 돈에 집착하는 것이었다. 가끔 돈이 없어졌다고 했다. 때로는 교회 목사님이 금전적으로 지원해주지 않는다고 욕을 했다. 시장을 보거나 택시를 타고 이동할 때 돈이 없다고 요양보호사가 부담하도록 했다. 어르신의 돈이 든 가방을 들어 드렸는데, 가방에 돈이 없어졌다고 했다. 결국 경찰에 신고했다.

치매 가족과 요양보호사의 케어 준비

치매 가족

1. 어르신의 특성을 관찰하고 기록한다.
2. 어르신의 욕구를 파악한다.
3. 현재 어르신의 귀중품이나 현금 보유 금액 계좌 잔액 등을 파악한다.
4. 어르신의 의심 증상 발생 시 대처 능력을 찾는다.
5. 손녀는 할머니 댁 방문 횟수를 늘리는 방법을 찾는다.
6. 할머니를 만났을 때 손을 잡아주거나 안아주는 등 스킨십을 자주 한다.
7. 방문 횟수를 늘릴 수 없으면 전화 통화를 자주 한다.
8. 할머니 편이라는 점을 강조하고, 다정하게 대하도록 연습한다.
9. 의심 증상이 나타날 때 '말도 안 되는 소리'라고 윽박지르듯 소통하지 않는다.
10. 요양보호사와 소통하고 협업 방법을 공유한다.

요양보호사

1. 이상행동을 관찰하고 기록한다.
2. 어르신과 소통 방법을 학습한다.
3. 어르신의 눈높이와 마음 높이에서 소통할 마음 준비를 한다.
4. 어르신과 갈등 예방법을 연구한다.
5. 어르신과 갈등 해소 방법을 연구한다.
6. 치매 이상행동이 나타날 때를 대비해서 사진이나 녹음 방법을 활용할 준비를 한다.
7. 치매 어르신은 환자라는 마음으로 케어 준비를 한다.
8. 요양보호사는 전문가라는 점을 새기고, 마음의 준비를 한다.

어르신은 돈에 대한 집착이 심해지기 시작했다. 요양보호사와 병원에 다녀오는 날에 택시비를 요양보호사에게 계산하도록 하고, 집에 와서는 본인이 계산했다고 우겼다. 병원 진료를 받고서 돈이 없다고 진료비를 안 내겠다고 소리쳐서 병원에서도 포기하고 보내기를 여러 차례 했다고 한다.

중국에 있는 아들에게 정성을 쏟았다. 수급비도 모아서 아들에게 보냈다. 아들이 당뇨가 있는데 중국에서는 약을 구하기 힘들다고, 병원에 가면 본인의 당뇨약을 모아서 아들에게 보냈다. 어르신 말로는 중국에서 개척 교회를 했다고 했다. 그런데 너무 힘들어서 한국으로 들어왔다고 했다. 한국에서 교회 다니는 이유가 지원받기 위해서라고 했다. 반찬이나, 물품 그리고 지원금을 기대하고 다닌다고 했다. 한국 정부에서 나오는 생활비는 모아서 중국에 있는 아들에게 보냈다. 교회나 기타 후원 물품이나 지원해 주는 돈으로 생활했다. 어르신의 이상행동 특성은 요양보호사가 돈을 훔쳐 갔다고 의심하며 알아서 갖다 놓으라고 했다. 6만 원이 없어졌다고 우기고, 무조건 갖다 놓으라고 윽박지르기 일쑤였다. 요양보호사는 어르신이 힘들게 사셔서 월급날에는 달걀 한 판씩 사드린다고 했다.

개별적 특성에서 예측되는 이상행동 증상 원인

1. 치매가 진행되면서 도둑 망상이 증가했다.
2. "없어졌다"라고 하면서 요양보호사를 의심하는 습관이 있었다.
3. 본인의 경제적 어려움을 요양보호사에게 의지하려는 성향이 있었다.
4. 교회를 다니는 목적이 경제적, 물질적으로 도움을 받으려는 것이었다.

치매 가족과 요양보호사의 어르신 케어 방법

치매 가족

1. 어르신의 욕구를 파악하고 듣는다.
2. 어르신의 의심 증상이 나타날 때 당황하지 말고 수용한다.
3. 의심 증상을 해결할 수 없다면, 어르신이 좋아할 만한 화제로 전환한다.
4. 손녀는 할머니 댁 방문 횟수를 늘린다.
5. 할머니의 눈높이와 마음 높이에서 소통한다.
6. 할머니를 만났을 때 손을 잡아주거나 안아주는 등 신체 접촉을 자주 한다.
7. 할머니와 다정하게 통화한다.
8. 가족이라는 정을 느낄 수 있도록 소통한다.
9. 의심 증상이 나타날 때 '말도 안 되는 소리'라고 윽박지르듯 소통하지 않는다.
10. 요양보호사와 소통하고 협업한다.

요양보호사

1. 어르신의 의심 증상을 면전에서 반박하지 않는다.
2. 어르신의 의심 증상을 수용하고 함께 찾아보려는 노력을 한다.
3. 어르신의 눈높이, 마음 높이에서 소통한다.
4. 의심 증상을 수용하되 해결이 어렵다고 생각되면, 어르신이 좋아하는 화제로 전환한다.
5. 집 정리 및 청소할 때 물건 위치를 바꾸지 않는다.
6. 요양보호사 수준에서 하찮은 것이라도 어르신의 물건을 버리지 않는다.
7. 부패한 식품이라고 직접 버리지 말고, 어르신께 보여드린 뒤 직접 버리도록 한다.
8. 잃어버린 물건을 찾았을 때 그 위치로 다정하게 안내한다.
9. 어르신이 집에 안 계실 때는 어떤 경우라도 혼자서 들어가지 않는다.
10. 출퇴근할 때는 가방이나 쇼핑백 등을 가지고 다니지 않고, 빈손으로 다닌다.

11. 어르신의 돈이 든 가방은 어르신이 소지하도록 한다.
12. 출퇴근 시 양팔을 들어 빈손으로 흔들어 인사한다.
13. 어르신이 주신 것은 받지 않는다.
14. 금전 등 관련 문제가 될 만한 사항은 가족에게 전달한다.
15. 출근할 때 커피, 물 등도 마시지 않는다. 필요시 물통을 가지고 다닌다.
16. 서비스 제공 시 어르신의 이상행동으로 사고 발생 시 책임소재를 파악할
    필요가 있다고 판단된다면, 사진을 찍거나 녹화하고 녹음한다.

개별적 특성에 따른 케어 결과

1. 요양보호사는 물건이 없어졌다는 의심 증상을 줄이기 위해 어르신 댁에서
   믹스커피 한 잔도 마시지 않았다.
2. 출퇴근 시 빈손으로 손을 흔들어 인사를 했다.
3. 택시를 타고 택시비를 내게 할 때는 영수증을 받아놓고, 손녀에게 지급을
   요청했다.
4. 돈이 든 어르신 가방은 돈의 유무를 확인해서 들어주고, 가급적 어르신이
   들도록 했다.
5. 어르신이 없는 집에는 들어가지 않는 것으로 했다.
6. 돈을 훔쳐 갔다고 경찰에 신고한 부분은 통화 녹화내용을 증거로 제출해
   혐의가 없음으로 결론 났다.

현장에서 습득한 일반적인 치매 어르신의
의심 이상행동 케어 방법

1. 출퇴근 시 빈손으로 손을 흔들어 인사한다.
2. 어르신이 존중감을 느끼도록 인사한다.
3. 어르신과 눈 맞춤으로 인사한다.
4. 어르신의 눈높이와 마음 높이에서 소통한다.
5. 요양보호사는 당일 서비스 내용을 기록하고 보관한다.
6. 가방이나 쇼핑백 등을 가지고 다니지 않는다.
7. 가족을 통해 어르신의 귀중품이나 현금 자산을 파악하고, 문제가 발생하지 않도록 조치를 요청한다.
8. 시장 심부름을 한 경우 반드시 영수증을 받아오고 전달하며, 자신도 사진으로 찍어 놓는다.
9. 서비스 중 이상행동 발생 시 사진을 찍어 놓거나 녹화, 녹음을 해서 현장 상황을 보관한다.
10. 어르신 집 정리 시에는 기존에 있는 자리에서 이동시키지 않는다. 부득이 자리 변경을 해야 할 때는 어르신께 알린다.
11. 의심 이상행동 발생 시 혼자서 해결하기보다는 기관과 보호자와 협조해 해결한다.

피해 망상 2 -
질투 망상 : 요양보호사가
내 남편을 유혹한다

어르신들은 부부가 함께 생활하시는 경우가 많다. 부부가 고령이다 보니 한쪽이 먼저 치매가 발병하게 된다. 가끔은 1~2년 간격으로 부부가 치매를 앓게 되는 경우가 있었다

이런 경우 질투 망상, 즉 부정 망상이 나타나는 경우가 흔하다. 질투 망상이 발생하는 조건은 상대 배우자가 이성과 접촉하면서 나타난다. 질투 망상은 남녀 어르신 모두에서 발생한다.

요양원에서 아내에게 질투 망상이 생긴 남성 어르신

남성 어르신의 사례를 보면, 어르신 부부는 함께 요양원에 입소했다고 했다. 지금까지 떨어져 지내본 적 없는 부부였다. 치매가 먼저 진행된 남성 어르신은 배우자가 다른 남자와 바람피운다고 생각하기 시작했다. 요양원에서 생활하는 동안 배우자를 찾아가서 "어떤 놈하고 만나냐? 그놈 어디

있냐?" 하면서 다그치기 시작했다.

요양원에서는 부부 싸움으로 더 이상 케어가 불가능하다고 가족에게 통보하고, 퇴소를 요청했다고 한다. 남성 어르신의 질투 망상은 폭언을 넘어 폭행으로 이어졌다고 했다. 자녀들은 어쩔 수 없이 요양원에서 부모님을 모시고 나왔다고 했다.

딸은 본인 집 부근에 방을 얻어서 부모님을 모셨다. 두 분은 모두 장기요양등급이 있었다. 여성 어르신은 우리가 흔히 말하는 이쁜이 치매를 앓고 있었다. 만날 때마다 존대어를 사용했고, "감사합니다"가 입에 밴 분이셨다. 방문할 때마다 "감사합니다"라고 인사를 했고, 요양보호사님들이 밥을 드리거나 목욕시켜드릴 때도 "감사합니다"라고 인사하셨다.

여성 어르신을 보고 치매가 걸려도 이런 습관을 지니고 있다면 좋겠다고 생각했다. 모든 사람에게 감사하다고 하니 싫어하는 사람이 없을 것 같다. 현장에서 서비스를 제공하면서 가장 힘이 되는 말은 "감사합니다"이다. 사소한 도움을 드려도 "감사합니다"라고 말씀하시는 어르신을 뵙고는 치매가 와도 이렇게 이상행동 증상이 나타난다면 좋겠다고 생각했다. 어르신은 자녀들이나 보호자 요양보호사의 요청을 잘 들어주셔서 보살피기가 참 쉽다고 했다. 식사를 마치고도 항상 "감사합니다" 하니 요양보호사들도 더 잘해드리고 싶다고 했다.

남성 어르신은 집으로 오면서부터는 질투 망상 이상행동이 없어졌다. 배우자가 항상 옆에 있어서 심리적으로 안정됐다. 남성 어르신께 2년여 동안 한 달에 2번, 목욕탕 이동 도움을 드렸다. 대화를 많이 하면서 좋은 분이라고 느꼈다. 나이가 어린 나에게도 항상 존대어를 사용했다. 목욕 후 중국집에 들러 자장면을 먹을 때도 본인 밥값은 물론, 내 것까지 사주시겠다는 인심을 보였다.

남성 어르신의 걱정은 마누라보다 오래 살아서 자녀들에게 피해 없이 보살펴야 한다는 이야기를 자주 하셨다. 치매가 있지만 남편으로서 배우자에 대한 애틋한 책임감을 느낄 수 있었다. 아마도 이런 마음에서 질투 망상 이상행동이 나타나지 않았나 생각됐다.

또 다른 사례, 요양보호사의 서비스를 막는 여성 어르신

여성 어르신의 질투 망상 사례다. 여성 어르신은 장기요양 치매등급을 받으셨다. 배우자인 남편은 치매가 없었으나 신체 건강 악화로 장기요양 등급을 받았다. 남성 어르신은 수술 후 집에서 케어가 이루어졌는데, 보행을 할 수 없는 상태였다.

남성 어르신은 6개월가량 매일 재활 운동과 마사지를 병행했다. 병원에서 간호하던 남성 요양보호사가 어르신 댁으로 출퇴근하면서 돌보고 있었다. 시간이 흘러 남성 어르신의 건강이 호전되면서 부축하면 어렵게 보행이 가능한 상태로 좋아지셨다. 가족들은 여성 요양보호사를 원했다. 부모님 식사와 가사 도움을 받고 싶다고 했다.

여성 요양보호사가 서비스를 제공하면서 여성 어르신의 질투 망상 이상행동이 나타나기 시작했다. 지금까지 여성 요양보호사 서비스 제공 경험이 없어서 가족들 마음과 달리 서비스 거부 이상행동이 심하게 나타났다. 여성 요양보호사가 출근해서 1시간 정도 지나면 가라고 했다. 남성 어르신 침대 옆에 못 가게 했다. 남성 어르신의 요청으로 물이라도 드리려고 하면, 성난 얼굴로 본인이 준다고 막았다. 남성 어르신이 안 된다고 하면 잠깐 말이 없다가 1시간쯤 지나면 또 가라고 했다. 이러한 상황이 3개월 정도 지속됐다.

가족들은 처음에 청소해야 한다고 설득했다. 어르신은 가족들의 요구를 수용했다. 청소가 끝난 듯하면 요양보호사에게 가라고 했다. 가족들의 협조로 어르신의 가라고 하는 서비스 거부는 점점 줄어들었다. 그러나 남성 어르신의 마사지와 목욕이 문제였다.

여성 어르신은 요양보호사가 남성 어르신 방에 들어가면 금세 나타나서 감시하듯 지켜보기 시작했다. 그리고 끝나기가 무섭게 방에서 나가라고 했다. 보다 못한 남성 어르신은 화내고 소리 지를 때도 있었다.

여성 어르신이 적응하는 데는 가족들의 협조가 큰 효과가 있었다. 한동안 요양보호사가 남성 어르신 방에 들어갈 때마다 방문해 어머니에게 설명했다. 하지만 여성 어르신의 질투 망상 이상행동이 완전히 사라지지는 않았다. 기본적인 서비스를 제공하는 데 문제가 없는 정도에서 허용됐다.

서비스를 제공한 지 2년여가 지난 지금도 남성 어르신이 목욕한다면 화장실 문 앞에서 기다린다. 그래서 요양보호사는 여성 어르신이 자는 시간을 최대한 활용한다.

요양보호사들은 치매 어르신의 서비스 거부 이상행동을 힘들어한다. 간혹 출근했다가 서비스를 제공하지 못하고 돌아가는 경우가 있다. 서비스 거부 과정에서 마음에 상처가 되는 욕을 하거나 폭력을 행사하는 경우가 있기 때문이다. 이런 상황에서 가장 필요한 역할은 가족들의 협조. 가족들의 관심과 배려가 필요하다. 부모를 설득하는 관심과 요양보호사를 지지하는 배려가 필요하다.

어르신의 개별적 특성 및 이상행동

어르신의 개별적 특성에서 일반적 특성은 고학력이었다. 배우자 역시 고학력자이고, 90세가 넘었는데도 사회활동을 했다. 어르신은 가정주부로 살아왔다. 배우자를 좋아했고, 많이 의지하는 삶을 살았다. 성격은 고집이 센 편으로 치매 가족이나 요양보호사가 말하면 듣지 않고, 본인 기분대로 하는 편이었다. 다만 배우자의 말은 잘 들어주었다.

신체적 특성은 체격이 큰 편이었으나 건강한 편으로, 식사도 잘하고 산책을 빠지지 않고 했다. 치매는 알츠하이머를 앓았다. 인지자극활동 자료를 테이블에 펼쳐놓으면 혼자서 잘했다. 이상행동은 질투 망상으로 배우자 목욕 도움 시 못하게 하거나 감시하는 것이었다. 기타 일상생활에서는 치매 가족이나 요양보호사를 힘들게 하지 않는 편이었다.

치매 가족과 요양보호사의 케어 준비

치매 가족

1. 어르신의 개별적 특성을 관찰하고 기록한다.
2. 어머니를 한 여성으로 이해하는 노력을 한다.
3. 어머니 이상행동 케어 시 요양보호사에게 전달할 내용을 파악한다.
4. 어머니 특성과 관찰 내용을 파악해서 요양보호사와 공유할 내용을 정리한다.
5. 어머니와 요양보호사 간 소통 시 필요한 사항들을 정리한다.
6. 어르신이 좋아하는 행동을 파악한다.

요양보호사

1. 어르신의 개별적 특성을 파악한다.
2. 어르신과의 소통 방법을 파악한다.

3. 어르신이 소통 시 좋아하고 싫어하는 소통 방법을 파악한다.
4. 어르신이 좋아하는 행동을 파악한다.
5. 어르신이 좋아하는 표현 방법을 파악한다.
6. 어르신이 좋아하는 프로그램을 파악한다.
7. 어르신이 프로그램을 거부할 때 좋아하도록 하는 방법을 주 케어자와 협력해 파악한다.
8. 주 케어자와 소통 방법을 파악한다.
9. 주 케어자인 딸의 욕구를 파악한다.

개별적 특성에서 예측되는 이상행동 증상 원인

1. 배우자를 의지하고 좋아했다.
2. 배우자의 일거수일투족을 알려고 한다.
3. 배우자에게 여성 요양보호사가 다가가는 것을 경계한다.
4. 치매로 인해 질투 망상 이상행동이 있다.

치매 가족과 요양보호사의 어르신 케어 방법

치매 가족

1. 어르신이 사용하는 공간의 물건 사용법 또는 전달하고자 하는 말을 글로 써서 붙여놓는다.
2. 어머니가 아버지에 대한 서비스를 거부할 때 요양보호사를 신뢰할 수 있

도록 도움을 드린다.

3. 치매 가족은 요양보호사가 아버지 케어 시 꼭 필요한 사람으로 수용할 수 있도록 설명한다.

4. 치매 가족은 요양보호사가 가급적 어머니와 함께 있는 것을 허용한다.

5. 어르신이 요양보호사와 적응할 수 있도록 도움을 드리고 지지한다.

6. 요양보호사를 지지하고 정보를 공유한다.

7. 요양보호사의 애로 사항을 경청하고 도움을 제공한다.

8. 항상 진심 어린 몸짓과 표정으로 대화하고 수용한다.

9. 요양보호사는 도움을 드리러 온 사람이라고 느낄 수 있도록 한다.

10. 보호자는 아버지를 보살피러 오신 분이라고 이해시킨다.

11. 남성 어르신은 배우자에게 다정하게 대한다.

12. 남성 어르신은 절대로 여성 요양보호사 앞에서 배우자에게 핀잔을 주거나 무시하는 언어사용 행동을 하지 않는다.

13. 남성 어르신은 본인이 서비스받을 때 여성 어르신이 지켜보는 것을 허락한다.

14. 남성 어르신은 여성 어르신 앞에서는 절대로 요양보호사 편을 드는 말을 하지 않는다.

15. 남성 어르신은 여성 어르신 앞에서는 요양보호사를 칭찬하거나 지지한다고 신체 접촉을 하지 않는다.

요양보호사

1. 보호자와 협조해 케어한다.

2. 어르신이 가라고 하지 않는 업무를 파악하고 어르신의 신뢰를 얻는다.

3. 어르신에게 도움이 된다는 느낌을 드릴 수 있는 업무를 수행한다.

4. 어르신의 서비스 거부행동을 설득하기보다 도움이 되는 업무를 하면서 신뢰 관계를 쌓아간다.

5. 남성 어르신 서비스 시간 외에는 여성 어르신과 시간을 함께 보내고, 어르신 편이라는 생각이 들도록 노력한다.

6. 여성 어르신을 지지하고, 어르신 편이라는 느낌이 들도록 말하고 행동한다.

7. 어르신이 서비스 거부를 하지 않고, 업무 수행을 수용할 때는 고맙다는 인사를 한다.
8. 남성 어르신 목욕 시나 케어 시 여성 어르신도 참여시킨다.
9. 어르신이 서비스를 참관하고, 수용해줄 때는 고맙다는 인사를 한다.
10. 항상 진심 어린 몸짓과 표정으로 대화하고 수용한다.
11. 남성 어르신께 도움을 드리고자 할 때는 여성 어르신에게 먼저 설명한다.
12. 남성 어르신에게 서비스를 제공할 때는 여성 어르신이 옆에서 볼 수 있도록 한다.
13. 남성 어르신에게 서비스를 제공할 때 여성 어르신에게 허락받는 느낌이 들도록 말씀드린다.
14. 가급적 여성 어르신과 더 많은 시간을 보낸다.
15. 여성 어르신 편이라는 느낌이 들도록 행동한다.
16. 남성 어르신과 둘이 함께 있는 상황을 만들지 않는다.

개별적 특성에 따른 케어 결과

1. 처음 목욕할 때는 주 케어자인 딸이 참여해 어르신을 안정시켰다.
2. 남성 어르신이 목욕 전에 어르신께 목욕한다고 설명했다.
3. 목욕은 치매 가족이 있을 때 했다.
4. 목욕 시 문을 열어놓고 어르신이 지켜볼 수 있도록 했다.
5. 나이가 많은 요양보호사로 교체했을 때 어르신의 질투 망상이 덜 했다.
6. 치매 가족이 없는 경우, 어르신이 주무실 때 목욕했다.

현장에서 습득한 일반적인 치매 어르신의
질투 망상 케어 방법

1. 어르신의 개별적 특성을 파악하고 케어 시 반영한다.
2. 치매 가족과 어르신의 정보를 공유하고 협력해 케어한다.
3. 항상 진심 어린 몸짓과 표정으로 대화하고 수용한다.
4. 어르신이 좋아하는 업무를 파악하고, 어르신의 신뢰를 얻는다.
5. 어르신에게 도움이 된다는 느낌을 드릴 수 있는 업무를 수행한다.
6. 질투 망상 이상행동을 하는 어르신과 시간을 함께 보내고, 어르신 편이라는 생각이 들도록 노력한다.
7. 질투 망상 이상행동 어르신에게 배우자 서비스 실행 전에 설명 후 서비스를 제공한다.
8. 질투 망상 어르신을 지지하고, 어르신 편이라는 느낌이 들도록 말하고 행동한다.
9. 어르신 목욕 시나 케어할 때 질투 망상 이상행동을 하는 어르신도 참여시킨다.
10. 질투 망상 어르신이 서비스를 참관하고, 수용해줄 때는 고맙다는 인사를 한다.
11. 질투 망상 어르신이 배우자에게 서비스를 제공할 때 옆에서 보도록 한다.
12. 서비스를 제공할 때 질투 망상 이상행동을 하는 어르신에게 허락받는 느낌이 들도록 설명한다.
13. 가급적 질투 망상 이상행동을 하는 어르신과 더 많은 시간을 보낸다.
14. 질투 망상 이상행동을 하는 어르신 편이라는 느낌이 들도록 행동한다.
15. 질투 망상을 하는 대상 어르신과 불필요한 영역에서 함께 있는 상황을 만들지 않는다.

피해 망상 3 -
유기 망상 : 요양원에 안 갈 거야

여성 어르신은 여러 가지 이상행동으로 지역사회에서 민원이 제기됐다. 민원으로 인해 자녀와 다투는 일이 잦았다. 요양보호사와 외출 시 거리에 진열된 빵을 계산하지 않고 가져오다가 주인과 싸웠다. 길에서 담배 피우고 있는 남성들에게 담배를 달라고 하고, 주지 않으면 욕을 했다. 가끔은 행인을 붙잡고 1,000원만 달라고 할 때도 있었다.

수요일에 교회 가는 날은 더 많은 이상행동을 했다. 교인들이 헌금한 돈을 손으로 집어 본인 호주머니에 넣었다. 식사 시간에는 여기저기 돌아다니면서 다른 사람들이 먹고 있는 밥과 반찬을 먹기도 했다. 교인들이 뭐라고 하면 침을 뱉기도 했다. 교인들이 요양보호사에게 험상궂은 얼굴을 하면서 짜증 난 목소리로 "저 아줌마 데리고 교회에 오지 말라"고 말했다.

길을 걸을 때는 차도로 걸어서 요양보호사가 불안하다고 했다. 나이가 60대 후반이고, 신체적으로는 건강한 편이어서 힘이 셌다. 집 안에서는 쓰레기를 아파트 창밖으로 던졌다. 이런 문제로 딸과 어머니와 싸우는 날이 많았다.

어르신은 본인의 이상행동을 제지하거나 못하도록 반복적으로 설득하면, 본인을 학대했다고 경찰에 신고했다. 자녀도 여러 차례 신고당했다. 요양보호사 역시 학대했다고 경찰에 신고당한 적이 있다. 처음 경찰에 신고당한 자녀는 영문을 모르는 경찰들에 의해 경찰서에 출두해 조사받았다. 가끔 어르신은 경찰에게 신고한다고 말씀하신다. 본인의 요구를 들어주지 않을 때 협박하듯 말씀하신다. 방어기제로 말씀을 하신 것 같다.

어느 날 저녁, 자녀에게서 전화가 왔다. 수화기 너머 흐느껴 우는 소리가 났다. 따님은 한참 뒤 마음을 가다듬고 "어머니를 요양원에 보내겠다"라고 했다. 말씀은 이제 하지만 계속 고민해오고 있었다고 했다. 참다 참다 죽을 것만 같아서 요양원에 전화해 일정을 잡았다고 했다. 어르신이 완강하게 요양원에 가는 것을 거부한다는 내용을 요양원 관계자와 공유하고 진행됐다고 했다. 병원에 진료하러 간다는 내용으로 요양원에 모시고 갈 거라고 했다. 고민 끝에 보호자는 어머니를 요양원에 모시기로 한 것이다.

문제는 어머니의 반응이었다. 어떤 일이 있어도 요양원에는 안 간다는 거부감이 나타났다. 나중에 알게 된 사실이지만, 어르신은 요양원 차에 탑승할 때부터 안 가겠다고 완강히 버렸다고 한다. 어르신은 요양원에 간다는 사실을 직감적으로 알아차렸다고 했다. 요양원에 도착해서는 소리 지르고 욕하면서 난리를 쳐서 가슴이 먹먹하고 눈물이 나왔다고 했다.

어르신은 가족이 자신을 버리려고 한다는 유기 망상 이상행동이 나타났다. 자녀들에게 욕을 하고, 요양원 관계자들에게 욕과 폭력을 행사했다. 요양원 입소 후 3일이 지나 요양원에서는 보호자와 협의해서 요양병원 입소를 진행했고, 결국 어르신은 요양병원으로 입원했다.

보름쯤 지나서 보호자는 어머니에 대한 죄책감으로 다시 집에 모셔 오기로 했다고 전화를 주었다. 보호자가 말하는 어머니의 모습은 요양병원의 약물 케어 부작용으로 인해 정신이 몽롱한 상태로 자신을 알아보지 못했다고 했다. 눈이 풀려 있는 어머니를 보면서 자신이 무슨 짓을 한 것인가 하는 생각이 들고, 이것은 아니라고 판단했다는 것이다. 요양원에서 약물 케어가 진행되어 혼수상태로 건강이 더 나빠진 것을 보고, 죄책감으로 견딜 수가 없었다고 했다.

어르신은 요양원에 대한 유기 망상 이상행동과 요양병원에 대한 트라우마가 심하다. 어찌 말하다가 요양원 관련 말이 나오면, 화를 내고 소리 지르면서 요양원 이야기를 하지 말라고 손으로 입을 막는다. 보호자는 어르신이 고집부리고 약을 안 먹으려 할 때는 "요양원에 가실래요?"라고 말했다.

어르신의 개별적 특성 및 이상행동

어르신은 결혼 후 자녀들이 어린 상태에서 혼자 살게 됐다. 거리에서 옷 장사를 하면서 집을 장만하고 아이들을 키웠다. 참 열심히 사신 어르신이었다. 집 두 채를 가지고 있었으므로 대단한 장사꾼이었다고 볼 수 있다. 생활력도 강했다.

지역적인 편견은 없었고 동생 자랑을 가끔 했다. 사촌 동생이 군수를 했으며, 부자라고 자랑했다. 언니도 있었다. 하지만 어르신이 치매에 걸리고 나서는 만남이 없었다. 가장 신뢰하는 사람은 큰딸이었다. 식사는 한번 좋아하면, 한 가지 음식을 아침 점심 저녁으로 한 달 동안 먹는 때도 있었다.

주도적인 성격이었다. 자기주장이 강해서 큰딸과 싸우는 일이 많았다.

분노하면 욕을 하고 폭력성이 나왔다. 종교는 불교였다. 프로그램을 싫어했다. 돈에 집착했다. 가끔은 요양보호사 식사를 챙겨주는 배려심이 있었다.

신체적인 건강은 양호한 편이었다. 수술이나 시술한 이력은 없었다. 치매가 왔지만, 대소변은 혼자서 잘 처리했다. 치아도 건강한 편으로 본인 치아를 가지고 있었다. 치매는 알츠하이머였다. 단기 기억이 많이 저하됐다. 가족들이 자기를 버린다는 유기 망상이 심했다. 요양병원과 요양원의 부정적인 입소 경험이 트라우마로 남았다. 요양원을 말하면 싫다고 성질을 부렸다. '요양원'이라는 단어는 꺼내지도 못하게 했다.

어르신의 이상행동은 유기 망상 이상행동이었다. 요양원 말만 나와도 흥분하고 소리 지르며 달려와 입을 막으며 말하지 말라고 했다. 이전에 요양원과 요양병원에서 생활하면서 부정적인 경험으로 트라우마가 생겼다.

치매 가족과 요양보호사의 케어 준비

치매 가족

1. 어머니의 개별적 특성을 파악한다.
2. 부적절한 요구를 한다면 일단 수용하고 협의한다.
3. 치매 어르신의 유기 망상 케어 방법을 학습한다.
4. 유기 망상의 원인을 파악한다.
5. 유기 망상 이상행동을 파악한다.
6. 유기 망상 이상행동을 관찰하고 기록한다.
7. 유기 망상 이상행동 대처 방법을 결정하고 시행계획을 작성한다.
8. 어떤 시간이 어머니가 심리적으로 편안한 상태인지 파악한다.

요양보호사

1. 어르신의 개별적 특성을 파악한다.
2. 유기 망상 이상행동을 관찰하고 기록한다.
3. 어르신의 유기 망상 원인을 파악하고 보호자와 공유한다.
4. 유기 망상 이상행동을 파악하고 보호자와 공유한다.
5. 유기 망상 이상행동을 관찰하고 기록해 보호자와 공유하고, 인수인계 시 활용한다.

치매 가족은 어르신의 이상행동이 다양하게 나타나기 시작하면 한계에 직면한다. 돌보는 시간이 길어지면서 치매 가족은 요양원 입소를 고민하게 된다. 보호자는 부모라고 하지만, 돌보는 시간이 길어지면 지친다. 너무 힘들어서 병이 생기는 때도 있다. 정신이 황폐해지고, 몸도 망가지게 된다.

부모가 치매가 왔을 때 바로 요양원에 보내는 사람이 있고, 돌보는 데까지는 돌보고 추후 감당하기 힘들 때 요양원을 고려하는 자녀들이 있다. 부모의 처지에서는 본인이 익숙한 환경에 더 오랫동안 살기를 바란다. 자녀의 경우 자식 된 도리를 할 수 있는 데까지 하겠다는 마음으로 임한다. 자녀는 부모를 요양원에 보내는 데 부담감을 느낀다.

지금까지는 현장에서 어르신 스스로 요양원에 입소를 결정하고, 실행하는 분은 보지 못했다. 자녀들은 상당 기간 혼자서 또는 가족 간에 고민하고, 기관에 전화로 상담한다. 어머니는 싫어하시지만 집에서 모실 상황이 되지 않는데, 어떻게 하면 좋겠냐고 말한다. 가끔은 보내야 하는데 거부감 없이 보내는 방법을 알려달라고 한다.

치매는 케어하다 보면 어르신이 긍정적으로 변화는 경우도 있다. 이는 이상행동 케어가 보호자 중심 케어에서 어르신 중심 케어가 되는 시점이다. 처음 치매 이상행동이 발생하면 보호자는 당황스럽다. 보호자는 자기 행동 기준과 판단기준으로 케어하려고 한다. 어떻게든 해보려고 하지만, 아직 케어 준비가 안 된 것이다.

보호자 중심 케어를 하다 보니 부모님은 혼란스럽고 적응이 안 된다. 이제까지 겪어보지 못한 부모님의 이상행동을 대처하는 방법이 부재하므로 케어 과정에서 갈등이 발생한다. 갈등의 반복으로 요양원 입소를 결정한다. 즉 제대로 케어해보지도 못하고, 요양원을 먼저 생각하게 된다.

갈등을 줄이는 방법은 부모님 중심 케어가 시작되어야 한다. 치매를 앓는 부모님의 개별적 특성을 파악한다. 살아오면서 부모님이 중요하게 여긴 가치나 생각했던 것, 신념 등을 파악한다. 생활 습관, 생애 부정적 경험, 긍정적 경험 등을 파악하는 것이다. 또 부모로서가 아닌, 한 개인으로서 특성을 파악하는 과정이 필요하다.

부모님의 변화된 눈높이와 마음 높이를 관찰하고, 기록해 케어에 반영하는 것이다. 부모님이 변했으니 케어자 역시 변해야 한다. 보호받고 도움받았던 자녀가 아닌, 케어자로 변화해야 한다. 결혼해서 아이를 낳고, 아이를 양육하기 위해 많은 준비를 하듯 부모와의 새로운 삶이 시작됐다는 점을 인식하고 준비해야 한다.

유기 망상을 무시하면 죽음에 이르기도 한다. 필자가 아는 여성 어르신은 초기 치매였다. 치매 가족은 집에서 어르신을 모시는 것을 힘들어했다. 어르신은 치매에 루게릭병을 앓고 있었다. 어르신의 루게릭병 증상은 빠르게 진행됐다. 처음 서비스를 시작할 때는 부축하면 어렵게 걸었으나. 2개월가량 지나면서는 걷지도 못하고 손을 사용하지 못했다. 3개월째는 눈만

뜨고 있는 상황으로, 침대에 누워 대소변을 받아내야 했다. 의사소통은 글씨를 써서 보여드리면, 어르신이 눈을 깜박여서 답했다. 치매 가족도 고민이 컸다. 어르신은 요양병원을 안 가겠다고 완강히 거부했다.

가족들은 나에게도 설득해달라고 요청했다. 어르신이 완강히 거부한다는 사실을 알고 있었기에 쉽사리 말을 꺼내기가 어려웠다. 어르신 댁을 방문할 일이 있어서 방문했는데, 배우자가 또 설득해달라고 부탁했다. 필자는 순간 "어르신, 요양병원에 가보고 싫으시면 언제든 오셔도 됩니다"라고 말씀드렸다.

어르신은 다음 날 집에서 가까운 요양병원에 입원했다. 며칠 지나서 필자는 추석 연휴 전 요양병원에 들러 어르신께 인사드렸다. 그런데 연휴가 끝나고 요양병원에 다시 들렀더니 어르신이 돌아가셨다고 했다. 순간 필자는 어르신 편이 되어주지 못했다는 미안함과 죄책감이 몰려오기 시작했다. 나중에 안 사실인데 요양보호사에게 어르신은 "나는 요양원이나 요양병원에 가면 죽을 거야"라고 말씀하셨다고 했다. 이후에 필자는 어떤 상황에서도 어르신 편이 되어야 한다는 신념을 가지게 됐다.

> ### 개별적 특성에서 예측되는 이상행동 증상 원인
>
> 1. 서비스 전에 요양병원과 요양원에 입소한 경험이 있다.
> 2. 요양병원과 요양원에서 부정적인 생활 경험으로 트라우마를 가지고 있다.

치매 가족과 요양보호사의 어르신 케어 방법

치매 가족

1. 어머니의 개별적 특성을 케어에 활용한다.
2. 유기 망상 이상행동을 케어하고, 함께 살아갈 방법을 수시로 찾는다.
3. 유기 망상 이상행동을 관찰하고 기록해 요양보호사와 공유한다.
4. 어머니의 유기 망상 거부행동을 진심 어린 표현과 태도로 수용한다.
5. 거부하던 업무를 잘했을 때는 고맙다고 하고 칭찬한다.
6. 꼭 필요한 상황이 아니라면 "요양원에 가실래요?"라고 하지 않는다.
7. 업무를 잘했을 때 "요양원에 가지 말고, 우리 함께 오래 살아요"라고 한다.
8. 투약 등 꼭 필요한 케어 시 "요양원에 입소할까요?"라고 말하는 것을 고려한다.
9. '요양원 입소'라는 말로 인해 관계가 악화할 수 있다면 중지한다.
10. 유기 망상 이상행동 대처 방법을 결정하고 시도해본다.

요양보호사

1. 어르신의 개별적 특성을 파악하고 케어에 활용한다.
2. 어르신의 욕구를 진심 어린 말과 태도로 수용하고 지지한다.
3. 외출 시 반드시 어르신께 목적지를 설명한다.
4. 가급적 구체적으로 걸리는 시간과 어떤 목적을 가지고 외출하는지 설명한다.
5. 어머니의 유기 망상 거부행동을 진심 어린 표현과 태도로 수용한다.
6. 어르신의 유기 망상 원인을 관찰하고 케어 시 반영한다.
7. 유기 망상 이상행동을 파악하고 보호자와 공유한다.
8. 유기 망상 이상행동을 관찰하고 기록해 보호자와 공유하고 인수인계 시 활용한다.
9. 유기 망상 이상행동이 나타날 수 있는 상황을 만들지 않는다.

10. 유기 망상 이상행동을 케어할 때 실패하더라도 새로운 방법을 찾고 시도한다.
11. 유기 망상이 나타나지 않은 상황을 관찰하고 활용한다.

개별적 특성에 따른 케어 결과

1. 가족은 꼭 필요한 경우를 제외하고, 요양원이라는 말을 꺼내지 않는다.
2. 어르신과 차량 이동 외출 시 구체적인 목적지와 걸리는 시간, 하는 일을 설명한다.
3. 어르신의 개별적 특성을 파악해서 유기 망상 이상행동이 나타나지 않도록 케어한다.
4. 목욕이나 투약을 거부할 때 '요양원 입소'라는 말을 활용할 때도 있다.
5. 대부분 어르신의 욕구를 수용하고 지지한다.
6. '요양원 입소'는 협상용으로 사용한다.
7. 지금은 요양원 입소 전의 이상행동을 하지 않는다.
8. 큰딸의 요구를 대부분 수용해준다.
9. 가끔은 유기 망상 이상행동이 나타나지만, 안정된 케어가 되고 있다.

현장에서 습득한 일반적인 치매 어르신의
망상 이상행동 케어 방법

1. 어르신의 감정을 진심으로 이해하고 수용한다.
2. 어르신의 행동 통제를 위해 조롱하는 말투를 사용하지 않으며, 어르신 앞에서 귓속말하지 않는다.
3. 어르신 앞에서 '요양원'이라는 말을 꺼내지 않는다.
4. 전환요법을 사용해 어르신의 마음을 편안하게 해드린다.
5. 일반적으로 요양원 입소 거부감은 주위 아는 사람이나 뉴스를 통해서 형성된다. 가족들조차도 요양원에 가면 부모님 건강이 더 나빠진다고 생각한다.
6. 요양원에 대한 부정적인 사고를 긍정적인 사고로 바꾸기 위해 강요하거나 강제하면 안 된다.
7. 어르신의 행동 변화에 협박하듯이 이용하면 안 된다. 거부감을 증가시키는 행위다. 거부감이 더 커지고, 실제로 요양원 입소 시 버려졌다는 배신감이 더 커질 수 있다.
8. 입소 계획이 있다면 동년배 어르신이나 친척 중에 요양원에 대한 긍정적인 생각을 가지고, 생활하시는 분들을 통해 긍정적인 소통을 하도록 기회를 제공한다.
9. 매스컴의 전체 요양원에 대한 부정적인 시각을 일반화하는 경우가 많다. 요양원 시설이나 종사자들을 긍정적으로 다룬 기사들을 보여줄 필요가 있다.
10. 삶의 과정에서 요양원은 어렸을 때 어린이집에 가는 것과 마찬가지고, 자연스러운 과정으로 인지하도록 한다.
11. 상황에 따라 급히 요양원 입소를 결정해야 한다면, 단기간 생활해보고 결정하는 것으로 설명해 부담감을 줄인다.
12. 망상이 심한 경우 전문의와 상담해 약물 케어를 고려한다.

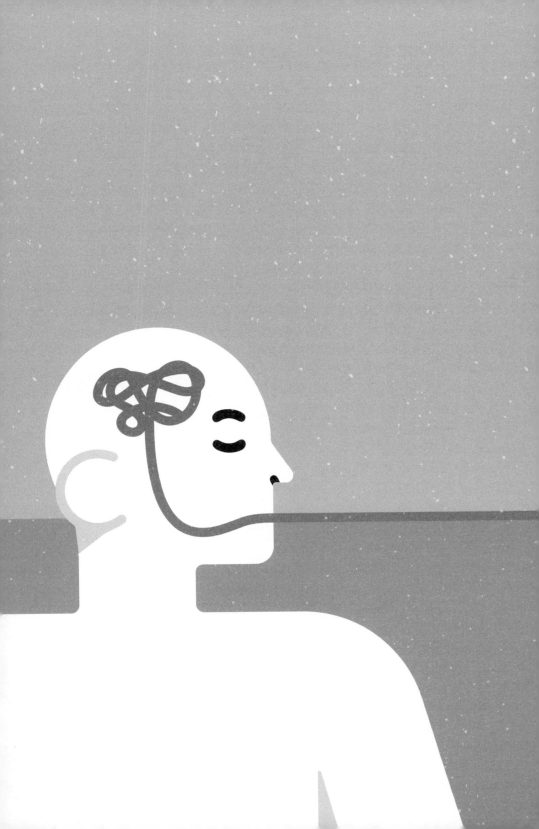

7장

치매 이상행동 7
– 환각 : 환시, 환청

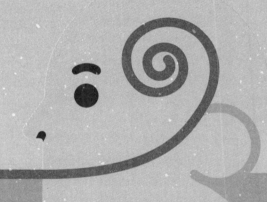

환시 사례 1 :
창가에 죽은 남편이 찾아온다

101세 여성 독거 어르신이었다. 딸은 어르신 댁에서 걸어 다닐 수 있는 가까운 곳에 살았다. 어르신은 주야간보호센터를 다니면서 방문요양서비스를 받았다. 보행이 어려웠지만, 어르신께서는 주야간보호센터에 다니는 것을 좋아했다. 그림 그리는 것을 좋아해서 본인이 그린 그림을 집 안 여러 곳에 걸어 놓았다. 일요일에 방문하면 그림을 설명하고 즐거워했다. 주야간보호센터에서 하는 다양한 프로그램에 참여하는 것을 좋아했다. 노래도 부르고, 율동도 잘 따라 한다고 했다.

사교성도 좋아서 어르신들과 어울리는 것을 좋아했다. 방문요양서비스는 아침에 주야간보호센터에 갈 때와 집으로 돌아올 때, 그리고 주야간보호센터에 가지 않는 일요일에만 했다.

그런데 3년쯤 지나면서 성격이 난폭해지기 시작했다. 주야간보호센터에서 어르신들과 어울리지 못하고, 손찌검하며 싸우고 험악한 욕을 하기 시작했다. 주야간보호센터에서는 보호자에게 케어가 불가능하다는 통보를 했다.

보호자는 어르신께서 주야간보호센터에 있는 동안은 집에서 쉬면서 본인의 삶을 영위할 수 있었다. 좋은 시절은 다 갔다고 말씀하셨다. 주야간보호센터에 찾아가 상담하고 계속해서 다닐 방법이 없겠느냐고 하소연했다. 센터에서는 다른 어르신들을 할퀴는 때도 있고, 심한 욕설로 인해 싸움이 벌어지기도 했다. 남의 신발을 본인 거라고 우기면서 싸우고, 주먹을 휘두를 때도 있었다. 주야간보호센터에서는 도저히 케어가 불가능하다고 했다.

잘 따라 하시던 프로그램도 따라 하지 않고, 주위 분들에게 시비를 걸었다. 주야간보호센터 담당자는 집중하지 못해서 프로그램 시행에 방해가 된다고 했다. 어르신은 결국 집에서 방문요양서비스를 받았다.

어르신은 환시 증상이 나타났다. 방 창가에 아이들이 앉아 있다고 했다. 혼내듯 소리를 지르기도 하고, 빗자루를 던지기도 했다. 짧게 끝날 때도 있었지만, 가끔은 한참을 가라고 욕하거나 물건을 던지기도 했다. 식사 도중에 나타나면 "저것들이 배고픈가?"라고 말씀하셨다.

환시 증상으로 남편이 나타날 때도 있었고, 동네 사람들이 나타나기도 했다. 남편이 나타날 때는 비교적 조용했다. "배고픈가 보네. 밥 차려다 주라"고 요양보호사에게 말했다. 동네 사람들이 나타날 때는 소리 지르고 "저것들 가라고 물 한 바가지 갖다가 뿌리라"고 소리쳤다.

어르신 앞에 TV를 켜놓을 때는 화면 속 사람들과 대화했다. 알아들을 수 없는 내용의 대화를 중얼거렸다. 욕을 할 때도 있었고, 물건을 던지면서 소리를 지르기도 했다. 가끔 새벽에 일어나 나쁜 놈들이 우리 집 신발을 모두 가져간다고 소리 지르면서 일어났다. 깜짝 놀라 신발장 앞에 가서 없으면, 문을 열고 "어디로 갔는가?" 하면서 내다봤다.

보호자는 처음 겪는 어르신의 환시 증상으로 스트레스를 받았다. 식사 중에 그런 경우 식사는 하는 둥 마는 둥 하거나 식사가 1시간 이상 걸리는 것이 예사였다. 환시로 쌍욕을 하거나 물건을 던질 때는 듣기가 거북하고 다칠까 봐 걱정된다고 했다.

보호자는 점점 힘들어했다. 비급여로 방문요양 이용 시간을 늘려서 사용했다. 죽겠다고 했다. 요양원 입소를 계속 고민한다고 했다. 어머니를 요양원에 모시는 문제로 가족들과 논의한 결과, 보내지 말자는 의견이 많아서 어쩔 수 없이 본인이 돌봄 독박을 쓰게 생겼다고 했다. 다행히 가족들은 요양보호사 이용 시간을 하루 8시간으로 늘렸다.

어르신의 개별적 특성 및 이상행동

어르신의 개별적 특성에서 일반적 특성은 나이가 105세를 넘었다. 거주환경은 단독주택으로 8평 정도 생활공간에 화장실, 거실 겸 부엌이 있었다. 식사량은 어르신의 컨디션에 따라 조금씩 차이가 있었지만, 거르지 않고 잘 드셨다. 사람에 대한 거부감은 없었다. 그래서 의심 망상은 없었다. 개인적 삶의 경험에서 경제적으로 여유가 있는 생활로 여행도 많이 다닌 것으로 파악됐다.

몸 상태가 안 좋은 상태에서도 많이 움직이고 끊임없이 말을 했다. 말은 돌보는 사람을 힘들게 욕설이나 폭언은 하지 않았다. 주로 혼자서 순간순간 기억나는 말씀을 하셨고, 수면장애는 없었다. 활동을 좋아해서 노래도 좋아하고, 블록 쌓기, 색칠하기 등을 좋아했다. 주 케어자는 딸이 10년이 넘도록 케어했고, 걸어서 10분 이내에 거주했다.

낮 동안 어머니 댁에서 케어하고, 잠은 본인 집에서 잤다. 어르신의 성격은 낙천적으로 말하기 좋아하고, 처음 본 사람도 경계심 없이 친해졌다. 돈에 집착하지도 않고, 배려심이 많아서 항상 요구르트나 음료라도 주시려고 했다. 질투심도 없었다. 망상은 나타나지 않았다. 시간이 흐르면서 청력 상태는 나빠져 갔고, 시력은 양호한 상태였다.

일반식을 드시는데 식사 시간이 아이들이 놀면서 식사하는 것처럼 1시간이 걸리기도 했다. 틀니를 하고 계시고, 대소변 실수는 어쩌다 한 번씩 할 정도로 본인이 잘 처리했다. 치매는 알츠하이머 치매를 앓았다. 단기기억이 많이 감소한 상태고, 판단력이 저하됐으며, 불안, 초조감, 우울감은 나타나지 않았다.

투약은 당뇨약과 치매 약이 전부였다. 투약 거부 증상이 없어서 안정적인 투약이 이루어지고 있다.

어르신의 이상행동 증상은 환시와 일몰 증후군*으로 보따리를 싸는 것이다. 환시는 아기가 왔다거나, 남편이 왔다고 하는 경우가 있다. 옷 서랍을 모두 뒤지고 꺼내서 엉망으로 어질러 놓는다. 옷을 손질한다고 가위로 모두 잘라놓는 일도 있었다. 본인의 욕구를 제지하면, 잠깐 소리를 지르고 화를 내는 때도 있다.

필자가 방문하면 누구냐고 했다가 "아랫집 사는 총각이구먼" 하면서 장가갔냐고 묻는다. 그리고 옷이 예쁘다고 했다가, 잘 놀다 가라고 하신다. 상담을 마치고 나오면 잘 가라고 인사를 하신다. 경계심이 없고, 조각 기억으로 순간순간 생각나는 것들과 감정을 말씀하신다.

---

* 일몰 증후군(석양 증후군) : 치매 대상자가 오전에는 괜찮다가 오후에 해가 지고, 주위가 어두워지면 상태가 나빠지는 경향.

환시 사례 2 :
밤마다 젊은 여자들이
남편한테 찾아온다

　어르신은 70대 초반 여성 어르신이었다. 어르신의 환시 이상행동 증상은 밤마다 나타나는 환시 증상이었다. 어르신은 환시 이상행동 증상이 잦았다. 보호자들은 치매라고 생각하지 못하고 지내왔다. 어르신이 환시 증상으로 밤잠을 설치고, 낮에는 의자에 앉아 꾸벅꾸벅 졸고 있는 날이 지속되어 병원을 찾게 됐다. 병원 진료 결과는 루이소체 치매로 나왔다. 밤에 잠을 이루지 못해 건강은 더욱더 나빠졌다.

　루이소체 치매는 인지기능 변화와 반복되는 환시, 그리고 파킨슨 증상이 나타난다. 환시는 동물이나 사람에 관한 내용이 흔한데, 전형적인 경우는 아주 구체적인 형상을 경험하게 된다. 파킨슨 증상이 선행하는 경우는 루이소체 치매의 진단을 위해 치매가 12개월 이내에 시작되어야 한다.

　루이소체 치매는 뇌의 넓은 범위에 루이소체라는 이상 단백질이 쌓여서 뇌의 신경세포가 서서히 감소해 나타난다. 2년 안에 대변 관련 문제를 일으킨다. 퇴행성 치매로 생생한 환시 증상이 많다. 증상은 변덕이 심해서 죽

끓듯 하고, 며칠씩 잠만 자는 때도 있다.

어지러움을 호소하고, 움직임이 느려지며, 낙상이 자주 일어난다. 식욕부진이 발생하고, 여성보다 남성에게서 많이 발생하고, 파킨슨병과 관계가 있다. 늘 해왔던 일을 하는 데 어려움이 있고, 사고능력이 손상되어 새로운 것을 배우기 힘들다.

어르신의 환시 증상은 밤마다 젊은 여자들이 남편 침대에서 자고 간다고 했다. 일어나서 가라고 욕하고 때리면, 금방 갔다가 어느 순간에 또 와서 "미친것들이 아침까지 침대에 있다가 간다"라고 했다. 이런 날은 잠을 제대로 못 자서 낮 동안 소파에 앉아서 졸기 일쑤였다.

낮 동안 방에 앉아 있을 때는 젊은 여자들이 식탁에 와서 앉아 있다고 했다. 일어나서 식탁 쪽으로 가서 가라고 하면 간다고 했다. 컨디션이 안 좋은 날은 순간순간 환시가 나타났다. 대상도 아이들이었다가, 남편이었다가, 젊은 여자들이었다가 수시로 바뀌었다.

어르신의 환시 내용은 '밤에 귀신이 와서 귀찮게 한다', '입 벌리고 자면 귀신이 독약을 먹인다', '젊은 여자들이 남편하고 자고 간다', '아들이 귀신하고 바람피운다'라는 것이다. 어떤 날은 아들이 개 같은 것들하고 바람피운다고 할 때도 있었다. 아들이 바람피워서 젊은 여자들이 집에 와 있다고 했다. 환시가 나타났다고 자녀들이 설명하면 더 기분 나빠했다. 본인 눈에는 멀쩡히 보이는데, 자녀들이 거짓말한다고 섭섭해했다.

어르신의 환시가 발생할 때 특징은 일시적으로 욕하지만, 고함을 지르거나 물건을 던지면서 폭력성을 나타내지는 않았다. 환시가 일시적으로 나타났다가 사라지거나 환시 상태가 지속될 때는 화제를 전환하면 환시 상태에서 빠져나왔다. 어르신의 환시 상태에서 주로 나타나는 출연자는 '젊은 여자들'이었다.

어르신의 환시 이상행동에서는 반복적으로 젊은 여자들이 밤에 와서 아침까지 있는다고 말씀하셨다. 그래서 잠도 못 자고 죽겠다고 하소연했다. 잠을 제대로 주무시지 못해 건강은 더 나빠졌다. 보호자들은 병원 진료를 받고, 약물 케어를 시작했다.

여러 차례 약을 바꿔 치료하면서 환시 증상이 줄어들기는 했으나, 완전히 환시 증상을 없애지는 못하고 있다.

어르신의 개별적 특성 및 이상행동

어르신의 개별적 특성에서 일반적 특성은 70대 초반으로 비교적 젊다는 것이다. 노부부가 함께 거주하고 있다. 어르신은 외부 활동을 하지 않고, 병원 갈 때만 외출한다. 자녀들은 주말에 방문해서 케어하고, 월요일부터 금요일까지는 요양보호사가 케어한다.

배우자도 건강이 안 좋아서 장기요양등급이 있다. 어르신이 초기 치매로 아직은 일상생활이 가능하지만, 요양보호사가 없는 시간에 배우자를 케어하는 것은 힘들어했다. 젊은 시절에는 교회를 다녔으나 결혼 후 불교 신자로 활동했다. 청력, 시력은 양호한 편이어서 의사소통은 문제없었다. 가족 중 주 케어자는 아들이 했으나 직장생활로 매우 힘들어했다. 어르신은 아들을 신뢰하고 따랐다.

성격은 내성적으로 요양보호사들에게 본인의 욕구를 표현하지 못했다. 가사활동에는 관심이 없었다. 자녀들이나 요양보호사가 해주는 대로 살았다. 말을 많이 하는 것을 좋아하지 않고, 가족이나 요양보호사가 알아서 해주면 했다. 한번은 요양보호사가 돈을 훔쳐 갔다고 했으나 의심 망상이 심해서 가족이나 요양보호사를 힘들게 하는 수준은 아니었다. 지팡이 없이 보행할 수 있었다. 가끔 어지럼증을 호소했다. 치아 상태는 양호해서 일반식을 드셨다.

루이소체 치매 판정을 받았고, 반복적인 환시 증상이 나타났다. 기억력은 양호한 편이었다. 아직은 가족을 알아보고, 나 역시 알아봤다. 약간의 우울감이 있었다. 환시 증상이 심할 때는 수면장애가 왔다. 반복적인 환시 증상이 나타났지만, 가족이나 요양보호사에게 감당할 수 없을 정도로 힘들게 하지는 않았다. 투약은 본인이 챙겨 드실 때도 있었지만, 가족이나 요양보호사가 확인해야 했다. 소화는 잘 시키는 편으로 음식은 가리지 않았다.

어르신의 이상행동 증상은 반복적인 환시 증상이다. 환시 증상으로 수면장애를 겪게 되고, 생활방식이 유지되지 않아서 건강을 나쁘게 했다. 반복적인 환시 증상으로 가족과 갈등이 발생할 때도 있었다. 부정적인 환시 증상은 스트레스를 유발해 우울감을 가져오는 것 같았다.

어르신과 멀리 떨어져 사는 관계로, 자녀들이 방문하기가 어려웠다. 모두 직장생활을 해서 평일에는 시간을 내기가 어려웠다. 자녀들 역시 가정이 있고, 어린 자녀들이 있어서 가정에 소홀히 할 수 없는 상황이었다. 어머니의 건강 상태가 안 좋을 때는 어머니 댁에서 며칠씩 머물 때가 있었다. 아들은 어린 자녀들과 아내에게 미안하다고 했다. 본인 역시 직장생활에 지장을 받고 있다고 했다. 언제까지 이 생활을 해야 할지 몰라 가슴이 답답하다고 했다.

치매 가족

1. 어머니의 개별적 특성을 파악한다.
2. 어머니의 특성을 요양보호사와 공유한다.
3. 알츠하이머 치매의 환시 증상을 이해한다.
4. 루이소체 치매의 환시 증상을 이해한다.
5. 어머니의 환시 증상을 관찰하고 기록한다.
6. 어머니의 환시 증상에 대처 방법을 알아본다.
7. 환시 증상을 파악하고 요양보호사와 공유한다.
8. 적정한 환시 증상 대처 방법이 있다면 요양보호사와 공유한다.
9. 병원 진료 시 환시 증상을 상담한다.
10. 환시 증상을 개선할 약물 케어 지식을 습득한다.

요양보호사

1. 어르신의 개별적 특성을 파악한다.
2. 보호자의 케어 욕구를 파악한다.
3. 어르신의 개별적 특성을 보호자와 공유한다.
4. 대상 어르신의 환시 증상을 파악한다.
5. 어르신의 환시 증상을 보호자와 공유한다.
6. 알츠하이머 치매의 환시 증상을 이해한다.
7. 루이소체 치매의 환시 증상을 이해한다.
8. 어르신의 일상을 파악한다.
9. 어르신에게 제공하는 업무를 파악한다.
10. 어르신의 환시 증상 케어 방법을 보호자와 공유하고, 어르신의 특성을 이해한다.
11. 투약 시 정시 정량을 파악한다.

치매 어르신의 환시 증상은 다른 이상행동을 유발한다. 어떤 경우 수면장애, 불안, 초조감 등 부정적인 이상행동을 동반하게 된다. 이러한 부정적인 이상행동은 어르신의 건강을 해치는 요인이 되고, 케어하는 가족의 부담을 증가시킨다. 현장에서 경험한 결과, 치매 어르신 케어는 어르신이 좋아하는 가족이 함께 생활하면서 돌보는 것이 가장 좋다. 익숙한 환경과 좋아하는 가족은 어르신 중심 케어가 되고, 심리적 안녕감을 유지할 수 있다는 점에서 그렇다.

치매 어르신을 돌보는 보호자들의 현실은 녹록지 않다. 치매 어르신이 좋아하는 자녀나 배우자가 함께 생활하면서 돌본다는 것은 어려운 일이다. 배우자는 고령이어서 체력적으로 힘들다. 치매 환자를 돌본 적 없고, 지식이 없어서 심리적 적응에 어려움을 겪는다. 특히 배우자 자신 역시 돌봄을 받아야 하는 상황인 경우가 많다.

결혼한 자녀는 배우자, 자녀, 손자녀까지 책임져야 하는 상황이다. 인간의 수명 증가가 만들어놓은 현실 상황이다. 핵가족화 됐지만 고령자 부양에 있어서 심리적으로는 대가족 상황의 역할이 요구되고 있다. 노노케어가 일반화되어가고 있다. 실제 현장에서 부모가 80세 중반이라면, 자녀들 역시 돌봄을 받아야 하는 나이로 진입한다. 100세 시대가 어떤 사람에게는 축복이 아니라는 것이다.

결혼하지 않은 자녀 역시 힘들다. 직장생활을 하면서 부모를 돌본다는 것은 현실적으로 많은 제약이 따르기 때문이다. 치매 부모는 자녀나 배우자의 삶을 포기하게 만들기도 한다. 자녀의 역할에서 부모 케어를 중요 가치로 생각하는 자녀들도 있었다. 필자는 치매 어르신의 마음이 궁금할 때가 있다. 자녀 또는 배우자가 자신들의 삶을 포기하고, 케어에 매진하는 것을 치매 어르신은 어느 수준까지 원하는 것일지 궁금하다.

주변에 10년 이상 케어하고 있는 보호자들이 많다. 필자는 고령의 부모님이나 치매 어르신을 돌보는 보호자들에게 가끔 질문한다.

"보호자님! 보호자님이 현재 부모님의 상황이라면, 자녀들이 어떻게 했으면 좋겠습니까? 보호자님처럼 자신을 희생하면서, 또는 자기 삶을 포기하면서까지 케어해주시기를 원하시나요?"

그러면 보호자들은 단번에 "아니오"라고 했다. 치매 어르신의 케어가 얼마나 힘든지 알려주는 대답이다. 자기 삶을 포기하고, 부모를 케어한다는 것은 경제적 부담이 크다. 사회활동을 할 수 없어서 고립감을 느끼고, 우울증과 같은 심리적 질병에 시달리기도 한다.

개별적 특성에서 예측되는 이상행동 증상 원인

환시 사례 1
1. 알츠하이머 치매로 환시 증상이 있다.
2. 남편과 사별한 상태다.
3. 동거가족 없이 홀로 사신다.
4. 치매 증상으로 시골집을 기억하고, 일몰 증후군이 있다.

환시 사례 2
1. 수면장애를 겪고 있다.
2. 젊은 시절에 남편이 직업상 집을 비우는 사례가 많았다.

3. 루이소체 치매 판정으로 치매의 특성인 환시 증상이 자주 발생했다.

4. 환시 증상은 젊은 여성들 위주로 나타났다.

치매 가족과 요양보호사의 어르신 케어 방법

치매 가족

1. 어머니의 개별적 특성을 요양보호사와 공유한다.
2. 어머니가 존중감을 느낄 수 있도록 진심 어린 마음으로 수용하고 답변한다.
3. 어머니의 환시 증상을 진심 어린 표정으로 수용한다.
4. 환시 증상으로 힘들어하면 화제를 다른 곳으로 전환한다.
5. 전환 방법은 좋은 기억 회상하기, 음악, 사진첩 보기 등을 활용한다.
6. 환시 증상을 관찰하고 대처 방법을 기록해 요양보호사와 공유한다.
7. 환시 증상이 나타날 때 부정하면, 어머니는 무시한다는 느낌을 받을 수 있으므로 면전에서 부정하고 윽박지르듯 다그치지 않는다.
8. 루이소체 치매의 환시 증상을 이해하고, 대처 방법을 연구 기록한다.
9. 어머니의 환시 증상을 요양보호사와 공유한다.
10. 어머니 생활공간을 어둡지 않게 한다.
11. 어르신의 일상생활을 존중해주고 지지한다. 하루에 몇 번씩 보따리를 싸더라도 지지해준다. 별도의 보따리를 제공해주는 것도 좋다.
12. 어머니의 환시 증상을 다른 가족과 공유하고, 도움을 받도록 한다.
13. 병원 진료 시 환시 증상을 상담하고 약물 케어를 고려한다.
14. 어머니의 투약 방법을 기록하고 요양보호사와 공유한다.
15. 투약량이 바뀌거나 약 종류가 변경될 때는 부작용을 확인한다.

요양보호사

1. 어르신의 환시 증상을 진심 어린 표정으로 수용한다.
2. 환시 증상으로 힘들어하면 화제를 다른 곳으로 전환한다.
3. 환시 증상이 나타날 때 부정하거나 가르치려고 하지 않는다.
4. 반복적으로 환시 증상이 나타나더라도 "네" 하고 답변하며 호응해준다.
5. 어르신의 환시 증상을 건성으로 대답하면 무시한다고 오해할 수 있다.
6. 어르신이 존중감을 느끼도록 대답한다.
7. 보호자와 개별적 특성을 공유하고 케어 시 활용한다.
8. 어르신의 개별적 특성에서 나타난 좋아하는 활동을 하도록 한다.
9. 치매 종류에 따른 환시 증상 케어 방법을 알아본다.
10. 어르신의 환시 증상 케어 방법을 보호자와 공유하고 반영해서 케어한다.
11. 어르신의 욕구를 이해하고 업무 만족도를 높인다.
12. 어머니의 투약 방법을 파악하고 정시 정량 투약한다.
13. 투약량이 바뀌거나 약 종류가 변경될 때는 부작용을 확인한다.

개별적 특성에 따른 케어 결과

환시 사례 1 어르신

1. 어르신의 보호자는 10년 이상 어머니를 케어하고 있는 분으로, 환시 증상 이상행동을 수용하고, 갈등을 예방하면서 케어하고 있다.
2. 요양보호사가 바뀌어도 보호자의 오랜 경험으로 어르신의 개별적 특성을 설명하고, 케어에 반영하도록 하고 있다.
3. 환시 증상으로 인한 갈등은 발생하지 않는다.
4. 기타 이상행동으로 집에 간다고 보따리를 싸는 것도 허용하고 있다. 다행인 것은 보따리를 싸는 것까지만 하고 배회 증상은 없다.

5. 간혹 가위로 옷가지를 모두 자르는 경우가 있어서 가위를 달라고 할 때는 버리는 옷감을 드린다고 한다.
6. 보호자가 돌아가고 어르신이 혼자 있을 때는 가위나 칼등은 손이 닿지 않는 곳에 보관한다.
7. 어르신의 반복 질문은 말과 표정으로 어르신이 존중감을 느끼도록 "네" 하고 대답한다.

환시 사례 2 어르신

1. 어머니가 최근에 장기요양등급을 받은 상황에서 환시 증상 이상행동에 대한 대처법을 몰랐다.
2. 대처법을 알고 있어도 자신도 모르게 환시 증상이 나타나면 설명하거나 아니라고 한 적이 있었는데, 이제는 적응됐고 공감하며 수용하고 있다.
3. 병원 진료 후 루이소체 치매를 판정받고 환시 증상을 이해했다.
4. 루이소체 치매의 환각 증상을 이해하고, 요양보호사의 대처법을 공유해 갈등이 발생하지 않도록 케어하고 있다.
5. 현재는 어머니의 환시 증상으로 싸우는 일은 없다.
6. 가족은 어머니의 환시 증상으로 기분 나빴는데, 이제는 이해할 수 있다.
7. 병원 진료 시 어머니의 환시 증상을 전달해서 처방받고 있다고 한다.

현장에서 습득한 일반적인 치매 어르신의
환시 이상행동 케어 방법

1. 환시는 반복적으로 나타날 수 있지만, 일시적이거나 짧은 시간 동안 나타난다. 당황하지 말고 편안하게 "네" 하고 수용한다.
2. 어르신의 관점에서 존중감을 느낄 수 있도록 수용해야 한다.

3. 어르신의 환시 증상을 부정하면서 무시하듯 하거나 따지듯 대화하면 안 된다. 이러한 케어 방법은 갈등을 유발할 수 있다.

4. 어르신의 환각 상태를 수용하고 화제 전환을 한다.

5. 화제 전환은 어르신이 좋아하는 노래나, 어르신이 좋아하는 활동을 유도하거나, 어르신의 좋은 기억을 회상하는 것도 좋은 방법이다.

6. 환시 증상을 부정하면 어르신 관점에서 무시당했다는 느낌을 받을 수 있으므로 진심 어린 표정과 말투로 수용하고 공감해야 한다.

7. 환시 증상을 부정하며 가르치려고 하면 안 된다. 어르신은 현실이라는 점을 이해해야 한다.

8. 보호자는 어르신의 환시 증상을 관찰하고 기록해 케어에 협력하는 사람과 공유해 어르신 케어에 반영하도록 한다.

9. 환시 증상으로 어르신이 수면장애를 겪거나 건강에 나쁜 영향을 미칠 우려가 있다면, 전문의와 상담하고 약물 케어를 병행할 것을 고려한다.

10. 환시 증상 이상행동을 관찰하고, 투약 시 약물 부작용을 확인한다.

11. 투약량이 변경되거나 새로운 약으로 변경된 경우는 투약 후 부작용을 확인한다.

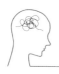

환청 사례 3 :
매일 보이지 않는 그분과
대화한다

어르신은 90대 중반으로 종교활동을 적극적으로 하셨다. 배려심이 많으신 어르신이었다. 노화가 진행되면서 허리가 매우 아파서 걷는 것이 힘들었다. 점점 침대 생활이 많아졌다. 걷는 것이 힘들어지면서 삶의 질은 떨어지고, 건강은 더 빨리 악화되기 시작했다. 와상 상태로 5개월 이상 지나면서는 대소변을 기저귀로 받아내는 상황에 이르렀다.

예의 바르시고 남에게 절대로 피해 주면 안 된다는 어르신이었는데, 늙어가는 시간 앞에서는 굳건했던 신념도 무너져 가고 있었다. 식사량이 줄어들기 시작했고, 가끔 환시가 나타나 요양보호사에게 출입문을 가리키며 "저 사람 가라고 해요"라고 말씀하시기도 했다. 수면 패턴이 바뀌어서 밤에도 가족을 찾는 경우가 많아졌다. 밤에 잠을 설치는 경우가 많아서 아들이 힘들어 지친다고 했다.

어르신은 수면시간이 불규칙해지고, 환청 증상이 심해지기 시작했다. 한밤중에 누군가와 대화하는 목소리가 자녀들 방에도 들려서 잠을 설치게 된다고 했다. 어르신의 환청 증상은 낮에도 마찬가지였다. 한번은 어르신의 상태가 궁금해서 방문했는데, 방언하듯 알아들을 수 없는 말씀을 끊임없이 했다. 환청으로 보이지 않는 대상과 나누는 대화는 성경에서 방언하듯 했다.

어르신께 인사드리면 알아보지 못할 때도 있었다. 간혹 알아볼 때 건강을 여쭈면 잘 있다고 걱정하지 않아도 된다고 했다. 어르신의 눈빛에서 자신의 이런 모습을 보이고 싶지 않은 느낌을 받았다. 필자는 손을 잡고 "어르신, 가보겠습니다" 하고 나왔다. 어르신은 아무런 말씀도 하시지 않았다. 얼굴은 보여주지도 않고, 이불로 감싸고 뒤돌아 누워 계셨다.

힘들고 지친 아들은 요양원 입소를 고려한다고 했다. 요양원을 여러 군데 방문하고 오는 날은 죄책감으로 시달리다가 잠든다고 했다. 힘들어 요양원에 모시겠다고 마음먹고 요양원을 알아보고 오는 날은 죄책감으로 조금만 더 집에서 모셔야겠다고 마음이 돌아선다고 했다.

어르신의 개별적 특성 및 이상행동

어르신은 서울 출생으로 아들 부부, 손녀와 함께 생활했다. 독실한 기독교 신자로 보행이 어려운 상황에서도 교회를 다녔고, 매일 아침 신문을 보고 성경을 손에서 놓지 않는 분이셨다. 아들을 많이 의지하고, 며느리에게도 잘하는 좋은 시어머니였다.

음식은 아침에는 샌드위치와 우유로 간단하게 드시는 편이었다. 아들 부부가 직장생활을 해서 낮에는 며느리가 요청한 대로 준비해서 요양보호사가 챙겨 드렸다. 취미는 신문 읽기, 성경 읽기였다. 내성적인 성격으로 남에게 피해를 주는 것을 죽기보다 싫어하셨다.

배려심이 많고, 조용히 담소하기 좋아했다. 청력과 시력 상태가 점점 나빠지고 있었다. 일반식을 하시고, 대소변은 기저귀에 봤다. 욕창이 있으나 조금 있어서 나았다가 다시 발생하기를 반복했다. 보행이 불가해서 대부분 시간을 침대에 누워서 지냈다.

알츠하이머 치매를 앓고 있었다. 환청이 심하게 나타나서 주무시는 시간을 제외하고는 환청 증상이 나타나서 보이지 않는 대상과 대화했다. 환청 증상이 나타날 때 "어르신" 하고 부르면 잠깐씩 멈추기도 했다. 기억력이 저하됐고, 발음도 어눌해지기 시작했다. 환청 증상으로 누군가와 대화할 때는 무슨 말인지 알아들을 수가 없었다.

어르신은 환청 증상 이상행동으로 계속 중얼거렸다 소리를 지르기도 했다. 고함을 치는 때는 주변 사람들이 놀랄 정도였다.

치매 가족과 요양보호사의 케어 준비

치매 가족
1. 어머니의 개별적 특성을 파악한다.
2. 환청 증상 대처 방법을 알아본다.
3. 어머니 건강 상태를 체크한다.
4. 어머니 환청 이상행동을 관찰하고 기록한다.
5. 어머니 바이탈 체크에 식사량, 대소변 횟수를 관찰하고 기록한다.
6. 요양보호사와 협업 방안을 알아본다.
7. 환청 증상과 관련해 기관 프로그램 관리자와 논의하고, 케어 정보를 공유한다.

8. 환청 증상 이상행동과 관련해 전문의와 상담한다.
9. 비약물적 케어와 약물적 케어를 병행하는 방안을 검토한다.

요양보호사
1. 어르신의 신체적 특성, 성격적 특성, 인지적 특성, 일반적 특성 등 개별적 특성을 파악한다.
2. 어르신의 환청 증상을 관찰하고 기록해 보호자와 공유한다.
3. 어르신의 환청 증상을 이해하고 대처 방법을 알아본다.
4. 어르신의 환청 증상에 관해 기관 프로그램관리자와 논의해 케어 역량을 키운다.
5. 바이탈 체크와 식사량, 대소변 횟수 및 양을 체크해 보호자와 공유한다.

치매 어르신을 모시고 있는 가족들은 부모를 요양원으로 모시는 결정을 하는 과정에서 여러 가지 문제에 직면하게 된다. 자녀들이 많은 경우 가족 간의 갈등이 발생하기도 한다. 집에서 모실 때 부모님 케어에 참여하지 않은 자녀들이 요양원 입소를 더 반대하는 때도 있었다.

필자가 아는 남성 어르신은 치매로 인해 배회가 심해서 집에서는 도저히 케어가 불가능한 상황이었다. 집을 나서지 못하도록 하면, 주먹을 휘둘러 폭력성이 나타나 통제할 수 없었다. 24시간 배회를 지켜봐야 했다. 순간 집을 나간 것을 놓치면, 경찰과 함께 들어오거나 며칠이 지나 지방에서 연락이 올 때도 있었다. 딸과 배우자는 집에서 케어가 불가능하다는 판단에 어쩔 수 없이 요양병원에 입원시켰다.

어르신은 요양병원에 입원해 병원 통제를 받았다. 요양병원에서 어르신은 배회하려 하고, 직원들이 막으면 소리를 지르고 물건을 파손하면서 난동을 피웠다. 약물 케어가 시작되면서는 식사를 거부해서 콧줄 경관 식을 했다. 어르신은 요양병원에 입원한 지 4개월 만에 돌아가셨다.

어르신이 돌아가시고 딸에게서 전화가 왔다. 연락도 없던 오빠가 아버지 학대로 어머니와 자신을 경찰에 신고했다고 했다. 사건은 법원으로 넘어가 재판받고 있다고 했다. 딸은 본인들이 학대하지 않았다는 증거가 될 만한 자료를 달라고 했다. 나중에 알고 보니 아버지 명의로 서울 반포에 아파트와 재산이 있었다. 아버지가 돌아가시고 나서 그동안 연락하지 않았던 오빠는 어머니와 동생을 노인학대로 신고했다.

가끔 보호자들이 집에서 돌보는 것이 너무 힘들어 요양원에 모시고 싶다고 상담 전화를 할 때가 있다. 대부분 요양원에 모시는 것에 대한 죄책감을 가진 채 전화한다. 보호자들은 지금까지 고생했다는 말, 할 만큼 했다는 말을 듣고 싶어 했다. 요양원 입소에 대한 자신들의 생각을 지지받고 싶은 마음을 느낄 수 있었다.

이렇게 전화를 준 사람들은 대부분 집에서 10년 이상 부모를 모신 사람들이다. 그리고 케어하면서 여러 차례 요양원 입소를 생각했던 분들로, 이제는 한계가 왔다는 신호였다. 보호자들이 집에서 돌보지 못한 것에 대한 죄책감에 시달리는 것을 알 수 있었다. 힘들어 죽겠지만 부모를 돌보지 못한다는 죄책감으로, 자신들의 건강을 해치면서까지 돌보는 가족들을 봤다.

개별적 특성에서 예측되는 이상행동 증상 원인

1. 치매가 많이 악화됐다.
2. 치매 증상인 환각 증상이 악화됐다.
3. 신체적으로 건강이 악화됐다.
4. 환청과 섬망이 동시에 나타난 것 같다.
5. 환청 이상행동을 할 때 대화 상대는 주로 하나님이었다.
6. 환청 이상행동은 기도하듯 하는 때도 있었다.

치매 가족과 요양보호사의 어르신 케어 방법

치매 가족

1. 어머니가 환청 증상이 심할 때는 말을 걸어서 멈추게 한다.
2. 바이탈 체크와 함께 신체상태를 수시 점검한다.
3. 어르신의 환청 증상 이상행동을 수용하고, 심하다 싶으면 말을 걸어서 멈추게 한다.
4. 어머니가 환청 증상 이상행동을 할 때 소리를 지르거나 "왜 그러냐?"라고 따지듯 윽박지르지 않는다.
5. 어머니 케어에서 요양보호사와 협업한다.
6. 영양 관리는 잘되고 있는지 점검한다.
7. 환청 증상이 지속된다면 전문의와 상담하고 약물 케어를 고려한다.

요양보호사

1. 어르신의 환청을 수용하고 설명하거나 이해시키려고 하지 않는다.
2. 어르신의 신체 청결 관리와 영양 관리에 신경 쓴다.

3. 보호자가 하는 바이탈 체크와 식사량, 대소변 횟수 및 양을 체크해 보호자와 공유한다.
4. 치매 어르신의 환청 증상 이상행동을 수용한다.
5. 어르신이 환청 증상을 보일 때 아무도 없는데 누구랑 말하는지 묻거나 아무도 없다고 가르치려 하지 않는다.
6. 치매 어르신의 환청 증상 이상행동을 억지로 멈추려 하지 않는다. 식사하거나 기저귀를 교체할 때는 조심스럽게 다가가서 인기척을 하며 부른다.
7. 어르신이 환청 증상을 보일 때 낮은 목소리로 부른다.
8. 어르신이 환청 증상을 보일 때 놀라지 않도록 살짝 손을 잡거나 인기척을 한다.

개별적 특성에 따른 케어 결과

1. 어르신의 개별적 특성을 이해했다.
2. 어르신의 환청 증상을 이해했다.
3. 환청 증상 이상행동 케어 방법을 알았다.
4. 어르신의 환청 증상 이상행동을 수용하고, 목소리가 높아지거나 어르신이 스트레스를 받을 때는 말을 걸어서 멈추게 했다.
5. 어르신의 건강을 체크하고, 영양 관리에 문제없게 했다.
6. 전문의와 상담해 약물적 케어 방법을 고려했다.
7. 비약물적 케어 방법과 병행해서 약물적 케어 방법을 사용해 환청 증상 이상행동을 완화 시켰다.

현장에서 습득한 일반적인 치매 어르신의
환청 이상행동 케어 방법

1. 어르신의 환청 증상을 이해한다.
2. 어르신의 환청 증상을 이해하고, 진심 어린 표정과 말로 수용한다.
3. 어르신의 환청 이상행동을 설명하거나 가르치려 하지 않는다.
4. 어르신의 환청 이상행동을 관찰하고 기록한다.
5. 환청 이상행동을 수용하면서 화제 전환요법을 사용해 이상행동에서 벗어나도록 한다.
6. 어르신의 환청 이상행동을 즉시 멈추게 하기 위해 이해할 수 없다는 듯 대하지 않는다.
7. 어르신의 생활공간이 적절한지 체크한다.
8. 어르신의 건강 상태를 체크하고 전문의와 상담한다.

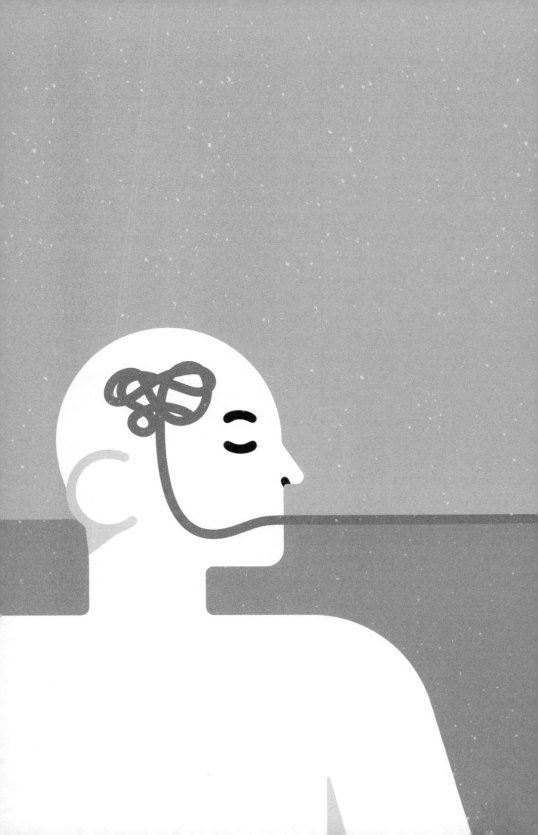

8장

치매 이상행동 8
– 고집 이상행동

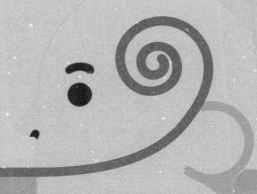

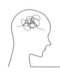

병원 가기 싫어.
산책 안 할 거야!

어르신은 70대 중반 여성 어르신이었다. 장기요양등급을 받고, 처음으로 우리 센터에 서비스를 신청했다. 치매 진단을 받고, 장기요양등급을 받았다. 병원에서 치매 프로그램을 잘 수행하고 있었다.

동거인으로 배우자와 딸이 있었고, 주 케어자는 딸이었다. 어르신은 배우자의 말은 듣지 않고, 딸 말은 잘 들어주었다. 딸이 병원 진료, 산책, 인지활동 프로그램 등 일정을 짜고 요청하면, 어머니는 잘 수행해주는 편이었다.

어르신은 최근 이사를 왔다. 본인이 살던 곳이 재개발에 들어가서 어쩔 수 없이 이쪽으로 이사 왔다고 했다. 오래 살았던 곳이라 지금도 그곳에 다녀오곤 한다고 했다. 혼자서는 가지 못하고, 배우자가 동행해서 다녀오신다고 했다.

어르신은 치매가 진행되면서 대변과 소변을 옷에 묻히는 경우가 자주 발생했다. 소변은 일정한 시간 간격으로 화장실에 가도록 유도하고 있다고 했다. 문제는 기저귀를 착용하지 않으려고 해서 옷을 버리는 경우가 많아서 배우자나 딸은 이런 일이 있을 때마다 신경질적으로 반응했다. 매일 빨래가 쌓여서 힘들다고 했다.

복지 용구에서 지급되는 요실금 팬티를 안내하고 기능을 알려드렸다. 크기와 색상을 보여드리고 원하는 것을 파악했다. 1년에 4개까지 복지 용구로 구매해 사용할 수 있다고 설명해드렸다. 보호자는 요실금 팬티를 극찬했다. 요실금 팬티를 사용하고, 일정 시간 간격으로 화장실로 유도해 소변으로 옷을 버리는 일은 없어졌다.

어르신은 체중이 많이 나가는 편이었다. 병원에서 산책이나 운동을 통해서 체중을 줄이라고 안내받았다. 딸은 주 3회 요양보호사가 출근하는 날에 병원 동행과 산책 도움을 요청했다. 처음 한 달은 거부감 없이 산책하러 가는 날에 병원도 들러서 병원에서 인지자극활동 프로그램을 하고 돌아왔다. 그런데 두 달째 접어들면서 병원에 가기 싫다고 고집부리기 시작했다.

어르신이 병원에 안 가겠다고 시작하면서는 요양보호사가 출근하면 딸은 어머니에게 전화했다. 전화로 병원에 다녀올 것을 독려하기 시작했다. 배우자도 옆에서 병원에 다녀와야 한다고 독려했다.

어르신은 가족의 독려에 결국 집을 나섰다. 그런데 집을 나서면서부터는 요양보호사를 힘들게 했다. 정해진 시간에 병원에 도착해야 하는데, 집을 나서면 딴전을 피우기 일쑤였다. 도로변 의자에 앉아서 시간을 보내면서 요양보호사를 애타게 했다. 요양보호사가 딸에게 전화해서 도움을 요청하면 "알았다"라고 소리 지르며 걷기 시작했다.

어떤 날은 요양보호사에게 공원에 앉았다가 그냥 집으로 가자고 떼를 쓰기도 했다. "따님이 알면 큰일 날 텐데요" 하면, "갔다 왔다"라고 하라 했다. 점점 병원과 산책을 안 가겠다는 고집이 세지기 시작했다. 며칠은 배우자와 함께 다녔지만, 배우자도 어르신의 고집을 이기지 못했다. 배우자가 강요하는 날은 욕하고 때릴 듯이 주먹질할 때도 있었다. 이런 날은 딸과 싸우기 일쑤였다. 딸과 싸움이 잦아지면서는 인지자극활동 프로그램도 안 하겠다고 고집부리기 시작했다.

병원 진료와 산책하자고 하면, 어르신은 "이따 갈 거야", "조금 있다 갈 거야", "내일 갈 거야" 했다. 가자고 요청이 잦으면 욕을 하고 몸을 밀치면서 "나는 안 갈 거야" 하고 소리친다. 이쯤 되면 그날은 포기할 수밖에 없다. 더 이상 가야 한다고 설득하면 분노만 더 커지기 때문이다.

어르신의 개별적 특성 및 이상행동

어르신의 개별적 특성에서 일반적 특성은 젊은 나이에 치매가 온 것이다. 충청도 분으로 젊어서 일찍이 서울에 올라와 현재는 서울에서 50년 세월을 살았다. 가장 신뢰하는 사람은 딸이다. 딸 말은 잘 듣는 편이다. 음식을 잘 드신다. 많이 드시는 편이라 딸은 어르신 무릎이 안 좋아서 걱정이 많다. 노래 부르기를 좋아한다. 종교는 기독교이고, 치매가 온 후로는 종교 활동을 하지 않고 있다. 주 케어자는 배우자와 딸이다.

낙천적인 성격이고, 말하기를 좋아한다. 욕심이 있는 편으로 요양보호사에게 자주 먹을 것을 사달라고 한다. 신체적 특성은 다리가 많이 안 좋다. 오래 걷는 것을 싫어한다. 일반식을 드시고, 대소변 처리를 어려워한다. 소변 신호가 오면 화장실로 이동해야 하는데, 옷에 소변을 보고 나서 화장실로 이동한다. 이 문제는 나중에 요실금 팬티로 해결됐다.

거주 환경은 빌라이고, 배우자와 딸이 함께 살았다. 먹는 것을 좋아하고, 좋아하는 사람은 딸이었다. 젊은 시절에는 배우자와 장사했다. 주기적으로 하는 운동은 산책이었다. 음식은 가리지 않고 좋아했다.

청력과 시력이 양호하고, 의사소통에 문제없었다. 주 케어자는 딸이 하고, 배우자가 낮에는 전적으로 도와주었다. 성격적 특성은 자기주장이 강하고, 쉽게 분노하며, 욕설과 공격성이 나왔다. 받는 것에 익숙했고, 욕심이 많았다.

신체적 특성은 요실금과 변실금이 있었다. 대변을 옷에 묻히는 경우가 자주 발생했다. 몸무게가 70kg 정도여서 낙상 위험이 있었다. 일반식을 드셨고, 육류를 좋아한다고 했다. 치아 상태가 양호하고, 소화 기능에는 문제없었다.

치매의 종류는 알츠하이머였다. 단기 기억력이 상실 현상이 나타났다. 산책하지 않을 거라고 고집을 자주 부렸다. 병원 진료와 산책을 하자고 하면 싫다고 잘 둘러댔다. 의심 망상이 나타나고, 성격 변화가 자주 나타났다. 주먹을 휘두르는 공격성이 나타나기도 했다. 시간이 갈수록 딸에게도 비협조적인 행동이 나타났다. 어르신의 이상행동은 비협조적인 행동으로 고집부려서 가족과 요양보호사를 힘들게 하는 것이다.

치매 가족과 요양보호사의 케어 준비

치매 가족
1. 어머니의 개별적 특성 중 일반적 특성과 성격적 특성을 파악한다.

2. 어머니가 고집을 부리는 이유를 생각해본다.

3. 어머니의 이상행동 특성을 알아본다.

4. 어머니가 활동 중 고집을 부리는 상황을 관찰하고 기록한다.

5. 어머니가 고집을 부리는 이유를 직접 묻는다.

6. 어머니가 일상생활 중 고집을 부리지 않고 수용하는 경우를 생각해본다.

7. 어머니의 일상생활 동작 수행 시 어머니를 대하는 가족의 태도에 대해 생각해본다.

8. 일상생활 동작 수행 시 어머니와 소통하는 방법을 생각해본다.

9. 일상생활 동작 수행 시 어머니의 눈높이와 마음 높이에서 케어하는지 생각해본다.

10. 어머니를 케어 시 가족의 눈높이에서 요구하고, 강요한 적은 없는지 생각해본다.

요양보호사

1. 어르신의 성격적 특성, 신체적 특성, 일반적 특성, 치매의 특성 등 개별적 특성을 파악한다.

2. 어르신과 소통할 방법을 생각해본다.

3. 치매 어르신의 이상행동 특성을 파악하고 가족과 공유한다.

4. 어르신이 일상생활 활동 중 고집을 부리는 상황을 관찰하고 기록한다.

5. 어르신이 고집을 부리는 이유를 직접 묻고 경청한다.

6. 어르신이 일상생활 중 고집을 부리지 않고, 수용하는 상황을 생각해본다.

7. 어르신의 일상생활 동작 수행 시 어르신을 대하는 나의 태도에 대해 생각해본다.

8. 일상생활 동작 수행 시 진심 어린 말과 행동으로 소통하는 방법을 생각해본다.

9. 일상생활 동작 수행 시 어르신의 눈높이와 마음 높이에서 어르신 중심 케어를 생각해본다.

10. 어르신 케어 시 요양보호사의 판단 기준으로 요구하고 강요한 적은 없는지 생각해본다.

알츠하이머 치매는 베타아밀로이드라는 단백질이 뇌에 과도하게 쌓여서 발생하는 치매다. 6.5년 안에 대변 관련 문제가 생긴다. 여성 어르신에게서 높은 빈도로 나타난다. 늘 해왔던 취미나 일은 여전히 할 수 있지만, 새로운 것을 기억하는 데 어려움을 겪는다. 해마의 기능 상실로 인한 퇴행성 치매다.

증상으로는 거짓말을 잘한다. 단기 기억 상실 현상이 나타나 조금 전 대화한 내용을 기억하지 못하거나, 물건을 어디에 두었는지 기억하지 못하는 증상이 가장 흔하게 나타난다. 기억을 잊어먹고 둘러대는 말을 잘 만들어 낸다. 자신이 어디에 있는지 모르고, 익숙한 곳에서도 길을 잃어 헤매는 일도 생긴다. 말할 때 적절한 단어가 떠오르지 않아서 "몰라" 하고 회피한다.

짜증을 잘 내고 망상에 의한 의심 증상이 나타난다. 이상행동 증상으로 충동 조절 능력이 감소되고, 짜증이 증가하며, 고집부리기(비협조적인 행동), 공격성, 성격 변화가 나타난다. 환시, 환청, 불안, 망상, 우울, 무감동, 비정상적인 반복 행동, 수면장애 등이 나타난다. 성적인 행동을 과도하게 보이기도 하고, 식사 태도나 좋아하는 음식이 달라지기도 한다. 대부분의 치매 환자가 그러듯이 중증도에서는 환각, 망상, 초조감, 불안감이 심하게 나타난다.

알츠하이머 치매를 앓았던 유명인으로는 미합중국 40대 대통령 로널드 레이건(Ronald Reagan), 영국의 제71대 총리 마가렛 대처(Margaret Thatcher), 롯데그룹 회장인 신격호 회장이 있고, 우리나라 11대·12대 대통령을 지낸 전두환 대통령이 있다. 방송인 김창옥 강사는 2024년 2월 8일 tvN에서 알츠하이머 유전자가 있다고 했다.

미합중국 40대 대통령 로널드 레이건의 부인인 낸시 레이건(Nancy Reagan)

은 치매 환자 가족의 고통을 '사랑하는 사람이 눈앞에서 천천히 분해되어 무너져가는 것을 지켜보는 괴로움'이라고 표현했다. 마거릿 대처 총리는 만성적인 수면 부족과 과로로 치매 외에도 여러 건강 문제가 있었다.

전두환 전 대통령이 골프를 친다고 해서 치매가 아니라는 의심을 받았는데, 이러한 의심을 하는 것은 치매를 정확히 모르고 하는 소리다. 전두환 전 대통령의 경우, 젊은 시절부터 골프를 쳐왔기 때문에 치매가 있어도 얼마든지 골프를 할 수 있다.

개별적 특성에서 예측되는 이상행동 증상 원인

1. 치매 초기로 기저귀 착용에 적응하지 못한 상태였다.
2. 인지 저하 상태인 것을 어르신이 알고 있었다.
3. 병원에서는 인지자극활동을 잘했다.
4. 요양보호사를 무시하는 경향이 있다.
5. 자기주장이 강하신 분이다.
6. 걷는 것을 힘들어했다.

치매 가족과 요양보호사의 어르신 케어 방법

치매 가족
1. 어머니의 일반적 특성, 성격적 특성, 신체적 특성, 인지적 특성 등 개별적 특성을 파악하고 케어에 반영한다.

2. 신체적으로 활동에 문제가 없는지 파악한다.

3. 비협조적 고집부리기를 할 때 윽박지르거나 강요하면 안 된다.

4. 고집부리지 않고 협조해준다면 고맙다고 인사한다.

5. 활동 시 서두르지 않고 기다려준다. 어머니의 속도에 맞춘다.

6. 어머니가 협조하도록 동기부여를 한다.

7. 고집부리지 않고 협조해준다면, 큰 도움을 준거라는 점을 설명한다.

8. 고집부리지 않고 협조해주는 어머니 자신도 쓸모 있는 존재라는 점을 느낄 수 있도록 고맙다고 안아주거나 진심 어린 말로 다정하게 고맙다고 한다.

9. 치매 어르신은 자신을 돌보려는 행동을 이해하지 못할 수도 있다는 점을 케어자는 이해할 필요가 있다.

10. 어머니의 일상생활을 관찰하고 기록해 어르신이 늘 하던 시간에 실행함으로써 비협조적인 고집부리는 행동을 줄일 수 있다.

11. 고집을 부리지 않고 협조적일 때는 보상을 해도 좋다.

요양보호사

1. 어르신의 일반적 특성, 성격적 특성, 신체적 특성, 인지적 특성 등 개별적 특성을 파악하고 케어에 반영한다.

2. 어르신의 고집부리기 이상행동을 관찰하고 기록해 기관 프로그램관리자와 논의하고 케어에 반영한다.

3. 병원 이동과 산책 시 병원 진료와 산책의 이익을 설명한다.

4. 배우자의 도움을 받는다.

5. 어르신의 고집부리는 원인을 이해하고, 수용해 마음을 안정시킨 후 요청한다.

6. 어르신이 원하는 것을 파악하고 협상을 유도해 실행하도록 하는 것도 좋은 방법이다.

7. 활동 시 서두르지 않고 기다려 준다. 어르신의 속도에 맞춘다.

8. 신체적으로 관절이나 다리가 아픈지 관찰한다.

9. 고집부리는 원인을 어르신에게 묻고 찾는다.

10. 어르신이 고집부리지 않고 협조하도록 동기부여 한다.

11. 어르신이 도와주면 고맙겠다고 요청한다.
12. 비협조적이고, 고집을 부리면 어르신이 도와주시면 고맙겠다고 요청한다.
13. 어르신이 고집부리지 않고 협조한다면, 진심 어린 표정으로 고맙다고 인사한다.
14. 어르신도 쓸모 있는 사람이라는 것을 느끼도록 소통하고, 존중감을 느끼도록 유도한다.

개별적 특성에 따른 케어 결과

1. 요양보호사는 어르신의 수준이 높아서 본인도 집에서 준비하는 데 많은 시간을 보낸다고 했다.
2. 어르신과 요양보호사는 난이도 있는 영어 단어와 한자를 인지자극활동이 아닌, 공부를 하고 있어서 힘들었던 것으로 판단됐다.
3. 어르신과 요양보호사 모두가 부담을 느끼고 있었다. 이러한 과정에서 어르신과 요양보호사의 사이가 멀어지고 있었다.
4. 결국 요양보호사를 교체했고, 어르신은 현재 인지자극활동과 산책을 잘하고 있다.
5. 치매 어르신의 특성은 한번 미워하면 회복이 어렵다는 특징이 있다.
6. 인지자극활동 프로그램 수준은 병원에서 하는 수준으로 맞추고, 선정은 가족과 어르신이 결정하게 하고, 요양보호사는 도와드리는 것으로 진행했다.

현장에서 습득한 일반적인 치매 어르신의
고집부리기 이상행동 케어 방법

1. 어르신의 일반적 특성, 성격적 특성, 신체적 특성, 인지적 특성 등 개별적 특성을 파악하고 케어에 반영한다.
2. 현장에서 인지자극활동을 요양보호사님들은 공부한다고 표현한다. 이것은 어르신들에게 부담을 주는 것이다. 인지자극활동은 공부가 아니다. 시험공부가 아닌 놀이 개념의 활동으로 인식하고, 어르신들에게 부담을 주어서는 안 된다.
3. 비협조적인 고집부리기 이상행동의 특성을 파악하고 원인을 찾는다.
4. 비협조적인 고집부리기의 이상행동 원인이 케어자 눈높이의 진행방식이 아닌지 살펴볼 필요가 있다.
5. 어르신의 마음을 이해하고 선호하는 방식을 수용해 진행하는 것이 바람직하다.
6. 비협조적 고집부리기를 할 때 윽박지르거나 강요하면 안 된다.
7. 어르신의 협조가 가족에게 도움이 된다고 설명한다.
8. 치매 어르신은 인지기능 저하로 자신을 돌보는 사람의 요청을 이해하지 못해서 고집을 부리는 때가 있다는 것을 케어자는 이해할 필요가 있다.
9. 치매 어르신은 자신을 돌보려는 행동을 이해하지 못할 수도 있다는 점을 케어자는 이해할 필요가 있다.
10. 어르신의 일상생활을 관찰하고 기록해 어르신이 늘 하던 시간에 실행함으로써 고집부리는 것을 줄일 수 있다.

인지자극활동 프로그램
싫어요. 안 할래요

어르신은 치매 등급을 받았다. 등급을 받기 이전의 이상행동은 이웃에 피해를 주고 있었다. 고층 아파트에서 쓰레기를 창밖으로 던지는가 하면, 경비실이나 주차장 앞에서 똥을 누기도 했다. 이런 상황이 반복되어 병원 진료 결과, 전두측두엽 치매로 판정받았다.

전두측두엽 치매는 전두엽과 측두엽 손상으로 발생한다. 화를 많이 내고, 성격 변화가 심하다. 고집이 세지고, 폭력적이고, 게을러진다. 변화를 싫어하고, 반복적인 행동을 한다. 기억력과 길을 찾는 인지기능은 유지된다. 공간 기능의 두정엽의 세포가 아직 살아 있어서 길을 잃어버리지 않는다. 독특한 성격 장애로 한 가지 일에 집착하면 절대로 포기하지 않고 반복해서 행동한다. 인지장애로 인해 여성 어르신의 경우 가게에서 계산을 하지 않고 나오기도 한다.

어르신은 전두측두엽 치매 증상들이 이상행동으로 나타났다. 목욕하자고 하면 "이따 한다", "아침에 했다", "어제 했다", "내일 할 거다", "용순이 아줌마도 안 했다. 그래서 나도 안 한다" 등 말로는 어르신을 이길 수가 없었다. 생각지도 못할 핑계를 잘 둘러대셨다.

어르신은 한 가지 음식을 장기간 드셨다. 다른 음식을 권하면 이유 없이 싫다고 했다. 국수를 아침 점심 저녁으로 두 달을 먹었다. 보호자의 말에 반신반의했는데, 사실이었다. 서비스를 제공하면서 요양보호사의 말에 의하면, 국수를 좋아했던 어르신이 이제는 삼겹살로 바뀌었다고 했다. 삼겹살을 한 달째 드시고 있다고 했다.

다른 음식을 해드리면 첫마디가 "안 먹는다"였다. 그러면서 거부한다고 했다. 요양보호사나 가족은 두세 번 권했는데, 어르신이 손으로 치면서 안 먹는다고 하면 드리는 것을 멈추게 된다. 영양 관리 차원에서 어쩔 수 없이 집착하는 음식을 또 드리게 된다. 이렇게 한 가지 음식을 한두 달 드시는 것이 반복됐다.

어르신은 같은 질문을 반복해서 하셨다. 전에 했던 질문을 또 묻고, 다르게 대답하면 왜 거짓말하느냐고 금세 알아차리고 따졌다. 이럴 때는 깜짝 놀랄 정도의 기억력을 발휘하셨다. 요양보호사의 이야기에 따르면, 출근할 때 뭔가 사 오겠다고 했다가 다음 날 출근할 때 안 사 오면, 어르신은 따지듯 물었다고 했다. 그래서 어르신에게는 지킬 수 없는 약속을 하면 안 된다고, 요양보호사 교체 때마다 꼭 전달한다. 이 어르신에게는 사소한 거짓말도 하면 안 된다.

어르신의 개별적 특성 및 이상행동

어르신의 개별적 특성에서 일반적 특성은 나이가 젊고, 신체적으로는 건강하다는 것이다. 도시에서 오랫동안 장사했고, 생활력이 강한 여성 가장이었다. 본인 소유 아파트에서 거주하시고, 돈에 집착했다. 노래를 좋아한다. 좋아하는 가수 유튜브를 시청하도록 하면, 따라서 노래를 부르거나 표정이 바뀐다.

주 케어자는 직장 다니면서 살림하는 딸이 했다. 좋아하는 음식은 종잡을 수 없다. 어르신의 기분에 따라서 결정되기 때문이었다. 싫어하는 음식도 마찬가지다. 혼자 있는 것을 불안해했다. 본인의 주장을 고집하는 경향이 있었다. 갈등이 생기면 분노하면서 나쁜 사람으로 비난하고, 욕하면서 밀치는 등 폭력을 행사하기도 했다.

가끔 배려심이 나올 때는 요양보호사 식사를 챙겼다. 어르신 먼저 식사를 차려드리면 "왜! 아줌마는 안 먹어? 아줌마도 먹어요" 하셨다. 요양보호사는 이런 말 한마디에 감동해 힘든 업무를 그만두지 못하고 몇 년을 서비스한다.

앞서 말했듯 전두측두엽 치매를 앓고 계시고, 특성들이 이상행동으로 나타났다. 다행스러운 것은 의심 망상이 없었다. 환각 증상이 없고, 언어능력은 의사소통에 장애가 되지 않았다. 나쁜 기억은 요양원 생활에 트라우마가 있다. 식사 이상행동으로 한 가지 음식만 고집하는 경향이 있다. 글을 잘 읽고, 전화번호부 관리를 한다. 전화 관련 일화가 있다.

어르신은 돈에 집착해 그동안 지인들의 경조사에 참석해 부의금과 축의금으로 전달했던 금액을 돌려 달라고, 며칠 동안 한 사람 한 사람씩 전화했다. 어르신의 부의금과 축의금을 돌려달라는 전화를 받은 지인 상당수가 계좌로 보내왔다고 한다. 어르신이 치매인지 모르는 지인들은 욕하고 섭섭해하는 하소연을 자녀들에게 했다고 한다.

어르신의 이상행동은 크게 세 가지였다. 인지자극활동을 하지 않겠다고 거부하는 것과 목욕하지 않겠다는 것, 한 가지 음식을 몇 달 동안 드시며 다른 음식을 안 먹겠다는 것이다. 대부분의 갈등은 어르신의 비협조인 고집으로부터 시작됐다. 딸은 본인이 원하는 대로 어머니가 따라주기를 원했고, 어르신은 많은 부분에서 "싫다"라는 고집으로 맞섰다. 가장 힘든 것은 인지자극활동을 하지 않겠다고 거부하는 것이다.

치매 가족과 요양보호사의 케어 준비

치매 가족

1. 어머니의 개별적 특성을 파악한다.
2. 개별적 특성에서 인지자극활동을 거부하는 원인을 생각해본다.
3. 어머니를 대하는 자신의 태도를 살핀다.
4. 어머니를 대하는 자신의 언어적 태도를 살핀다.
5. 인지자극활동 프로그램을 알아본다.
6. 인지자극활동 프로그램을 실행할 때 주의할 점을 파악한다.
7. 어머니가 좋아할 만한 인지자극활동 프로그램을 파악한다.
8. 인지자극활동 프로그램 관련 어머니의 특성을 요양보호사와 공유한다.
9. 어머니가 즐겁게 인지자극활동 프로그램을 할 수 있는 시간을 파악한다.
10. 어머니가 인지자극활동 프로그램을 할 수 있도록 동기부여를 한다.
11. 어머니가 인지자극활동 프로그램을 잘 수행했을 때 드릴 보상을 준비한다.

요양보호사

1. 어르신의 개별적 특성을 파악한다.
2. 개별적 특성에서 인지자극활동을 거부하는 원인을 생각해본다.
3. 어르신의 개별적 특성을 보호자와 공유한다.

4. 어르신을 대하는 자신의 태도를 살핀다.
5. 어르신을 대하는 자신의 언어적 태도를 살핀다.
6. 어르신에게 적절한 인지자극활동 프로그램을 파악한다.
7. 인지자극활동 프로그램을 실행할 때 주의할 점을 파악한다.
8. 인지자극활동 프로그램 시행 시 어머니의 특성을 가족과 공유한다.
9. 어르신이 즐겁게 인지자극활동 프로그램을 할 수 있는 시간을 파악한다.
10. 어르신에게 동기부여를 통해 인지자극활동 프로그램 거부감을 없앤다.
11. 어르신이 인지자극활동 프로그램을 잘 수행했을 때 드릴 보상을 준비한다.

치매 5등급은 2014년 7월에 신설됐다. 인지자극활동은 1회 120분이나 180분 서비스를 제공할 경우 반드시 60분은 인지자극활동 프로그램을 해야 한다. 현장에는 인지자극활동을 수용하고, 즐겁게 하시는 어르신들보다 거부하는 어르신들이 많다.

치매 어르신은 기억력 손상과 실행장애가 있고, 단어 선택이 어려우며 주의 집중력, 이해력에 문제가 나타난다. 치매 어르신도 인정받고 싶고, 존중받고 싶은 마음이 강하다. 인지자극활동을 하면서 틀리거나, 실행하지 못할 때 자존심이 상한다는 부담감을 느낀다.

인지자극활동을 잘하시다가도 가끔 싫다고 집어치우라고 하는 때도 있다. 치매 5등급의 경우, 현장에서 인지자극활동을 거부하는 어르신을 케어하는 요양보호사들은 부담감을 많이 느낀다. 어르신은 인지자극활동을 강요하는 요양보호사를 바꿔 달라고, 기관에 전화를 주시는 때도 있다. 치매 어르신에게 제공되는 인지자극활동으로는 창조적 활동, 신체활동, 회상활동이 있다.

창조적 활동하기

1. 실패가 적은 활동을 어르신과 함께함으로써 안전하고, 즐거운 창의적 경험을 하는 활동이다.

2. 어르신의 활동 능력과 흥미를 고려한 활동으로, 어르신에게 흥미롭고 긍정적인 경험을 제공한다.

3. 가족이나 요양보호사가 어르신과 함께함으로써 인지기능을 향상시키고, 사회적 기회를 높여 즐거움을 경험할 수 있다.

4. 활동의 목적은 '완수'하는 것이 아닌, '하는 것'이라는 점을 강조해 자존감을 높일 수 있다.

5. 높은 자존감은 인지자극활동 동기가 되어 참여율을 높이게 된다.

6. 창조적 활동은 가족이나 요양보호사가 함께하는 것이 좋다.

7. 어르신의 눈높이와 선호를 파악해서 하는 것이 바람직하다.

8. 창조적 활동의 예 : 자신만의 에코백 만들기, 화분 관리하기, 일정표 만들기.

신체활동 하기

1. 신체활동은 낙상을 예방할 수 있고, 근육을 증가시킬 수 있으며, 요실금이나 욕창을 예방할 수 있다.

2. 규칙적인 신체활동은 우울증, 정신행동 증상, 섬망을 예방하는 데 효과적이다.

3. 적절한 신체활동은 근력, 관절 유연성, 폐 용량, 심혈관 기능 및 지구력 등의 향상에 도움이 된다.

4. 신체활동은 규칙적인 수면 활동에 도움 되고, 식습관, 자존감을 향상

시키며, 혈압, 스트레스, 불안 등을 줄여 준다.

5. 치매 어르신의 신체적·심리적 개별적 특성을 고려해 규칙적이고, 즐겁게 참여할 수 있도록 유도하는 것이 중요하다.

6. 신체활동은 신체조건에 맞게 가벼운 스트레칭하기, 산책하기, 앉아서 하는 손동작하기, 의자에 앉아서 하는 다리 동작 등이 있다.

회상활동 하기

1. 회상활동은 가족이나 요양보호사와의 상호작용으로, 과거의 좋은 일들을 기억해내어 자존감을 높일 수 있다.

2. 큰 업적을 이룬 기억이나 즐거웠던 기억을 회상했을 때 칭찬하고, 지지함으로써 어르신의 자존감을 높일 수 있다.

3. 어르신의 좋은 기억을 공감하고 지지하는 것은 케어자인 가족과 요양보호사와의 라포 형성에 중요한 요인이 된다.

4. 어르신의 회상활동에 도움이 되는 것으로는 사진, 기록, 상패, 기타 물건들이 있다.

5. 좋은 회상활동 방법은 어르신의 속도에서 맞춰 경청한다. 내용이 맞지 않더라도 수용한다. 어르신에게 배운다는 느낌이 들도록 궁금해한다. 치매 어르신의 개별적 특성에서 파악된 좋은 기억을 활용해서 주제를 변경한다. 어르신이 즐거워하는 주제를 선정해 진행하고 강요하면 안 된다. "싫다" 하면 멈춰야 한다.

성공적인 인지자극활동 프로그램을 실행하기 위해서는 어르신의 개별적 특성을 파악하는 것이 필수적이다. 학력, 성장환경, 성격적 특성, 신체적 특성, 치매의 특성, 인생 경험 등 어르신의 개별적 특성에 맞는 접근방법을 세워야 한다.

어르신이 인지활동을 거부하는 이유는 다음과 같다.

- 나는 대학을 나온 사람이다. 이런 것 필요 없다.
- 인지자극활동 프로그램이 너무 어려워 스트레스를 받는다.
- 인지자극활동 프로그램이 너무 쉬워서 본인을 무시한다고 생각한다.
- 인지자극활동은 필요 없고, 방 청소와 화장실 청소만 해주면 된다.
- 기억력 손상과 실행장애가 있고, 단어 선택이 어려우며, 주의 집중력, 이해력이 떨어져서 틀릴까 봐 두려워서 거부한다.
- 인지자극활동을 할 때 틀리면 무시할까 봐 거부한다.
- 인지자극활동을 하면서 틀리면 "이것도 못 해요?"라고 핀잔을 주거나, 하기 싫은데 강요당하거나 하면 인지자극활동을 거부한다.

인지자극활동을 거부하는 이유는 어르신의 일반적 특성, 성격적 특성, 신체적 특성, 인지 상태, 이상행동 특성 등 개별적 특성에 따라 다르다. 그래서 어르신의 개별적 특성을 파악하는 것은 인지자극활동을 성공적으로 실행하는 데 있어서 매우 중요한 요소다.

개별적 특성에서 예측되는 이상행동 증상 원인

1. 전두측두엽 치매의 이상행동 증상이 있다.
2. 인지자극활동을 잘해야 한다는 부담감이 있다.
3. 요양보호사의 동기부여 부족 또는 라포 형성이 부족했다.
4. 인지자극활동의 효과성에 대한 이해가 부족했다.
5. 목욕 거부는 치매 어르신들의 특징 중 하나다.

치매 가족과 요양보호사의 어르신 케어 방법

치매 가족
1. 개별적 특성에서 인지자극활동을 거부하는 원인을 찾는다.
2. 어머니의 인지자극활동을 관찰하고 기록한다.
3. 어머니가 좋아하는 활동으로 즐거움을 드린다.
4. 인지자극활동에 동기를 부여한다.
5. 인지자극활동에서 부분적으로 잘하는 것은 진심으로 칭찬하고 지지한다.
6. 어머니가 본인이 잘하고, 가족이나 요양보호사를 가르쳐준다는 기분이 들 도록 한다.
7. 칭찬이나 지지할 때 안아주거나, 손을 잡아주는 등 행동적인 모습을 보여 준다.
8. 인지자극활동을 잘할 때는 보상한다.
9. 인지자극활동을 강요하지 않는다.
10. 안 먹는다고 해도 옆에서 맛있게 먹고, 어르신 것은 그 자리에 둔다.
11. 안 먹는다고 밀쳐도 이 보 전진을 위한 일 보 후퇴라는 생각으로, "네" 하고 음식을 다른 곳으로 옮겨서 먹고, 어르신 것은 남겨둔다.

12. 음식을 남겨두면 어르신은 슬쩍 와서 맛을 본다. 어르신이 맛보고 있으면 자리를 피해준다.

요양보호사

1. 어르신의 인지자극활동을 관찰하고 기록한다.
2. 어르신의 인지자극활동 거부 이유를 찾는다.
3. 인지자극활동은 공부가 아니다. 시험공부가 아닌 놀이 개념의 활동으로 인식하고, 어르신들에게 부담을 주어서는 안 된다.
4. 인지자극활동은 그날그날의 분량을 '완성'하는 것에 목표를 두면 안 되고, 그냥 '하는 것'에 목표를 두어야 한다.
5. 어르신에게 인지자극활동이 부담되어서는 안 된다.
6. 인지자극활동을 거부하는 어르신의 의견을 듣는다.
7. 어르신이 인지자극활동을 할 때는 진심 어린 표정과 태도로 경청한다.
8. 어르신의 인지자극활동에서 이치에 맞지 않는 말을 하거나 행동하더라도 지적하거나 설명하려고 하지 말고 수용한다.
9. 어르신이 인지자극활동을 무난히 수행한다면, 안아주거나 고개를 끄덕여 엄지척하고 칭찬을 아끼지 않는다.
10. 어르신이 좋아할 만한 프로그램을 개발한다.
11. 어르신에게 제공할 인지자극활동 프로그램을 기관의 프로그램 관리자와 협의한다.
12. 인지자극활동 프로그램 제공과정을 관찰하고 기록해 보호자, 프로그램 관리자와 공유한다.

개별적 특성에 따른 케어 결과

1. 인지자극활동과 더불어 일상생활 함께하기를 병행해서 인지자극활동의 거부감을 줄였다.
2. 처음에는 짧은 시간을 하고 점점 시간을 늘렸다.
3. 여러 가지 인지자극활동을 보여주고, 어르신이 선택하는 것을 주로 했다.
4. 어르신이 잘한다는 느낌을 받을 수 있는 것부터 시작했다.
5. 자존감을 높일 수 있는 인지자극활동을 하고, 누워 있기를 보상으로 했다.
6. 인지자극활동 시 어르신이 부담을 느낀다는 생각이 들면, 다른 활동으로 변경하거나 중단하고 쉬었다가 쉬운 것으로 한다.
7. 안 먹는다고 해도 옆에서 맛있게 먹고, 어르신 것은 그 자리에 둔다.
8. 목욕 방법은 어르신이 원하는 방법으로 했다.
9. 요양보호사가 먼저 욕실에 들어가면서 어르신이 참여하도록 했다.
10. 안 먹는다고 밀쳐도 이 보 전진을 위한 일 보 후퇴라는 생각으로 "네" 하고 음식을 다른 곳으로 옮겨서 먹고 어르신 것은 남겨둔다.
11. 음식을 남겨두면 어르신은 슬쩍 와서 맛을 본다. 어르신이 맛보고 있으면 자리를 피해 준다.

생각해보기
나의 태도와 행동이 치매 어르신의 이상행동 증상 원인이 된 것은 아닌지 되돌아본다.

현장에서 습득한 일반적인 치매 어르신의
인지자극활동 프로그램 거부 케어 방법

1. 인지자극활동을 거부하는 원인을 파악한다.
2. 인지자극활동 할 때 어려워하거나 싫어하는 경우 하지 않는다.
3. 어르신의 개별적 특성에 맞는 인지자극활동을 선정하고, 어르신의 의견을 반영한다.
4. 인지자극활동은 공부가 아니다. 공부라는 말로 어르신에게 부담을 주면 안 된다. 놀이하듯 하고 힘들어하면 다른 활동을 하면 된다.
5. 치매 어르신들에게 "공부합시다"라는 표현을 하면 안 된다. 놀이와 같은 개념의 활동으로 표현하는 것이 좋다.
6. 인지자극활동 할 때 동기를 부여하고 적절한 보상을 한다.
7. 가족과 요양보호사는 어르신과 함께할 인지자극활동을 충분히 알고 있어야 한다.
8. 가사활동만 하면 된다고 하면, 인지자극활동을 해야만 가사활동 도움을 드릴 수 있다고 설명한다.
9. 가사활동할 때도 함께하고, 가급적 어르신의 잔존기능을 활용해서 간단한 활동은 직접 하도록 유도한다.
10. 인지자극활동에 필요한 자료를 준비하고, 적절한 장소를 선정한다.
11. 어르신이 쉽게 할 수 있는 활동을 파악하고, 거부감이 생길 우려가 있는 활동은 피한다.
12. 어르신의 눈높이와 속도에 맞춘다.
13. 활동 방법을 간단히 설명하고 시범을 보인다.
14. 활동 방법에서 가족과 요양보호사가 참여하는 활동을 한다.
15. 가족과 요양보호사는 어르신이 자신감을 가질 수 있도록 동기를 부여하고 격려와 지지를 한다.
16. 어르신의 실수를 지적하지 않고, 장점을 많이 칭찬하면서 천천히 기다림을 가지고 실행한다.

17. 작은 행동이라도 수행하는 경우, 칭찬하고 지지한다.

18. 회상활동 할 때 경청하고 수용한다.

19. 회상활동 할 때 진심 어린 말투로 칭찬과 지지를 한다.

20. 어르신이 회상활동 할 때 진심 어린 태도로 어르신이 존중감을 느끼도록 한다.

21. 신체활동 전에 어르신의 신체상태를 파악한다.

22. 어르신의 신체상태에 맞는 신체활동을 선택한다.

23. 신체활동할 때 낙상에 유의한다.

24. 창조활동은 어르신과 협의해 결정하거나 가족이나 요양보호사가 몇 가지를 준비해서 어르신이 선택하도록 한다.

25. 창조활동은 '완성'에 목적을 두기보다 '하는 것'에 목적을 둔다.

26. 방 청소, 화장실 청소 등 가사활동을 중요시하면서 인지자극활동 프로그램을 거부할 때는 60분 동안 프로그램을 하지 않으면 등급이 취소될 수 있다고 하면 60분 인지자극활동을 수용한다.

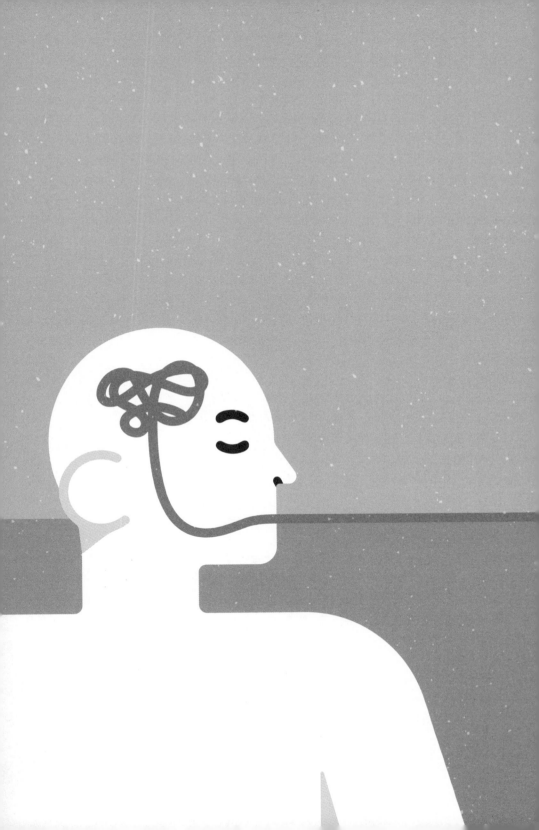

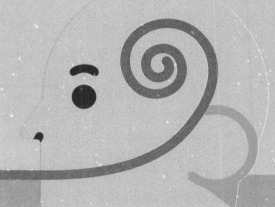

9장

치매 이상행동 9
- 섬망, 뒤적이기

단지 이사를
했을 뿐인데

　예쁘신 94세 여성 치매 어르신은 배우자와 살아왔다. 그런데 2개월 전 배우자가 돌아가시고, 현저히 건강이 악화하기 시작했다. 무감동 증상이 나타나고, 우울증이 나타났다. 식사량이 줄어들고, 수면시간이 불규칙해졌다. 시간이 지남에 따라 기저귀 케어를 하는 상황에 이르렀다.

　걸어서 화장실에 가는 것이 어려워져 대부분 시간을 침대에 누워 지냈다. 침대에 누워 지내는 시간이 많아지면서 보행도 어려워졌다. 겨우 침대 난간을 잡고 일어나는 정도 수준에 머물렀다. 걷기가 어려워지면서 이동 변기를 사용했으나 이것마저 힘들어지면서 침대에서 기저귀 케어가 시작됐다. 대변은 겨우 일으켜 침대에 걸터앉아 이동 변기를 이용했으나 소변은 기저귀로 해결했다.

　침대에 누워 있는 시간이 많아지면서 엉덩이 꼬리뼈 부분에 욕창도 나타나기 시작했다. 욕창 관리를 하느라 요양보호사가 힘들어했다. 주기적인 체위 변경을 위해 신경을 써야만 했다. 어르신 체격이 80kg이 넘는 상황이라 체위를 변경하는 데 어려움이 많았다. 우울감과 불안감이 나타나서 밤과 낮이 바뀌는 수면 패턴으로 케어하는 요양보호사도 체력적으로 힘들어했다.

3개월이 지나면서 어르신의 건강은 좋아지기 시작했다. 이유는 어르신이 요양보호사에게 조금씩 마음을 열었기 때문이다. 요양보호사의 케어를 만족해했고, 심리적으로도 많이 의지하는 관계로 발전했다. 시간이 지나면서 요양보호사도 어르신에 대한 일반적 특성, 성격적 특성, 신체적 특성, 인지적 특성, 이상행동 특성 등 개별적 특성이 파악되어 이심전심으로 어르신이 무엇을 원하는지, 시시각각 어떤 것을 해드려야 하는지 파악이 됐다.

이렇게 입주 요양보호사가 서비스를 시작하게 되면서 어르신은 서서히 안정을 찾아가고 있었다. 요양보호사와 라포 형성이 됐다. 일상생활에서 활동량이 늘어나기 시작했다. 대소변 관리에서 대변 실수가 줄어들기 시작했고, 소변도 실수가 줄어들었다. 요실금 팬티를 사용하면서 일상생활을 하는 데 활기를 되찾아가고 있었다. 식사량이 증가했고, 화장실은 보행기를 이용하면서 천천히 갈 수 있는 상황에 이르렀다. 치매로 인한 이상행동 증상도 현저히 줄어들었다.

자녀들은 어머니 건강이 좋아지면서 본인들이 모실 수 있을 것으로 판단했다. 아버지가 없는 상황이라 큰 집에서 어머니 혼자서 있는 것을 염려했다. 경제적으로 힘들었는지 부모님 집을 처분하고, 어머니와 생활하는 것을 고려했다.

몇 개월 지나지 않아 아들은 부모님 집을 처분하고, 어머니를 본인들 집으로 모셔 왔다. 그런데 이사 온 후 이틀째부터 이상행동이 시작됐다. 낮에도 혼자서 화장실을 찾지 못했다. 당황스러운 기색이 역력했다. 안절부절못하고 바지에 오줌을 싸고 말았다. 바닥에 흐르는 오줌을 보고, 어르신 자신도 믿기지 않는 듯 어쩔 줄 몰라 했다.

식사량이 현저히 줄어들기 시작했고, 방에서 나오지 않으려고 했다. 환시 증상도 나타나기 시작했다. 여기가 어디냐고 묻고, 우리 집이 아니라고 집에 가야 한다고 고함을 질렀다. 저녁쯤에는 방문 앞에 누가 자신을 못 가게 막고 있다고 했다. 나는 집에 가고 싶은데, 저 사람이 나를 못 가게 막는다고 요양보호사에게 "저 사람 가라고 해"라고 소리를 질렀다.

수면시간이 불규칙해지고, 밤과 낮이 바뀌었다. 대소변을 가리지 못하고, 환청이 들리는지 혼자서 웅얼거리는 소리로 밤새도록 누군가와 대화했다. 이사한 지 일주일째에 간호사를 불러 영양제 주사를 맞게 됐다. 어르신은 집에서 케어가 불가능하게 되어 결국 병원에 입원하게 됐고, 건강이 개선되지 않아서 요양병원으로 입소하게 됐다. 어르신은 아들 집으로 이사하면서 바뀐 환경에 적응하지 못한 치매 어르신 특성이 그대로 나타난 사례였다.

어르신의 개별적 특성 및 이상행동

어르신은 결혼해서 최근 아들 집으로 이사하기 전까지 한집에서 사셨다. 어르신의 말씀으로는 70년 넘게 사셨다고 했다. 일상생활 습관 중 매일 집 마당에 나와서 일광욕을 즐겼다. 배우자와 함께 오래 살았고, 자녀들은 각자의 생활이 바빠서 자주 찾아오지 않는 편이었다고 한다. 배우자가 90세가 넘도록 건강하게 사신 편이었다. 부부 중심의 노년을 오랫동안 보내셨다.

부부간의 신뢰가 깊었고, 서로 챙기며 의지하면서 행복하게 살았다고 했다. 나이가 들면서 식사량이 많이 줄어들었고, 싱겁게 드시는 편이었다. 좋아하는 음식은 생선류를 많이 드셨다. 보청기를 착용해서 의사소통에는 문제가 없었다. 시력도 좋은 편이었다. 수면 패턴은 아침잠이 많아서 10시가 넘어야 일어나셨다. 주 케어자는 요양보호사였다.

성격적 특성은 우울 성향의 소심한 성격이었다. 화가 나도 소리를 지르거나 공격성을 보이는 때는 없었다. 요양보호사에게 항상 고맙다고 인사를 했다. 말씀이 없는 편이었고, 조용히 혼자 있는 것을 좋아했다.

신체적 특성은 보행이 어려워 이동 변기를 사용했다. 밤에는 기저귀를 사용하고, 침대에는 방수 매트를 깔았다. 치아는 틀니를 사용하고 있지만, 관리를 잘해서 씹는 데 문제가 없었다. 인지적 특성은 파킨슨병 치매를 앓고 있었다. 환각 증상으로 환시, 환청 증상이 나타나기도 했다.

현장에서 파킨슨병을 앓고 있는 어르신들을 케어하는 과정에서 파킨슨 치매로 진행되는 것을 봤다. 파킨슨병 증상에서 나타나는 손 떨림, 몸의 균형 약화, 보행장애, 근육경직 혹은 마비, 수면장애, 후각 손실 등은 시간이 흐름에 따라 악화된다. 건강이 악화되면서 우울증, 환시, 환청 등의 치매 증상들이 나타났다. 안절부절못하고 걱정을 많이 하는 성격으로 변해갔다. 어떤 연구에서는 장기간 먹는 파킨슨 치료 약이 치매의 원인이 된다고 하는 사람도 있다.

일상생활 동작 수행 능력이 저하되어 부분적으로 요양보호사의 도움을 받고 있었다. 손 떨림이 심하고, 균형 저하로 발끝을 끌면서 걸어서 낙상이 여러 차례 발생했다. 그래서 이동할 때는 반드시 부축이 필요한 상태였다. 우울 증상을 보였고, 혼자 남겨짐에 대한 불안감이 나타나기도 했다. 질병은 고혈압과 당뇨를 앓고 있었다.

어르신의 이상행동은 지남력이 현저히 저하되어 환시, 환청 증상이 나타나고, 초조감과 불안감이 나타났다. 이사로 인해 낯선 환경에 적응하지 못해서 다양한 이상행동 증상이 나타났다. 시간이 갈수록 소변으로 옷을 적시거나 급기야는 대변도 처리가 불가해져서 기저귀를 사용하게 됐다.

침대에서 내려오지를 않으려 했고, 밤낮을 가리지 않고 환시 증상과 환청 증상이 나타났다. 식사를 못 해서 영양제를 맞았으나 개선되지 않았다. 집에 가야 한다고 고함을 지르기도 하고, 혼자서 웅얼거리면서 누군가와 대화하는 증상이 나타나기도 했다. 자녀들을 알아보지 못하고, 누구냐고 소리를 지르기도 했다. 결국 아들은 병이 더 악화되는 것을 막기 위해 병원에 입원시키는 결정을 했다.

치매 가족과 요양보호사의 케어 준비

치매 가족

1. 이사 전 어르신의 개별적 특성을 파악한다.
2. 이사 전 어르신의 개별적 특성을 관찰하고 기록한다.
3. 이사 전 어르신의 생활공간 환경을 파악한다.
4. 이사 전 이사로 인해 나타날 수 있는 이상행동 증상을 파악한다.
5. 이사 전에 이사 후 어르신이 사용할 생활공간을 이사 전 생활공간과 될 수 있으면 같게 꾸민다.
6. 이사할 때 어르신이 사용했던 물건들을 파악한다.
7. 이사 후 어르신 케어 계획을 가족이 논의하고 마음가짐을 준비한다.

8. 이사 후에도 어르신이 사용했던 물건을 그대로 사용하도록 한다. 어르신이 사용했던 수건, 수저, 식기, 간식 접시 등 하찮다고 생각되는 것들이라도 이사 후 사용하도록 챙긴다.
9. 이사 후 어르신이 좋아하는 가족은 수시로 어르신에게 관심을 가지고 수킨십을 한다든지, 어떻게 정서적으로 지지할 것인지 연구한다.

요양보호사
1. 이사 전 어르신의 개별적 특성을 관찰하고 기록한다.
2. 이사 후 나타날 수 있는 이상행동 증상을 파악한다.
3. 이사 후 나타날 수 있는 이상행동 증상을 파악하고 보호자와 공유한다.
4. 이사 후 나타날 수 있는 이상행동 대처 방법을 논의하고 공유한다.
5. 이사 후 나타날 수 있는 이상행동 증상을 줄일 수 있는 환경조성을 논의하고 준비하는 데 협력한다.
6. 이사 후 나타나는 이상행동 증상 대처 방법을 파악한다.
7. 이사 전 사용했던 생활용품은 이사 후에서 사용할 수 있도록 준비한다.
8. 사소한 것이라도 어르신이 사용하는 물건을 버리지 않고 챙기도록 한다.

필자의 현장 경험에 따르면, 치매 어르신은 환경 변화에 적응하는 데 큰 어려움을 겪는다. 요양보호사가 바뀌어도 어려움을 겪는다. 새로운 사람들과 적응도 어렵다. 영국 케임브리지대 MRC 인지와 뇌과학 유닛 토마스 코프(Thomas E. Cope) 박사는 "모든 치매의 핵심에는 한 가지 중요한 증상이 있다. 상황이 갑자기 변화거나 진행될 때 대처하기 어려워한다는 것이다"라고 말했다. 환자가 익숙한 환경에 머물면서 모든 일이 계획대로 되면 괜찮다. 하지만 가전제품이 고장 나거나 낯선 장소에 가는 순간, 새로운 상황에 대처하기가 매우 힘들다는 것을 깨닫는다. 단적인 예로 신상품 핸드폰은 어르신들을 혼란스럽게 한다. 가급적 단순한 상품을 사드리는 것이 좋다.

그 원인을 파악하기 위해 연구팀은 뇌의 다른 영역에 영향을 미치는 네 가지 치매 중 하나를 각기 진단받은 사람들 75명의 데이터를 분석했다. 분석 결과 다중 정보망이 우리가 세상을 어떻게 인식하는지, 근본적인 것과 관련이 있음을 발견했다. 이는 우리가 사진을 보고 즉시 얼굴을 골라내고 관련 정보를 찾을 수 있는 데 반해, 치매 어르신은 사진을 보고 혼란을 느끼고 중요한 것을 즉시 골라내지 못한다고 설명했다.

토마스 코프 박사는 치매 어르신을 케어하려면, 새로운 것에 관해 설명하거나 다른 일을 할 것이라고 알려주는 데 더 많은 시간을 들여야 한다고 했다. 변화가 있을 때 이점을 더 많이 반복하고, 뇌가 새로운 상황을 인식할 때 치매 어르신에게 인내심을 갖고 기다려주는 것이 얼마나 중요한지 이해가 필요하다고 했다.

이사를 했다는 것은 전혀 다른 세계로 왔다고 할 수 있다. 새로운 세계로 왔기 때문에 새로운 환경에 적응이 필요하다. 그런데 단기 기억 상실인 치매 어르신의 경우 반복 경험을 통해 환경에 적응해야 하는데, 고령의 치매 어르신은 적응하지 못하고 과도한 스트레스로 인해 건강이 악화하기 시작한다는 것이다.

치매 어르신이 집에서 케어받다가 요양원에 입소할 경우, 급속도로 건강이 악화하는 이유는 생활환경의 변화 때문이다. 치매 어르신이 요양원에 입소 후 적응에 실패했을 때 단기간에 돌아가실 확률이 높다. 반대로 치매 어르신이 요양병원에 계시다가 집으로 돌아왔을 때 걷지도 못하던 어르신이 걷고, 심리적으로도 안정되어 건강이 좋아지는 경우를 많이 봤다.

개별적 특성에서 예측되는 이상행동 증상 원인

1. 익숙한 환경에서 낯선 환경으로 이사했다.
2. 익숙하지 않은 사람들과 생활이 시작됐다.
3. 낯선 생활환경 적응에 어려움을 겪는 치매의 특성이 나타났다.

치매 가족과 요양보호사의 어르신 케어 방법

치매 가족

1. 이사 전에 사용했던 물건을 어르신 방에 최대한 배치한다.
2. 이사 전 어르신 방 환경과 현재의 방 환경을 같게 한다.
3. 집에서 어르신이 이동하는 동선을 이사 전 환경과 유사하게 꾸민다.
4. 어머니가 가장 신뢰하는 사람이 정서적 지지를 많이 한다.
5. 어머니와 스킨십을 많이 하고, 새로운 환경에 적응하도록 돕는다.
6. 환시 증상이 나타날 때는 수용하고 지지한다. 길어진다면 화제 전환을 한다.
7. 이사 후 어르신이 좋아하는 가족은 수시로 어르신에게 관심을 가지고 스킨십을 하고 다정하게 정서적 지지를 한다.
8. 집에 간다고 할 때는 함께 잠깐 나갔다가 화제를 전환한 후 집으로 온다.
9. 혼자서 환청 증상으로 누군가와 대화할 때는 방해하거나 못하게 하는 것보다는 화제 전환을 한다. 특히 스트레스를 받는 상황이라면 바로 화제 전환을 할 필요가 있다.
10. 식사할 때는 어르신이 가장 신뢰하는 가족이 함께하는 것이 좋다.
11. 배변 훈련을 통해 정해진 시간에 배변 활동을 하도록 유도한다.
12. 어머니가 배변이 마려울 때 하는 습관을 파악하고, 미리 대처하도록 하면

실수를 줄일 수 있다.

13. 식사는 충분한 시간을 가지고 드리며 재촉하지 않는다

14. 식사 거부 시 뉴케어 등을 드시도록 한다. 일일 3회 450ml 정도면 영양 관리에 충분하다.

15. 어머니의 신체상태를 파악하고, 약물 케어를 고려한다.

16. 약물 케어 시 어르신을 모시고 진료받도록 하고, 현재 나타나는 이상행동 증상을 그대로 전문의에게 전달한다.

17. 약물 케어 시 부작용을 관찰하고 기록해 전문의에게 전달한다.

18. 항파킨슨 약물들은 악몽을 유발하고, 망상과 초조행동이 나타나는 등 부작용이 나타난다.

요양보호사

1. 어르신의 개별적 특성을 반영해 케어한다.

2. 어르신이 존중감을 느끼도록 진심 어린 태도로 말과 행동을 한다.

3. 어르신의 이상행동을 관찰하고 기록해 보호자와 공유한다.

4. 이사 전과 같게 어르신이 사용하는 방을 꾸미고, 어르신이 사용하던 물건들을 진열해 환경 변화를 최소화한다.

5. 환시 증상이 나타나면 부정하지 않고 수용한다. 다만 어르신이 분노하거나 스트레를 받는다면 즉시 화제를 전환하고, 손을 잡아주거나 하면서 안정을 취하도록 돕는다.

6. 환청 증상이 나타나면 즉시 개입하지 말고, 말을 걸어서 화제 전환을 한다.

7. 식사를 거부할 때는 충분히 기다려주고 천천히 드시도록 유도한다.

8. 대변 실수 예방을 위해 배변 습관을 파악해 일정 시간에 배변을 유도한다.

9. 옷에 대변을 실수했더라도 혼내듯이 나무라지 말고 처리해준다.

10. 어르신의 배변 전 습관을 파악하고 선조치하도록 한다.

11. 어르신의 소변 습관을 파악하고, 일정 시간에 소변을 보는 습관을 들인다. 식사 후나 물을 마신 후에는 2시간 간격으로 화장실에 갈 것을 유도한다.

12. 옷에 소변을 실수했을 때 야단치듯 하지 말고, 웃는 표정으로 다정하게 처리해준다.

13. 약물 케어 시 정해진 시간에 투약한다.
14. 약물 부작용을 관찰하고 보호자와 공유한다.
15. 이상행동 증상이 나타나면 보호자와 공유하고 대처방안을 모색한다.

개별적 특성에 따른 케어 결과

1. 어르신이 병원 입원 기간에 이사 전에 어르신이 사용했던 물건을 방과 생활공간에 배치해서 환경 변화를 최소화했다.
2. 복지 용구를 사용해 낙상을 예방할 수 있도록 안전 손잡이를 이동경로에 설치했다.
3. 비약물 케어와 약물 케어를 병행했고, 입주 요양보호사는 약물 부작용을 관찰했다.
4. 어르신이 좋아하는 아들이 아침저녁으로 손을 잡아주거나 안아주는 등 스킨십을 통해 심리적으로 안정감을 느끼도록 했다.
5. 퇴원 후에는 점점 안정을 찾아갔고, 한 달쯤 되어서는 이사로 인한 환경 변화에 적응하기 시작했다.
6. 대소변 실수가 줄어들기 시작했고, 초조감 불안감이 현저히 감소했다.
7. 식사량도 서서히 늘었다. 식사는 아침과 저녁은 아들과 했다.
8. 환시와 환청 증상도 점점 횟수가 줄었다.
9. 어르신은 병원 퇴원 후 2달쯤에는 이사 전 어르신 댁에서 생활했던 컨디션을 찾았다.
10. 비약물적 케어와 약물적 케어를 동시에 했다.

생각해보기
어르신의 개별적 눈높이와 마음 높이에서 어르신 중심 서비스가 제공되어야 한다. 현장에서 치매 어르신을 대상으로 보호자나 요양보호사가 자신들 눈 높이에서 자신들의 경험, 지식, 기준에 맞춰 케어자 중심의 서비스를 제공하는 경우가 있다. 케어자 중심 서비스는 치매 어르신과의 갈등을 일으키는 원인이 된다.

현장에서 습득한 일반적인 치매 어르신의 이사로 인한 이상행동 케어 방법

1. 치매 어르신의 환경 변화는 망상, 환시, 환청, 초조, 불안, 공격성, 수면장애 등의 정신행동 증상인 섬망 증상으로 나타났다.
2. 섬망 증상은 케어자와 관계 악화 → 식사 거부 → 침대 생활 → 낙상 위험 → 보행 불가 → 건강 악화 등으로 연결되는 사례가 많다.
3. 치매 어르신의 섬망은 일반 어르신의 건강 악화로 나타나는 섬망과는 다르다. 일반 어르신의 섬망 증상에 더해 단기 기억 상실로 인한 여러 가지 섬망 증상이 더 심각하게 나타난다.
4. 치매 어르신에게는 새롭고 좋은 환경보다 지금까지 살아온 익숙한 환경이 이상행동 증상을 예방할 수 있다.
5. 치매 어르신의 섬망 예방에 필요한 것은 어르신이 좋아하는 요양보호사에게 오랫동안 서비스를 받는 것이다.
6. 치매 어르신은 새로운 사람들과 관계 형성을 어려워한다.
7. 이사를 했다면 이사 전 생활공간에 있던 물건들을 그대로 사용하도록 하는 게 좋다.
8. 이사한 공간은 환경을 이사 전 생활했던 공간과 최대한 유사하게 꾸밀 필요가 있다.
9. 가족은 치매 어르신이 새로운 환경에 적응할 수 있도록 이사 초기에 어르

신에게 정서적으로 지지하는 시간을 늘리면 좋다.

10. 환시, 환청, 초조, 불안과 같은 섬망 증상이 나타날 때 진심 어린 태도와 언행으로 조용히 수용하고, 스트레스를 받지 않도록 다정하게 안아주는 등 스킨십을 해준다.

11. 치매 어르신의 섬망 증상이 나타날 때 가르치려 하거나 부정적인 언어를 사용하지 않는다.

밤이면 냉장고 안 물건과
옷장 속 옷들을 꺼내 어지럽힌다

어르신은 장기요양 2등급, 96세 여성으로 홀로 사셨다. 오전에는 요양보호사가 돌봐 드리고, 오후부터는 딸이 케어하셨다. 8개월 전까지만 해도 주야간보호센터를 다녔다. 주야간보호센터를 다니지 못하게 되면서 집에서 케어가 이루어지고, 보호자의 케어 부담은 혼자서 감당하기 어려울 만큼 늘어났다.

어르신은 그림 그리기를 좋아해서 주야간보호센터를 다닐 때 많은 그림을 그려서 주위 사람들의 부러움을 받았다고 했다. 그래서인지 지금도 집에는 여러 그림이 벽에 붙어 있다. 가끔은 어르신께서 그림을 가리키며, 본인이 그린 그림이라고 자랑하곤 했다.

치매가 심해지면서 어르신의 이상행동 증상이 나타났다. 주야간보호센터에서 서비스를 지속할 수 없다고 통보받았다. 이유는 주위 어르신들을 지팡이나 물건 또는 주먹으로 때린다는 것이었다. 지팡이로 어르신들을 때리면서 어르신들과 뒤엉켜 싸우는 일이 많아졌다. 다른 어르신들이 기관

종사자들에게 항의하면서 서비스 불가 통보를 받았다.

현재는 대소변 후 뒤처리가 서툴다. 새벽에 혼자서 화장실을 이용할 때면 화장실에 다녀온 흔적을 이동 경로에 남겨 놓는다. 화장실에서 기저귀를 풀지 못하고 뜯어서 찢어 벗는다. 그러는 과정에서 대변이 나오고, 뜯는 과정에서 손으로 만지게 되어 묻는다. 순간 어르신의 뇌는 손을 닦아야 한다고 판단하지 못한다.

어르신은 대변을 보고 나오면서 손이 닿는 벽이나 방바닥, 물건 등에 묻히면서 거실까지 나오신다. 옷을 입으신다고 옷마다 묻히고, 손톱 아래는 대변이 끼어 있다. 기저귀는 치워야 한다는 생각에 둘둘 말아서 가지고 나와 텔레비전 아래 숨겨 놓을 때가 있다. 가끔은 옷에 싸서 둘둘 말아 숨겨 놓을 때도 있다. 입고 있는 옷은 대변 냄새가 진동한다.

요양보호사가 아침에 출근하면 어르신 댁은 냉장고 속 물건이 나와 뒹굴고 있고, 냉동실 물건들은 녹아서 방바닥에 물기가 흥건히 고여 있다. 거실에 있는 조그마한 테이블이 출입문 앞까지 이동해 있고, 옷장이 열려 있다. 옷장 속 옷은 겨울옷, 여름옷 할 것 없이 속옷까지 모두 방바닥에 나와 뒹굴고 있다. 개중에 몇 개는 보따리에 쌓여 있다.

다행인 것은 기어서 이동하기 때문에 낙상은 없다. 한번은 딸이 돈을 훔쳐 갔다는 망상이 심하게 나타나 딸에게 욕하고 공격성이 나타나기 시작했다. 이런 경우에는 밥을 먹자고 해도 공격성이 멈추지 않는다. 밥을 떠드리면 손으로 쳐서 딸이 깜짝 놀라게 하고, 마음에 상처를 입히기도 한다. 더 심할 때는 입에 있는 음식물을 얼굴에 뱉어버리는 상황이 발생하기도 한다. 인내심이 한계에 다다른 파국 상태 직전까지도 가는 경우가 있다.

보호자의 케어 부담은 요양원 입소를 고민하게 했다. 8년을 케어하면서 갈수록 힘든 케어 부담은 도망치고 싶을 때도 있다고 했다. 어머니가 처음에는 치매가 없었기 때문에 일상생활지원과 신체활동지원만 하면 됐는데, 노화가 진행되면서 신체활동지원 부담이 증가하고, 치매까지 오면서는 "힘들다", "도망치고 싶다"라는 생각이 더 자주 들었다고 했다.

일요일마다 어머니를 보러 오는 70세 아들은 케어 부담을 이렇게 하소연했다.

"집에 마누라는 암 투병 중이고 주 케어자인 누나도 70 후반인데, 어머니를 케어하느라 자녀들 삶이 무너지고 있어요."

어르신의 개별적 특성 및 이상행동

어르신의 개별적 특성에서 일반적 특성은 본인 명의로 된 집에서 생활하셨다. 결혼 후 외부 활동 없이 줄곧 집안 살림을 했다. 현재는 동거가족 없이 홀로 생활하신다. 밥은 드리는 대로 잘 드시고, 식사 시간이 1시간가량이다. 수저에 밥을 떠서 어르신 입에 넣어드려야 한다. 고개를 돌리거나 거부하면, 한참을 기다렸다가 다시 입에 넣어드려야 한다. 뛰어다니는 유아 어린아이에게 밥 먹이는 것처럼 주의를 끌면서 한 숟가락씩 드리다 보면 1시간을 넘길 때가 다반사다.

처음 본 사람도 낯 가리지 않고 살갑게 대한다. 그래서 요양보호사가 바뀌어도 쉽게 적응할 수 있다. 젊어서 배우자와 여행을 많이 다녔다고 한다. 배우자와 함께 찍은 사진이 여기저기에 걸려 있다. 음식을 가리지 않고 잘 드신다. 좋아하는 색상은 밝은색을 좋아한다. 방문하는 사람이 노란색이

나 빨간색 계통의 밝은색을 입었다면 더 반기며, 예쁘다고 말을 걸면서 좋아한다.

의사소통은 일방적이다. 보청기를 했지만 사용하지 않는 경우가 많고, 들리지 않아서 혼자서 질문하고, 상대방의 표정이나 동작을 보고 말씀하신다. 끊임없이 말씀하신다. 주 케어자는 딸이다. 성격이 밝고 사교적이다. 칭찬을 많이 하고, 배려하는 말을 많이 해서 처음 본 사람들도 웃게 만들고 편안하게 한다.

방문하면 "음료수 등 뭐라도 드려야 하는데" 하면서 챙겨주시려고 한다. 혼자 있는 것에 대한 불안감이 없어서 혼자서도 잘 지내는 편이다. 청력이 안 좋고, 걷지 못하며, 기저귀 착용을 한다. 틀니를 해야 하는 데 자꾸 빼버려서 식사할 때만 잠깐 하신다.

어르신은 알츠하이머 치매를 앓고 계신다. 단기 기억 상실이 있어서 물은 것을 또 묻는다. 실행기능이 저하됐고, 가끔 환시가 나타난다. 혼자 남겨짐에 대한 불안감이 없고, 식사 이상행동이 나타난다.

최근에 치매 이상행동 증상이 증가하기 시작하고, 물건을 던지거나 손에 든 물건으로 보호자와 요양보호사를 때리는 상황이 많이 발생했다. 기억 속에서 주야간보호센터에 가야 한다는 생각이 들 때는 지팡이를 가져오라고 소리쳤다. 안 가져오면 소리치고 욕을 하면서 물건을 던지는 등 폭력적으로 돌변했다.

다른 이상행동 증상은 밤새도록 냉장고 속 물건을 꺼내고, 옷장을 열어 옷을 꺼내어 바닥에 어지럽혀 놓는다. 아침에 요양보호사가 출근하면 냉장식품이 바닥에 널브러져 있었다. 요양보호사의 말을 빌자면 "간밤에 도둑이 들어서 집 안을 난장판으로 만들어놓은 것 같다"라고 했다.

치매 가족과 요양보호사의 케어 준비

치매 가족

1. 어머니의 개별적 특성을 파악한다.
2. 어머니의 개별적 특성을 관찰하고 기록한다.
3. 어머니의 이상행동을 파악하고 이해한다.
4. 어머니의 이상행동 증상에 대처할 방법들을 생각한다.
5. 어머니가 주야간보호센터에 가겠다고 하면 수용하는 태도를 학습한다.
6. 어머니가 보따리 싸는 것을 관찰하고, 적당히 수용하는 범위를 설정한다.
7. 어머니가 냉장고를 열어 뒤적거릴 것을 대비해서 보관 상품을 최소화한다.
8. 어머니가 옷장을 열고 옷을 꺼낼 경우를 대비해서 최소한의 옷만 손이 닿는 곳에 보관하고, 나머지는 손이 닿지 않는 곳에 보관할 수 있도록 옷을 분류한다.
9. 어머니의 대변 보는 시간을 관찰하고 기록해 기저귀 교체 시간을 파악한다.
10. 어머니가 착용하는 기저귀는 쉽게 벗을 수 있는 것으로 준비한다.
11. 어머니가 심심하지 않도록 보따리 싸기, 블록 쌓기 등 일거리를 준비한다.
12. 어머니의 안전을 고려한 케어를 준비한다.

요양보호사

1. 개별적 특성을 파악한다.
2. 개별적 특성을 관찰하고 기록한다.
3. 이상행동 증상과 원인을 파악하고 이해한다.
4. 이상행동 증상에 대처하는 방법을 생각한다.
5. 주야간보호센터에 가겠다고 하면 수용하는 자세와 마음을 준비한다.
6. 지팡이를 달라고 하면 드리고 지지하면서 화제 전환 방법을 모색한다.
7. 보따리 싸는 것을 진심 어린 표정으로 수용하는 연습을 한다.
8. 냉장고 내에 물건을 확인하고 보호자와 협의해 적정량으로 조절할 것을 논의한다.

9. 옷장에 옷을 파악하고 보호자와 협의해 적정량을 논의한다.

10. 근무 시간 동안에 어르신의 대변 보는 시간을 관찰하고 기록해 기저귀 교체 시간을 파악한다.

11. 어르신의 기저귀를 파악하고 밤에는 혼자 있다는 점을 고려해서 어르신이 쉽게 벗을 수 있는 기저귀로 구매할 것을 보호자와 논의한다.

12. 어르신의 보따리 싸는 것을 지지하고, 적정량을 옷장에 두고 관리한다. 심심하지 않도록 일거리를 드린다. 뒤적거려 놓은 것은 어르신의 일거리다.

13. 실내에서 이동 시 다치지 않도록 안전을 고려한 환경을 보호자와 준비한다.

14. 어르신의 개별적 특성을 보호자와 공유하고, 추가적인 이상행동 특성을 공유한다.

15. 이상행동을 무조건 못하게 막지 않는다. 일단 수용하고 화제 전환 등으로 멈추도록 하는 방법을 연구한다.

치매 어르신은 치매 이전의 과거 기억이 행동으로 이어지는 것이다. 냉장고를 정리해야 한다는 기억으로 냉장고 문을 연다. 다음으로 냉장고 내 물건들을 정리하는데, 여기서부터는 치매 전의 기억과 치매 후의 손상된 뇌의 실행기능이 작동한다. 순간순간 과거의 실행기능과 치매 후의 실행기능이 혼재하면서 보호자나 요양보호사가 생각하는 수준의 정리가 안 된다.

물건이 여기저기 널브러져 있는 상태를 보고, 보호자나 요양보호사는 뒤적거리고 흩트려 놓는다고 한다. 어르신의 상황에서는 나름 밤새도록 열심히 정리한 것이다. 어르신의 눈높이에서 진행된 냉장고 정리와 보호자와 요양보호사가 기대하는 정리의 기준이 다를 뿐이다.

어르신의 상황에서 정리의 기준은 순간순간의 기억과 눈에 잘 들어오는 색상이 된다. 어디에 사용하는 물건인지 알지 못하고 정리한다. 옷도 실내복인지, 외출복인지 판단하지 못한다. 색상이나 생김새로 판단한다. 생김새로도 알지 못하기도 한다. 상의를 다리에 끼고 있는 때도 있었고, 하의를 머리에 쓰고 있는 때도 있었다.

치매 어르신이 보따리를 싸고 푸는 이상행동은 어르신의 눈높이에서 이해할 필요가 있다. 일몰 증후군과 함께 나타날 수 있는 행동이다. 어르신의 안전에 문제가 없다고 하면, 어르신의 보따리 싸기를 관찰해 어르신이 선호하는 보따리를 만들어주면 좋다. 언제든 어르신이 할 수 있도록 준비해서 한쪽에 두면 좋다. 보따리 내용물은 어르신의 안전에 문제가 없도록 해야 한다.

치매 어르신의 보따리 싸기는 하루에도 두세 번 반복하기도 한다. 어르신의 행동을 막는 것보다 수용하고 지지하는 것이 필요하다. 보따리 싸기가 어르신에게는 중요한 일거리가 되기 때문이다. 움직이기를 좋아하는 어르신에게는 자존 기능을 유지할 수 있고, 활동 과정에서 혼잣말하는 것은 건강에 좋은 행동이다.

치매 어르신에게는 한 가지 이상행동 증상만 나타나는 것은 아니다. 환시, 목욕 거부, 식사 거부, 투약 거부 등 일반적으로 다양한 이상행동이 나타난다. 보호자나 요양보호사는 어르신의 개별적 특성을 관찰하고, 기록해 어르신에게 맞는 케어 방법을 찾아가야 한다. 치매가 진행성이라는 점에서 진행 과정에서 예기치 못한 이상행동이 나타나기도 한다. 이런 경우 이전의 케어 방법이 적용되지 않을 수도 있으니 새로운 케어 방법을 찾아야 한다.

현장에서 치매 어르신 케어는 여러 가지 방법을 찾고 시도해야 한다. 치매 이상행동은 질병의 진행 정도, 케어자의 케어 방법, 케어 환경, 어르신의 건강 상태 등에 따라 달라지기 때문에 때로는 비약물적 케어만을 고집하면 안 되고, 전문의와 상의해 약물적 케어를 병행하는 것이 바람직하다.

개별적 특성에서 예측되는 이상행동 증상 원인

1. 치매 이상행동 증상으로 뒤적거린다.
2. 일몰 증후군 이상행동 증상이 나타난다.
3. 딸이 가고 나면 혼자서 아침까지 지낸다.
4. 옛 기억이 나와서 냉장고, 옷장을 정리하는 습관이 나타난다.
5. 신체적 특성으로 끊임없이 움직이는 신체활동 습관이 있다.

치매 가족과 요양보호사의 어르신의 케어 방법

치매 가족
1. 개별적 특성을 요양보호사와 공유한다.
2. 개별적 특성을 관찰하고 기록한 내용을 요양보호사와 공유한다.
3. 대변 활동 시 이동과정에서 다치지 않도록 환경을 조성한다.
4. 밤에 혼자서 화장실을 가는 경우가 있으므로 화장실 불을 밝게 켜놓는다.
5. 밤에 대변 활동 시 기저귀를 잘 풀 수 있는 제품을 선택한다.
6. 대변 활동 후에 여기저기 대변을 묻혀 놓았다고 소리를 지르거나 야단치듯 하면 안 된다. 그냥 업무라 생각하고 청결하게 정리하고 정돈한다. 어르신의 손톱까지도 살핀다.
7. 어머니가 주야간보호센터에 가겠다고 지팡이를 달라고 하면 수용하고 드린다.

8. 어머니가 나가겠다고 하면 문 앞까지 나가면서 화제를 전환한다. 또는 오늘은 끝났고, 내일 가자고 한다. 무조건 안 된다고 설득하려 하거나 강요해서는 안 된다.
9. 어머니가 보따리 싸는 것을 수용하고, 적정량을 옷장에 두고 관리한다. 심심하지 않도록 일거리를 드린다. 뒤적거리거나 흩트려 놓은 것은 어르신의 일거리다.
10. 어머니가 보따리 싸는 것을 관찰해서 어머니가 좋아하는 보따리를 만들어 드린다.
11. 어머니가 보따리를 싸고 푸는 것을 수용하고 지지한다.
12. 어머니가 냉장고를 뒤질 때 물건이 떨어져서 다치는 제품은 위치를 조정하거나 다른 곳에 보관하도록 한다.
13. 어머니의 냉장고 정리를 수용하고, 안전에 문제가 될 것이 없도록 한다.

요양보호사
1. 아침에 출근해서 어르신이 바닥에 뒤적거려 놓은 상태를 수용한다.
2. 먼저 어르신의 신체상태를 확인한다.
3. 기저귀를 확인하고 대변을 봤다면, 화장실부터 이동 경로의 청결 상태를 확인하고 정리하며 정돈한다.
4. 대변을 봤다면 기저귀와 옷 상태를 확인하고 목욕시켜 드린다.
5. 바닥에 뒤적거려져 있는 상태를 정리한다.
6. 어르신의 이상행동 증상을 진심 어린 표정으로 수용하고, 차분히 정리 정돈한다.
7. 냉장고를 열어서 물건을 뒤적거려 놓았다면 어르신이 밤새워 놀이했다는 마음으로 수용하고 차분히 정리한다.
8. 어르신 앞에서 힘들다는 표정을 짓거나 소리를 질러서는 안 된다.
9. 항상 어르신 편이라는 느낌이 들도록 한다.
10. 어르신이 존중감을 느끼도록 다정한 표정으로 말한다.
11. 어르신이 주야간보호센터에 가겠다고 하면 지팡이를 드리고, 함께 이동하다가 문 앞에서 화제 전환을 하거나 어르신이 수용할 만한 방법으로 다시 집으로 들어오도록 한다. 송영 버스가 아직 안 왔다고 들어가서 기다리자고 한다던가, 오늘은 안 가는 날이라고 설명해 집으로 들어오도록 유도한다.

개별적 특성에 따른 케어 결과

1. 보호자와 요양보호사는 어르신의 이상행동을 이해하고 수용했다.
2. 어르신의 이상행동을 그러려니 하고 수용하면서 뒷정리했다.
3. 냉장고를 열어서 물건을 바닥에 뒤적거려 놓으면 조용히 정리했다.
4. 옷장을 열어 옷을 여기저기 뒤적거려 놓으면 밤새도록 놀이했구나 하고, 밝은 표정으로 정리하기로 했다.
5. 어르신의 이상행동이 어르신의 안전에 문제가 없다면 수용하는 것으로 했다.
6 기저귀는 어르신이 풀기 좋은 것으로 교체해 사용했다.
7. 밥을 드릴 때는 재촉하지 않고, 충분한 시간을 가지고 드린다.
8. 어르신이 항상 존중받는다는 느낌을 받도록, 진심 어린 표정과 다정한 말로 소통하고 있다.
9. 보호자와 요양보호사는 교대할 때 인수인계하고, 특이사항을 전달했다.

현장에서 습득한 일반적인 치매 어르신 뒤적거리기 이상행동 케어 방법

1. 어르신의 뒤적거리기 이상행동 증상을 관찰하고 기록한다.
2. 어르신이 물건을 뒤적거리는 활동을 수용하고, 안전한 환경을 조성한다.
3. 어르신이 뒤적거리는 물건 중 위험한 것은 두지 않는다.
4. 어르신의 개별적 특성을 파악해 어르신이 치매 이전에 좋아했던 활동을 일거리로 만들어 드린다.
5. 치매 어르신에게 일거리를 제공한다. 콩 고르기, 블록 쌓기, 그림책 보기, 간단한 일상생활 함께하기 등을 할 수 있도록 해서 어르신도 어떤 일을 할 수 있고, 자녀들에게 쓸모 있는 사람이라는 자존감을 느끼도록 한다.

6. 보따리에 어르신이 좋아하는 물건을 싸서 한쪽에 두고, 언제든 어르신이 싸고 풀어서 활동할 수 있도록 한다.

7. 어르신의 뒤적거리기 이상행동을 혼내듯 소리를 지르거나 힘들게 한다는 원망의 표정을 짓지 않는다.

8. 어르신께 뒤적거려 놓은 상태를 함께 정리해달라고 요청하면서 도움을 받는다.

9. 어르신이 도와주면 고맙다고 인사한다.

10. 어르신의 뒤적거리는 이상행동을 못 하도록 강제하지 않는다. 위험한 물건이나 어르신의 안전을 위협하는 경우, 다른 활동을 할 수 있도록 유도한다.

어르신 케어 월 비용 비교(2024년 5월 기준)

입주 비용(350~500만 원) > 요양병원 입소 비용(110~150만 원) > 요양원 입소 비용(일반 50~90만 원) > 주야간보호서비스 입소 비용(일반 35~50만 원) > 재가서비스 이용(일반 15~32만 원)

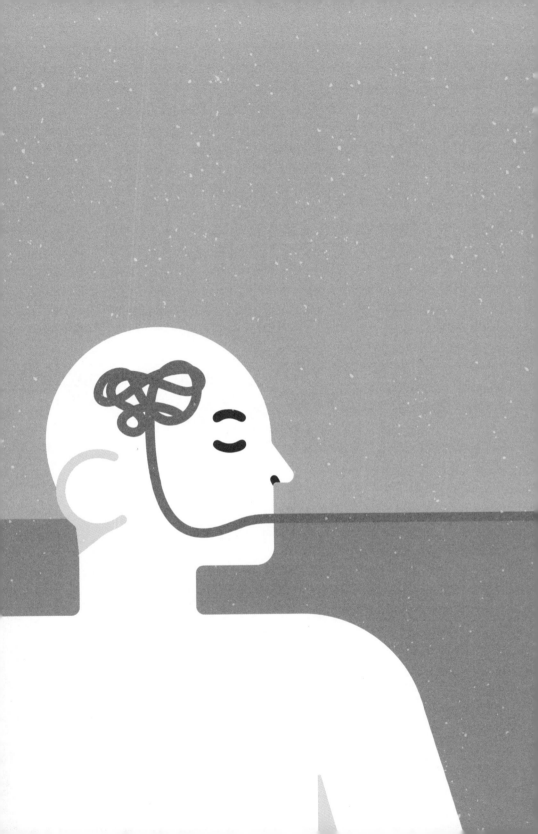

10장

치매 이상행동 10
- 반복 언어행동, 후각과 미각 기능 이상

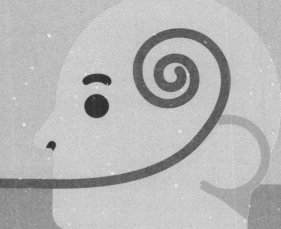

했던 말을
하고, 또 하고

어르신 댁에 방문해서 매일 듣는 이야기가 "내가 반장이었다. 나를 따라
오는 사람이 없었다"와 "고관절 수술을 ○○ 병원장한테 했는데 잘못되어
서 걷지도 못해"였다.

어르신은 여성으로, 치매가 오기 전 구청에 소속되어 지역사회 곳곳을
다니며 청소했다. 본인이 반장을 했는데, 일을 너무 잘한다고 칭찬이 자자
했다고 한다. 남들은 본인을 따라오지도 못했다고 했다. 본인이 반장이었
고, 따라올 사람이 없었다는 이 이야기는 방문할 때마다 들었다. 어르신이
요양원 입소 전까지 약 3년은 들었다.

어르신은 이야기보따리를 풀기 시작하면 기본이 1시간이다. 처음 이 일
을 시작했을 때 어르신의 이야기 도중 어느 시점에 인사하고 나와야 하는
지 많이 고민했다. 어르신이 신나게 이야기하는데, 끊고 나오기가 미안했
다. 그렇다고 언제 끝날지 모르는 이야기를 계속 들어줄 수도 없었다.

어르신은 본인의 말에 지지해드리고 칭찬하면 기분이 좋아서 계속 이야

기한다. 나중에 터득한 것은 이야기 도중이라도 "어르신, 다음에 방문할 때 또 들려주세요" 하면, 기분이 좋아서 그래 "다음에 또 와요" 하고 인사했다. 어르신은 칭찬과 지지에 자존감이 올라갔다. 항상 칭찬해드리니 좋은 사람으로 인지했다.

어르신은 동네 병원에서 딸 소개로 고관절 수술을 하게 됐다. 그런데 수술 후에 시간이 흘러도 아프기만 하고 더 나아지지 않았다. 급기야는 걷지도 못하는 지경에 이르렀다. 동네 병원에서 했는데 잘못됐다고 했다. 병원장이 수술을 권했는데 수술만 하면 걸을 수도 있고, 아플 일도 없을 거라고 설득했단다. 당시에 어르신을 포함해 많은 분이 했는데, 모두가 걷지도 못하게 됐다고 병원장을 원망하고 욕했다.

이 이야기도 방문할 때마다 하셨다. 어르신은 배우자와 함께 살았는데, 배우자인 남편은 아내를 끔찍하게 사랑했다. 병원장을 원망하는 말을 수없이 들었을 텐데 항상 아내 말을 지지해주었다. 병원장이 나쁜 놈이라며 거들기도 했다. 배우자인 남편 말로는 젊었을 때 고생을 많이 시켜 마누라 말이라면 뭐든지 해준다고 했다. 치매에 걸린 배우자가 같은 말을 하고 또 하는데, 거부감 없이 들어주기란 쉬운 일이 아니다. 사람마다 다르겠지만, 남의 말을 들어주는 것이 말하기보다 어렵다. 케어에 있어서 기분 좋게 들어주기만 해도 갈등을 줄일 수 있다. 듣기와 칭찬은 치매 어르신과 신뢰 관계 형성에 있어서 가장 좋은 방법이다.

배우자와 달리 딸은 어머니의 반복하는 말에 "아, 듣기 싫은 소리 또 하네" 하면서 어머니에게 그만 좀 하라고 소리치곤 했다. 이럴 때마다 어르신은 지지 않고, 딸에게 너 때문에 걷지도 못한다고 소리를 쳤다. 어르신은 본인이 걷지 못하는 것을 딸 책임으로 돌리고 원망했다.

딸은 짜증을 내고 나가버리고, 어머니는 소리를 지르다가 울면서 딸을 원망한다. 배우자는 아무런 말도 하지 않는다. 요양보호사는 부엌에서 무언가를 하고 있다. 집안 분위기가 싸늘해진다.

어르신의 개별적 특성 및 이상행동

어르신의 일반적 특성은 85세 여성 어르신으로, 배우자와 함께 생활하신다. 서울에서 50년을 넘게 살았다. 거주 형태는 주택 1층으로, 5평 정도 공간에서 살았다. 큰딸이 주 1회 정도 방문했고, 다른 자녀들은 멀리 제주와 지방에 살아서 1년에 1번 정도 방문했다.

가장 좋아하고 의지하는 사람은 남편이었다. 남편의 말이라면 거부감 없이 수용했다. 시장을 보는 것은 주로 남편이 해주었고, 요리는 요양보호사가 했다. 딸은 추어탕 등 음식을 사 와서 드렸다. 의사소통에는 문제가 없었으나 똑같은 말을 반복하는 것을 딸과 요양보호사가 힘들어했다. 개인적 삶의 역사에서 반장이었을 때를 가장 자랑스럽게 여겼다. 식사는 잘하는 편이었으며, 수면에도 문제가 없었다.

자기주장을 하지만, 배우자의 말을 거부감 없이 수용했다. 받는 것에 감사할 줄 알았고, 여름에는 냉장고에 있는 아이스크림을 먹으라고 자주 권했다. 배려심이 많았고, 말하기를 좋아했다. 청력과 시력은 의사소통하는 데 문제없었다. 하체를 전혀 사용할 수 없어서 팔 힘으로 엉덩이를 바닥에서 끌면서 이동했다. 기저귀를 착용했으나 화장실을 이동할 때 실변이나 실금을 대비하기 위함이었다. 치아 상태가 양호한 편이어서 불편감을 호소하거나 식사를 못 하는 때는 없었다.

인지적 특성에서 알츠하이머 치매를 앓고 있었다. 치매 특성은 같은 말을 반복하는 것이었다. 이야기가 시작되면 자기 자랑에서 시작해 원망으로 끝을 맺는다. 그래서 끝은 항상 분위기가 안 좋다. 좋은 기억은 청소 반장 시절이었고, 나쁜 기억은 고관절 수술을 병원장이 잘못해서 걸을 수 없다는 것이었다. 식사는 가리지 않고 잘 드셨다.

어르신의 이상행동은 같은 말을 매일 반복하는 것이었다. 외부 사람이 방문할 때마다 같은 말을 계속했다. 매일 방문하는 요양보호사에게 반복해서 같은 말을 하고, 필자가 방문할 때 말하고, 주 1회 방문하는 딸이 와도 말씀하셨다.

치매 가족과 요양보호사의 케어 준비

치매 가족

1. 알츠하이머 치매를 이해한다.
2. 치매 환자를 대하는 의사소통 방법을 알아본다.
3. 자신이 어머니를 대하는 태도를 관찰한다.
4. 자신이 어머니를 대하는 태도를 관찰하고, 어머니 중심의 케어를 생각해 본다.
5. 어머니의 반복되는 말을 수용하면서 주제 전환 방법을 알아본다.
6. 아버지가 어머니를 대하는 방법을 관찰한다.
7. 어머니의 눈높이, 마음 높이를 파악한다.
8. 어머니의 반복되는 말씀을 수용하는 연습을 한다.
9. 어머니를 칭찬하는 연습을 한다.
10. 어머니의 관심사를 파악한다.

요양보호사

1. 어르신의 개별적 특성을 파악한다.
2. 어르신의 이상행동을 관찰하고 기록한다.
3. 어르신의 반복되는 말씀에 소통하는 자신의 태도를 관찰한다.
4. 어르신의 눈높이, 마음 높이에서 소통하는지 자신을 관찰한다.
5. 어르신의 반복되는 말씀을 진심 어린 태도로 수용하는 연습을 한다.
6. 어르신이 무엇을 좋아하는지 파악한다.
7. 어르신을 내 편으로 만드는 방법을 파악한다.
8. 어르신의 반복되는 말씀을 경청하는 연습을 한다.
9. 어르신의 반복되는 말씀을 스트레스받지 않고, 수용하는 방법을 연구한다.

치매 어르신의 반복적인 과거 자랑은 현재를 살아가는 에너지원이다. 치매 가족이나 요양보호사는 그들의 에너지원을 지지해주고 수용해야 한다. 치매 가족과 요양보호사가 치매 어르신의 반복적인 말씀을 진심 어린 마음과 태도로 경청해주는 것은 어르신에게 보약을 드리는 것과 같다. 질병 대부분이 스트레스로 인해 발생한다고 했을 때 회상활동을 통해 행복 기억, 즉 왕년에 잘나갔던 기억을 소환해 즐기도록 하는 것은 케어 전문가의 책임이며 의무다. 노년이 되어 사회활동이 줄어들고, 경제적 수입이 없는 상황에서 뭐 하나 내세울 게 없는 어르신에게는 왕년의 잘나갔던 기억은 하루하루를 살게 하는 원동력이 된다.

치매가 진행되면서 우울증과 무기력증이 생긴 어르신에게 왕년의 잘나갔던 기억을 회상하는 활동은 하루하루를 우울증과 무기력증에서 벗어나는 방법이다. 어르신이 말씀할 때 그 어려운 상황에서 어떻게 성취했는지 대단하다고 칭찬하면서 경청한다면, 어르신과의 신뢰 관계를 형성할 수 있다.

어르신과의 돈독한 신뢰 관계는 어르신과의 갈등을 줄일 수 있고, 업무 협조를 쉽게 구할 수 있다. 어르신의 반복되는 말씀을 진심 어린 표정으로 경청하고, 지지하는 것은 전문가인 요양보호사가 지녀야 할 케어 기술이다.

간혹 보호자 중에 어르신의 정서 지원, 즉 말벗을 노는 것으로 생각하는 사람이 있다. 대상 어르신 역시 그랬다. 요양보호사의 도움이 가사 도움과 일상생활 도움에 국한하는 경우가 종종 있다. 사실 현장에서 치매 5등급 어르신이 인지자극활동이나 인지활동을 거부하는 경우가 있어서 요양보호사들이 힘들어한다. 국민건강보험공단 고시에는 치매 5등급은 반드시 60분간 인지자극활동을 하게 되어 있다.

인지자극활동 프로그램의 효과가 검증되어서 실시하는 것인데, 아직은 대상자나 보호자가 인지자극활동 프로그램을 시간 낭비하는 것쯤으로 생각하고 있다. 궁극적으로 치매 어르신의 치매 진행 속도를 지연시키고, 이상행동을 개선하기 위해서는 반드시 인지자극활동 프로그램 실행이 필요하다. 이러한 점을 보호자들은 알아야 하고, 부모님이 인지자극활동 프로그램에 참여할 수 있도록 하는 것이 좋다. 보호자들은 공단에서 제공하는 인지자극활동 프로그램과 인지자극활동에 관한 관심과 이해가 필요하다.

인지자극활동에는 모종 심기와 같은 창조적 활동, 재활과 운동에 도움이 되는 신체활동, 옛날의 긍정적이고 유쾌한 경험을 회상하는 회상활동, 등이 있다. 회상활동은 의미 없는 말만 반복하는 등의 이상행동 증상을 감소시킬 수 있다.

개별적 특성에서 예측되는 이상행동 증상 원인

1. 인정받고 싶은 욕구가 강하다.
2. 지금도 쓸모 있는 사람이라는 말을 하고 싶은 마음이 있다.
3. '나도 다 안다. 나를 함부로 대하면 안 된다'라는 방어기제가 있다.
4. 알츠하이머 치매의 이상행동 증상 중 하나다.

치매 가족과 요양보호사의 어르신 케어 방법

치매 가족
1. 어머니의 반복되는 말씀을 진심 어린 마음과 태도로 경청하고 수용해 어머니가 존중감을 느끼도록 한다.
2. 어머니의 반복되는 말을 수용하면서 주제 전환을 시도한다.
3. 어머니를 한 인간으로서 또 여성으로서 소통한다.
4. 어머니와 갈등이 발생할 때 자신의 태도를 관찰한다.
5. 어머니의 눈높이와 마음 높이에서 케어하고 있는지 자신을 관찰한다.
6. 반복되는 말씀을 감당하기 어렵다면 자리를 피한다.
7. 어머니가 반복되는 틀린 말을 하더라도 가르치려 하거나 설명하려 하지 말고, 반박하지 않는다.

요양보호사
1. 어르신의 개별적 특성을 파악하고, 특성에 맞는 방법으로 케어한다.
2. 어르신의 이상행동을 관찰하고 기록한다.
3. 어르신과 소통하는 자신의 태도에서 전문가로서의 문제가 없는지 성찰해

본다.

4. 어르신의 반복되는 말씀을 일단 수용하고, 감당하기 어려우면 화제 전환한다.

5. 전환요법 사용 시기는 어르신 말씀에 지지와 칭찬을 하고, 어르신의 기분이 좋아졌을 때 한다.

6. 화제를 전환할 때는 어르신이 수용할 만한 주제를 선택한다.

7. 어르신의 눈높이와 마음 높이에서 소통하는 습관을 기른다.

8. 어르신의 말씀을 수용할 때는 진심 어린 말과 표정으로 존중감을 느끼도록 다정하게 한다.

9. 어르신의 욕구와 습관을 파악하고, 어르신이 요양보호사가 당신 편이라는 느낌이 들도록 한다.

10. 어르신의 반복되는 말씀에 스트레스를 감당하기 어렵다면, 자리를 피하거나 다른 업무를 할 것이라고 말씀드린다.

11. 어르신의 적절치 않은 말씀에도 가르치려 하거나, 설명하려고 하지 말고, 반박하지 않는다.

12. 어르신의 이상행동 관찰내용을 보호자와 공유하고, 대처방안을 논의하고 협력한다.

개별적 특성에 따른 케어 결과

1. 보호자는 어머니의 반복하는 말을 수용하고 지지하는 노력을 했다.
2. 보호자는 어머니의 반복하는 말을 수용하기 어려울 때는 자리를 피했다.
3. 어머니와 갈등이 일어나지 않도록 가끔은 화제 전환을 했다.
4. 요양보호사는 말벗과 회상하기 등 인지자극활동을 했다.
5. 어르신의 반복하는 말을 회상하기 등 인지자극활동으로 전환했다.

6. 요양보호사는 어르신의 반복하는 말을 수용하고 지지하며 칭찬했다.
7. 회상하기 등 인지자극활동을 한다.
8. 딸과의 갈등이 현저히 줄어들었고, 인지자극활동 시간이 증가했다.
9. 어머니와 딸의 관계가 좋아졌다.

현장에서 습득한 일반적인 치매 어르신의
반복 말씀 이상행동 케어 방법

1. 어르신이 이야기를 반복해서 할 때 항상 처음 듣는 것처럼 들어준다. 어르신들이 반복하는 이야기는 대부분 자기 자랑이다.
2. 일에 대한 성과를 이야기할 때는 고개를 끄덕이고 칭찬한다. 어르신은 과거 업적으로 존중감을 느끼고 싶어서 그런다. 이런 경우 "대단하십니다. 어떻게 그 어려운 일들을 이루어내셨는지요?" 하고 진심 어린 언어와 태도로 존중감이 느껴지도록 한다.
3. 어르신을 치켜세워 드리고, 어르신의 기분이 좋을 때 평소 거부감이 있는 업무(씻기, 운동, 인지자극활동 프로그램 등)들을 부탁하거나 요청하는 것도 좋다.
4. 회상활동은 어르신의 긍정적인 과거활동이나 이슈 또는 좋은 경험에 관해 이야기하면서 진행한다.
5. 과거의 기억을 돕기 위해 사진이나 그림, 익숙한 물건 또는 사물 등을 이용한다.

상한 음식을 냉장고에 두고
못 버리게 한다

어르신은 부부가 함께 거주하고 있다. 자녀들은 월 2~3회 정도 부모님 집을 방문한다. 방문해서 부모님 댁에 머무는 시간은 일반적으로 2~3시간 정도다. 집에서 요리해서 먹는 때도 있지만, 대부분 외출해 식사하는 경우가 많다.

자녀 중 딸이 방문하는 경우는 외출보다는 집에서 요리해 먹는 사례가 많았다. 요리하는 과정에서 부모의 현실을 많이 알게 되고, 더 많은 시간을 부모와 보냈다. 딸은 요리하다 보면 냉장고에 있는 식재료와 남은 음식들을 보게 됐다. 상한 음식이 냉장고에 있는 것을 확인하면, 싸움 아닌 싸움이 시작된다. 어머니는 버리지 말라 하고, 딸은 버려야 한다고 언성이 높아지는 경우가 있다.

음식을 버릴 때는 어머니에게 보여주고, 어머니의 동의를 받고 버려야 한다. 왜냐하면, 있었던 음식이나 식재료가 없어졌을 때 어머니는 요양보호사가 가져갔다고 생각할 수 있다. 요양보호사에게도 냉장고를 정리하면서 상한 음식과 식재료를 버렸다는 것을 알려야 한다.

냉장고에 상한 음식은 될 수 있으면 보호자가 버려야 한다. 어르신께 말씀드리고 버렸다 해도 요양보호사가 가져갔다고 오해할 수 있기 때문이다. 어르신이 요양보호사를 의심하기 시작하면, 요양보호사와 어르신은 서로가 마음이 불편해지기 시작한다. 의심은 시간이 갈수록 커지고, 다른 물건이 안 보여도 요양보호사가 가져갔다고 할 수 있다. 이렇게 되면 요양보호사가 먼저 못 하겠다고 하거나, 어르신이 요양보호사를 바꿔 달라고 한다.

어르신의 의심 경험은 다른 요양보호사가 와도 쉽게 나타날 수 있다. 어르신의 신뢰를 받기 위해서는 어르신의 의심 경험을 공유하고, 서비스를 시작하는 것도 좋은 방법이다. 어르신의 의심 경험을 이해하고, 대처 방법을 찾아야 한다.

아들이 부모를 방문한 경우는 요리하기보다 외식하는 경우가 많다. 간혹 어떤 어르신은 아들이 온다고 하면, 요양보호사를 시켜서 반찬과 요리를 해달라고 하는 경우가 있다. 이런저런 음식을 준비해서 먹이고 싶은 부모 마음이 나타난다. 반찬을 만든다거나 해서 아들이 오면 싸주는 때도 있다. 요양보호사들은 이런 경우가 자주 발생하면 힘들어한다. 치매 어르신 마음을 무시하지도 못하고, 어르신이 할 수도 없어서 거절하기도 어렵다. 가끔은 어르신의 요구가 점점 늘어나서 서비스할 수 없다고 하는 요양보호사도 있다.

현장에서 보면 보호자로서 안 받아 가기가 그래서 올 때마다 받아 가는 자녀들도 있다. 어떤 자녀들은 맛있다고 음식 가져가는 것을 당연한 것으로 여기고, 요양보호사의 노고를 모르는 척하는 분들도 있다. 방문요양서비스는 어르신 중심 서비스로 이루어져야 한다. 가족을 위한 업무는 하면 안 된다.

어르신들은 아끼는 습관으로 쉽게 버리지 못한다. 그래서 가끔은 부패한 음식을 섭취하고, 배탈이 난 경우도 있다. 냉장고에 부패한 음식이 쌓이는 이유는 어르신들이 아끼기 때문이다. 본인들이 음식을 해 먹지도 못하면서 버리지를 못한다. 어르신들이 살아온 삶이 현재의 생활 습관으로 나타나고 있다. 치매 어르신은 식재료와 남은 음식 관리가 안 된다. 어르신들은 아껴야 한다는 습관으로 음식 버리는 것에 익숙하지 않다.

어르신의 개별적 특성 및 이상행동

어르신의 개별적 특성에서 일반적 특성은 배우자가 대기업 임원으로 근무하셔서 경제적으로는 남부러운 것 없는 상황이었다. 서울 강남의 80평이 넘는 고가 아파트에서 부부가 함께 거주하고 있었다. 집에는 최신 전자제품으로 채워져 있었다. 여성 어르신은 가정주부로 평생을 살아오셨다. 치매가 오면서는 남편과도 잦은 갈등이 생기기 시작해서 배우자도 힘들어했다.

어르신의 성격적 특성은 요양보호사가 처음에 갔을 때 친절하게 대하는 습관이 있었다. 거부감도 없었으며, 마실 것을 주시려는 배려심을 보였다. 요양보호사가 근무하는 기간에도 요양보호사와 갈등은 없었는데, 가족인 딸과 갈등이 많이 발생했다. 가족에게는 점점 고집쟁이가 되어가고 있었다.

신체적 특성은 허리가 아파서 걷는 것을 힘들어했다. 걷는 것을 싫어해서 다리 근육이 많이 소실된 상태였다. 인지적 특성은 알츠하이머 치매 진단을 받았다. 어르신은 후각과 미각이 둔해지는 현상이 나타나기 시작했다. 상한 음식을 저장해두고 버리지 못하도록 하는 이유가 됐다. 어르신은 항상 상하지 않은 것으로 인식했다.

　이상행동 증상은 상한 음식을 버리지 않고 섭취하는 경우가 종종 발생했다. 요리할 때 많이 하도록 해서 냉장고에 보관해두고 드시는 습관이 있었다. 치매가 왔지만, 아직도 본인이 살림에 관여하고 싶어 하고, 부엌일에 관여하고 있었다. 가끔은 딸이 정리해놓은 냉장고를 본인 생각대로 다시 정리해놨다. 딸이 방문해서 상한 음식을 버리는 것을 용납하지 않았다. 이런 날은 고성이 오가고, 딸은 나쁜 사람이 된다.

치매 가족과 요양보호사의 케어 준비

치매 가족
1. 어머니의 개별적 특성을 파악한다.
2. 어머니의 이상행동을 관찰하고 기록한다.
3. 어머니의 이상행동을 진심 어린 태도로 수용하는 마음을 갖는다.
4. 어머니 댁에 상한 음식이 발생하지 않도록 할 방법을 강구한다.
5. 어머니가 상한 음식을 버리지 않는 이유를 파악한다.
6. 상한 음식을 처리할 방법을 강구한다.
7. 상한 음식을 처리할 때 어머니와 갈등이 생기지 않을 방법을 찾는다.
8. 식재료를 준비할 때 소량으로 구매한다.
9. 상한 음식을 처리할 때 요양보호사와 협업하고 공유한다.

요양보호사
1. 어르신의 개별적 특성을 파악한다.
2 어르신의 이상행동을 관찰하고 기록한다.
3. 상한 음식을 버릴 때 갈등이 발생하지 않게 처리할 방법을 생각한다.

4. 식사 도움을 드릴 때 가급적 소량으로 준비할 것을 어르신에게 요청드린다.
5. 어르신이 상한 음식을 버리지 않는 이유를 이해한다.
6. 근검절약이 습관이 된 어르신을 지지하고, 칭찬하면서 상한 음식을 먹었을 때 어떤 상황이 발생하는지 설명한다.
7. 냉장고 정리를 수시로 해드리고, 음식이 상하지 않도록 한다.
8. 냉장고를 정리할 때 상한 음식이 발견되면, 보호자와 공유하고 처리 방법을 찾는다.
9. 상한 음식은 가급적 보호자가 버리도록 양해를 구한다.

후각 기능 저하는 알츠하이머 전 단계인 경도인지장애에서 알츠하이머병으로 진행을 예측하는 인자다. 후각 기능 저하는 알츠하이머병의 85~90%에서 발견되고, 가장 초기증상 중 하나다.

치매 어르신은 후각 기능 저하와 환미 증상으로 인해 음식이 상했는지 구분하지 못하는 경우가 많다. 치매 어르신은 본인이 후각 기능과 미각 기능에 이상이 있다는 것을 인지하지 못한다. 음식을 버리면 아깝고, 벌 받는다는 죄책감과 못 먹고 힘들었던 경험으로 아껴야 한다는 생각에 음식을 버리면 안 된다고 한다.

치매가 발생하면 미각과 후각의 기능이 저하되어 입맛과 손맛도 변할 수 있다. 치매로 인해 미각과 후각을 인지하는 두정엽 등의 손상으로 인한 증상이다. 이런 증상은 퇴행성 치매의 초기증상의 하나로, 기억력 손상이 나타나기 전에 발생하는 경우가 많다.

식사 중 음식 맛이 변했다거나 간이 너무 세다는 이야기를 자주 한다면, 한 번쯤 의심해볼 필요가 있다. 치매로 인해 후각과 미각이 둔화하면 자극적인 맛을 찾게 되는데, 이때 달콤한 맛을 선호하는 경향이 있다. 평소에 단것을 좋아하지 않았는데, 갑자기 단 음식을 자주 찾는다면 치매를 의심해볼 필요가 있다.

개별적 특성에서 예측되는 이상행동 증상 원인

1. 삶의 여정에서 먹고살기 힘들었던 기억을 소환한다.
2. 음식을 버리면 벌 받는다고 생각한다.
3. 식재료를 사려면 또 돈이 들어간다고 생각한다.
4. 후각과 미각 저하로 상했다고 인지하지 못한다.

치매 가족과 요양보호사의 어르신 케어 방법

치매 가족
1. 어머니의 개별적 특성을 파악하고 케어에 반영한다.
2. 어머니의 근검절약하는 습관을 존중해준다.
3. 어머니에게 눈을 맞추며 진심 어린 말과 태도로 수용한다.
4. 부모님의 이상행동을 어린아이 취급하듯 어이없다는 표정과 말투로 가르치려 하거나 소리치고 혼내듯 소통하지 않는다.
5. 상한 음식이 있으면 내가 먹겠다고 달라고 해서 가지고 나가 처리한다. 가능한 한 부모님이 좋아하는 자녀가 달라고 하는 것이 좋다.
6. 처리해야 할 상한 음식이 많다면, 다른 자녀들과 나누어 먹겠다고 하면서 달라고 한다.

7. 상한 음식을 가져갈 때는 반드시 "엄마 잘 먹을게요", "고맙습니다" 하고 인사한다.
8. 냉장고에 없어진 음식은 자녀가 가져다 먹는 것으로 느끼도록 해서 자존감을 높여 준다.
9. 자녀들에게 주었다는 생각으로 자신은 음식을 버리지 않았다는 감정을 느끼도록 한다.
10. 가져간 공간에는 적절히 새로운 음식을 채워드린다.
11. 냉장고를 정리할 때 어머니는 산책, 인지자극활동 프로그램 등 다른 활동을 할 수 있도록 한다.

요양보호사

1. 어르신의 개별적 특성을 파악해서 케어에 반영해 대처방안을 찾는다.
2. 상한 음식을 발견했을 때 어르신과 눈을 맞추고, 진심 어린 말과 태도로 상한 음식을 먹으면 안 되는 이유를 다정하게 말씀드린다.
3. 상한 음식을 먹으려 하면 다른 음식을 권하고 시간을 가지고 처리한다.
4. 상한 음식을 발견했을 때 버려야 한다고, 어르신을 가르치듯 대하면 안 된다.
5. 상한 음식은 보호자가 버리도록 요청한다.
6. 상한 음식을 즉시 처리하려고 하지 말고, 먼저 어르신께 설명해드리고 안 되면 보호자와 상의한다.
7. 케어 과정에서 어르신의 신뢰를 얻어서 요리할 때나 냉장고 음식과 식재료 관리를 요양보호사에게 맡기도록 한다.
8. 요양보호사는 보호자가 없는 독거 어르신을 케어할 때 상한 음식이 생기지 않도록 관리한다.
9. 보호자가 없는 어르신의 경우 설명으로 안 된다면, 어르신 주위에서 어르신이 가장 신뢰하는 사람의 도움을 받아서 어르신을 설득하도록 한다.

개별적 특성에 따른 케어 결과

1. 치매 어르신이 상한 음식을 버리지 않는 이유를 이해한다.
2. 고령과 치매라는 이중고가 오면서 시각, 미각, 후각 기능이 저하되어 음식이 상했다는 것을 인지하지 못한다.
3. 어르신들이 살아오면서 근검절약하는 습관이 버리지 못하는 이유일 때도 있다.
4. 혼자 생활하고 식사량이 적어서 오랫동안 먹거나 냉장고 정리가 안 되어 구석에 놓인 음식이 상할 위험이 많다.
5. 요양보호사는 처음 서비스를 시작하면서 상한 음식들이 발견되면, 어르신에게 진심 어린 말과 태도로 상했다고 설명하면서 버려야 한다고 이해시켜서 처리한다.
6. 상한 음식을 먹지 않도록 냉장고 음식과 식재료를 관리한다.
7. 상한 음식을 먹었을 때 부작용을 설명한다.
8. 어르신이 혼자 생활하는 경우 상한 음식을 먹을 수 있겠다는 판단이 든다면, 서비스 과정에 어르신 몰래 치우는 것도 방법이다. 이런 경우 보호자에게 통보한다. 보호자가 없다면 기관에 통보한다.

현장에서 습득한 일반적인 치매 어르신의 상한 음식 안 버리는 이상행동 케어 방법

1. 치매 어르신의 이상행동 중에서 상한 음식을 버리지 않고 드시는 경우나 상한 음식을 못 버리게 하는 경우는 대부분 치매 초기에 많이 발생한다.
2. 어르신 부부만 거주하거나 홀로 생활하는 어르신의 경우, 치매 초기에 후

각 기능과 미각 기능의 손상으로 음식이 부패했다는 사실을 알지 못해 섭취 후 배탈이 나는 경우가 종종 있다.

3. 자녀들이 있지만 혼자서 사시는 어르신은 부모가 고령이고 치매 증상이 의심된다면, 냉장고를 정리할 때 상한 음식이 있는지 확인이 필요하다.

4. 치매 어르신이 상한 음식을 못 버리게 하는 이유는 습관적으로 아껴야 한다는 마음과 음식이 상했다는 사실을 인지하지 못해서다.

5. 어르신이 상한 음식을 못 버리게 할 때 가르치거나 야단치듯 소리를 지르며 버리라고 하면 안 된다.

6. 어르신은 상했다는 사실을 인지하지 못하고, 아까운 음식을 버린다고 생각하기 때문에 설득이 안 된다고 강제로 버리는 것은 바람직하지 않다.

7. 자녀의 경우 상한 음식을 두고 설명과 설득이 안 된다면, 본인이 먹겠다고 달라고 해서 처리하는 것이 바람직하다.

8. 갖다 먹으라고 하면 고맙다고 하면서 존중감이 느껴지도록 인사하고 가져간다.

9. 요양보호사가 서비스를 제공하는 상황이라면, 보호자는 본인이 가져갔다고 정보를 공유해야 한다.

10. 요양보호사와 협력해 상하지 않도록 음식을 관리하는 방법을 협의한다.

11. 상한 음식을 버릴 때는 보호자가 버리도록 한다. 그래야 요양보호사가 의심받지 않고, 어르신과 갈등이 생기지 않는다.

12. 어르신이 없어졌다고 할 때는 보호자가 나서서 본인이 가져갔다고 설명한다.

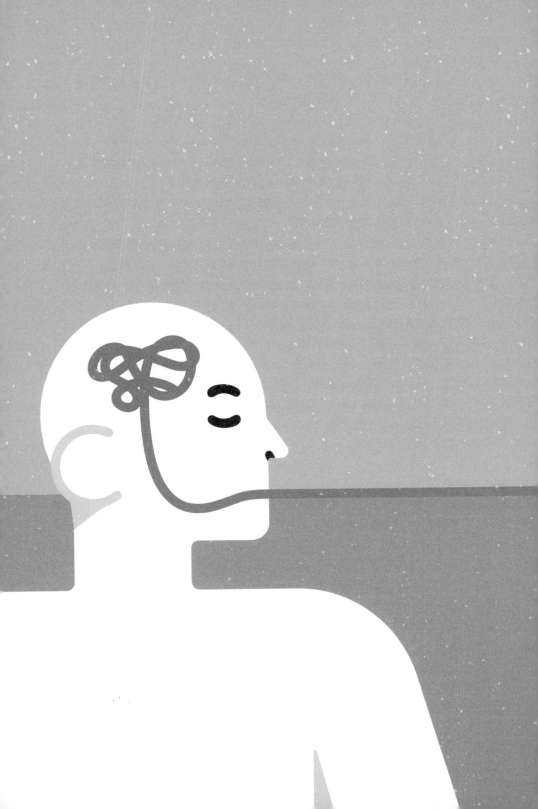

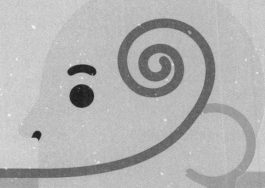

11장

치매 이상행동 11
- 목욕 거부, 배회행동

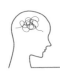

목욕?
이따 할 거야! 다음에 할 거야!

어르신은 치매 5등급, 82세 남성 어르신이었다. 보호자인 딸의 전화를 받고 어르신 댁을 방문했다. 어르신을 처음 봤을 때 산신령을 보는 듯했다. 머리카락이 어깨까지 내려왔고, 수염은 덥수룩해서 얼굴을 가렸다.

8개월간 수염을 자르지 않았다고 했다. 배우자는 치매 어르신이 주무실 때 머리와 수염을 가위로 자른다고 했다. 그러나 지금은 가위 소리만 나도 일어나 소리 지르고 화내서 엄두가 나지 않는다고 했다. 보호자는 도대체 방법이 없다고 했다. 아들이 와서 목욕탕에 가자고 하면, "이따 가자", "저녁에 가자", "내일 가자" 등 차일피일 미루면서 목욕을 거절한다고 했다.

목욕 차량 서비스를 받으려고 신청했다. 목욕 차량이 집 앞에 대기하기를 여러 차례 했으나 "나중에 하겠다", "다음에 하겠다"라고 거부해서 목욕을 1년째 못 했다고 했다.

처음 도움을 요청받고 방문해 상황을 파악하고, 3번째 방문 때까지 어르신의 목욕 거부는 강하게 나타났다. 머리에서는 냄새가 났고, 몸 전체 피부에 각질이 생긴 상태였다. 옷에서는 대변과 소변 실수로 지린내가 독하게 났다.

필자 : "안녕하세요. 어르신!"

어르신 : "누구시오?"

필자 : "네, 어르신! 복지센터에서 왔습니다."

어르신 : "뭐하러 왔어요?"

필자 : "네, 따님께서 도와 달라고 해서 왔습니다."

어르신 : "무엇을 도와주는데?"

필자 : "네, 어르신 목욕하시는 것을 도와 달라고 해서요."

어르신 : "나? 혼자 목욕하는데…. 다음에 할 건데."

필자 : "어르신, 목욕은 자주 해야 한대요. 그래야 피부병이 생기지 않아요."

어르신 : "나, 어제 목욕했는데."

필자 : "네, 그러셨군요. 자주 해야 한대요."

어르신 : "내일 또 할 거야."

필자 : "네, 그러세요."

어르신 : "할 일들이 없나? 왜 나한테 목욕 참견을 하지?"

어르신의 개별적 특성 및 이상행동

어르신의 개별적 특성에서 일반적 특성은 가부장적이었다. 여성과 남성은 할 일이 따로 있다고 자주 말씀하셨다. 배우자와 나눈 대화 중에 '남녀칠세 부동석'이라는 말을 자주 했다. 목욕 시 배우자나 여성의 도움을 받는다는 것은 있을 수 없는 일로 각인되어 있었다. 배우자를 하대하는 듯한 언어를 자주 사용했다.

충청도가 고향으로 문구점을 오래 했다. 막걸리를 좋아해서 1일 1통을 드셨다. 호주머니에는 항상 20만 원 내외의 현금이 있었다. 돈이 있어야 든든하다고 했다. 일상생활에서 돈의 중요함을 강조했다. 배우자가 목욕하고 머리를 자르고, 예쁜 여자들을 만나라고 하면 돈이 없어서 못 만난다고 했다.

식사는 해드리는 대로 잘 드셨고, 반주로 막걸리를 드셨다. 젊은 시절에 축구를 잘했다고 자랑했다. 인지 관련 약을 드셨다. 현재 가진 질병은 인지장애 외는 없었다. 일반적인 의사소통은 됐다. 성품은 너그럽고 부드러웠다.

매일 요양보호사와 인지자극활동 프로그램을 하는 것을 좋아했다. 문구점을 운영했던 탓에 항상 현금을 가지고 있는 것을 좋아했다. 소탈한 성격이었다. 관계성이 좋았다. 공격성은 목욕하자고 할 때만 나타났다. 예의 바르고 "수고하세요" 하는 인사를 잘하셨다. 어느 정도 기억력은 유지되고 있었다.

한 번 보고 다음에 가면 바로 알아보지는 못하지만, 설명하고 함께 찍은 사진을 보여주면 알겠다고 하셨다. 목욕 후 스트레칭은 거부감 없이 잘 따라 하셨다. 환각은 없다. 좋은 기억은 축구를 잘했던 기억과 군대 시절 이야기를 좋아했다. 잠은 잘 주무셨다. 성적 이상행동은 하지 않았다.

외출 후 집은 잘 찾아오셨다. 목욕하면서는 옷을 잘 갈아입으셨다. 서비스를 시작한 지 2년쯤 되어서는 대소변 실수를 시작했다. 배우자에게 "네 까짓것이 왜 나서?"라고 무시하는 말과 행동을 했다. 가끔은 손찌검도 한다고 했다. 배우자는 어르신이 폭력을 하거나 심한 욕을 하면, 힘들어서 요양원 입소 문의 전화를 주셨다.

어르신이 가장 말을 잘 들어주는 사람은 큰딸이다. 가족 중 큰딸과 가장 사이가 좋다. 큰딸의 자녀들도 좋아한다. 혼자서 아파트 앞 산책을 좋아했고, 산책 후에는 막걸리를 사 와서 드셨다. 〈동물의 왕국〉 TV 프로그램을 좋아하셨다. 알츠하이머 치매 증상으로 거짓말을 잘한다. 기억을 잊어버리고 둘러대는 말을 잘했다.

이상행동은 목욕 거부 이상행동을 했다. 목욕 거부로 1년 동안이나 목욕하지 않았다. 배우자를 무시하는 말과 행동을 해서 자주 싸웠다. 한바탕 싸운 날은 요양원에 보내고 싶다며 배우자한테서 전화가 왔다. 거짓말을 잘하고 둘러대는 말을 잘했다.

치매 가족과 요양보호사의 케어 준비

치매 가족

1. 가족과 요양보호사, 사회복지사는 목욕하는 절차를 논의하고 결정한다.
2. 목욕용품이 갖춰졌는지 파악하고 준비해준다.
3. 가족 중 아버지가 가장 좋아하는 사람이 목욕 시 참여한다.
4. 목욕 후 막걸리를 드시도록 협상 방법을 찾는다.
5. 목욕을 요청할 때 재촉하거나 강압적인 케어를 하지 않는다.
6. 아버지로서 존중감을 느끼도록 진심 어린 마음으로 대한다.
7. 목욕할 때 어르신의 습관과 의견을 존중한다.
8. 배우자는 목욕할 때 면도기, 샴푸, 수건, 갈아입을 옷을 준비한다.

요양보호사

1. 어르신의 개별적 특성을 파악한다.

2. 어르신의 이상행동을 관찰하고 원인을 파악한다.
3. 어르신이 목욕을 긍정적으로 수용할 방법을 연구한다.
4. 어르신이 목욕을 수용할 동기를 개발한다.
5. 목욕을 수용할 때까지 충분히 기다려준다.
6. 의사소통은 어르신의 눈높이와 마음 높이를 맞춘다.
7. 어르신의 의견을 일단 수용하고, 진심 어린 표정과 말로 다음 제안을 한다.
8. 목욕의 필요성을 친근하게 설명한다.

치매 어르신의 이상행동으로 목욕을 거부하는 경우, 어르신 본인도 위생적인 문제에 노출된다. 피부가 건조해지고 각질이 하얗게 집 안에 날리는 때도 있다. 요실금이 있을 때는 옷에서 지린내가 나고, 집 안 가득 냄새가 찬다. 변실금이 있는 경우 옷을 갈아입지 않고 목욕하지 않게 되면, 각종 피부질환이 발생한다.

함께 생활하는 가족은 더욱 곤욕스럽다. 집 안 가득한 대소변 냄새로 인해 비위생적이라는 생각을 하면서도 어찌할 수 없는 상황에 정신까지 피폐해진다. 겨울에는 더욱 그러하다. 문을 열어놓을 수도 없는 상태에서 생활하기 때문이다.

이러한 목욕 거부로 인해 집 안 환경이 열악해지면, 따로 사는 가족들과도 멀어지는 경향이 있다. 자녀들도 방문을 꺼린다. 어린아이들이 있는 자녀들은 노부모 집을 방문하는 것을 꺼린다. 결국, 노부모는 좋아하는 손자와 손녀를 볼 수 없게 되고 멀어지게 된다.

장기간 목욕을 거부하면서 가족들은 다양한 방법을 시도했다. 자녀들이 목욕탕을 가자고 해도 거절하고, 자녀들이 목욕을 함께하자고 유도해도 실패하는 때가 있다. 갖은 방법으로 시도해보지만, 결국은 실패하는 경우가 많다.

목욕 거부의 원인은 다양할 수 있다. 어르신의 목욕 습관, 욕실 환경, 낙상 경험에서 찾을 수 있다. 신체적 문제로 인해 거부할 수도 있다. 목욕을 수용할 수 있는 동기부여를 하는 것도 효과가 있었다. 목욕을 시키는 사람이 누구인가에 따라서도 역시 중요한 목욕 거부 사유가 될 수 있다.

치매 발병 이전 어르신의 목욕 습관을 파악하는 것은 현재의 목욕 거부 이상행동을 제거하는 데 도움이 된다. 샤워 개념의 씻기를 했는지, 욕조를 이용한 목욕을 했는지를 파악하는 것도 중요하다.

필자가 경험한 어르신의 경우, 반드시 욕조에 물을 받고 20~30분 정도 몸을 담갔다가 목욕을 하는 분이 계셨다. 그래서 목욕 시작은 욕조에 물을 받는 것부터 시작됐다. 욕조에 물을 받는 절차가 없다면, 목욕 거부의 이유가 될 수 있다. 나이가 70대 이상 어르신은 욕조에 물을 받아서 목욕하는 경험들이 많다.

치매 어르신이 샤워 개념의 씻기를 했다면, 외출 후 귀가했을 때 씻기를 권해서 샤워 개념의 목욕을 유도하면 좋다. 이런 경우 손 씻기, 발 씻기, 얼굴 씻기 순으로 머리를 감고 전체 샤워를 하도록 하면 자연스럽게 샤워가 이루어질 것이다. 추가로 배우자나 자녀들이 등을 밀어준다면 완벽한 목욕이 되겠다.

욕실 환경도 어르신의 목욕 거부 이유가 될 수 있다. 겨울철에는 욕실이 따뜻해야 한다. 주거환경이 열악할 시 욕실이 추운 경우가 많다. 수치심이 많은 여성 어르신의 경우는 집 안에 남성이 없는 것을 원한다. 그리고 도움을 받기보다는 혼자서 하려고 하는 경향이 있다. 어르신이 필요로 하는 도움 정도를 파악하고, 지원해주는 것이 중요하다.

필자가 경험한 어르신의 경우, 목욕과 욕실 사용을 거부했다. 보호자와 어르신의 행동에 관한 상담을 하니, 화장실에 가면 거울 앞에서 소리를 지르며 때리려고 손을 올리는 경우가 있다고 했다. 어르신은 화장실 거울 속 자기를 인지하지 못하고, 타인이 와서 지켜보고 있다고 생각하는 듯했다. 욕실을 사용할 때 이러한 행동이 파악됐다면, 거울을 가리거나 제거해 편안한 환경을 조성할 필요가 있다.

목욕 과정에서 낙상의 경험을 한 어르신의 경우, 욕실이 안전한지를 살펴야 한다. 욕실 바닥이 미끄럽지 않은지 살펴야 한다. 낙상 위험 때문에 목욕을 거부할 수 있기 때문이다. 이런 경우 케어자의 도움이 필요하다. 고령인 어르신의 경우, 욕조로 인한 낙상 위험이 증가하기도 한다. 어르신이 욕조를 이용할 때는 반드시 케어자의 도움이 필요하다.

치매 어르신은 혼자서 목욕할 자신감이 떨어져 거부할 수 있다. 어지럼증이 있어도 목욕을 거부할 수 있다. 혼자 목욕하면서 낙상 위험, 불안감으로 욕실에 입실하는 것을 거부할 수 있다. 요양보호사가 목욕 도움을 제공할 때 요양보호사의 태도와 어르신을 대하는 소통 방법에 따라서 목욕 거부 또는 목욕 수용을 할 수도 있다. 요양보호사의 케어 기술이 어르신의 목욕 거부 또는 수용을 결정하기도 한다.

치매 어르신의 경우 목욕의 필요성을 인지하지 못한다. 몸에서 나는 냄새를 맡지 못할 수도 있다. 치매가 오면 후각 기능이 떨어지기 때문이다. 목욕하는 방법을 잊어버리기도 한다.

치매 어르신 개별적으로 목욕 거부 이상행동 원인이 다르다. 동거가족이나 서비스를 제공하는 요양보호사는 목욕 환경이나 건강 상태, 목욕 습관, 낙상 위험 등 다양한 개별적 거부 이상행동을 찾아야 한다. 어르신에게 직접 "왜 목욕이 싫으세요?"라고 직접 묻는 경우도 목욕 거부 원인을 찾는 방법이다.

치매 어르신이 목욕을 수용하도록 하는 방법은 동기부여라는 방법이 있다. 예를 들어 내일은 교회 가는 날이라고 하면 목욕하는 어르신도 있었고, 내일 병원에 가니 목욕하자고 하면 수용하는 때도 있었다. 치매 어르신이 좋아하는 손자와 손녀가 온다고 하면 목욕을 수용하는 때도 있었다.

여성 어르신은 필자를 좋아해서 자주 오라고 했다. 필자는 "어르신, 목욕하고 기다리시면 방문하겠습니다" 하면, 1시간쯤 지나서 요양보호사님이 목욕했다고 전화를 주신다. 요양보호사님이 목욕했다고 하면 반드시 방문한 사례다. 치매 어르신과의 약속은 반드시 지켜야 한다. 그래야 다음에 또 목욕 수용 카드를 사용할 수 있기 때문이다.

어르신의 경우는 평소 현금을 가지고 있다는 점에서 다음과 같은 방법을 고안했다. 어르신이 목욕하지 않으면 구청에서 어르신이 좋아하는 딸한테 벌금 20만 원이 부과된다고 했다. 그러자 목욕을 수용하셨다. 미리 준비한 관공서 이름을 표기한 벌금 고지서를 보여드렸다. 벌금 고지서를 목욕 거부 시 보여드리면, 고개를 저으면서 고민한다.

잠시 후 한 번 더 목욕할 것을 요청한다. 어르신은 못 이기는 척 반신반의하는 듯 욕실에 들어가 옷을 벗고 목욕했다. 물론 처음이므로 대강 머리를 감고, 수염을 깎고 샤워 개념의 목욕을 했다. 이후 반복되면서는 목욕 시간이 점점 길어지기 시작했고, 매주 1회 목욕을 하는 데 문제가 없었다.

개별적 특성에서 예측되는 이상행동 증상 원인

1. 치매 증상으로 실행기능이 상실됐다.
2. 치매라는 사실을 인정하고 싶지 않은 마음이 있었다.
3. 배우자 앞에서 실수하는 상황을 만들고 싶지 않은 마음이었다.
4. 아들 앞에서 실수하는 상황을 만들고 싶지 않은 마음이었다.
5. 치매 가족은 동기부여 없이 목욕을 강요했다.

치매 가족과 요양보호사의 어르신 케어 방법

치매 가족

1. 아버지의 개별적 특성을 관찰하고 케어에 반영한다.
2. 시간을 가지고 아버지가 목욕을 수용할 때까지 분위기를 조성하고, 요양보호사와 협업한다.
3. 목욕을 수용할 수 있는 동기부여를 한다.
4. 큰딸은 목욕을 권하면서 20만 원 벌금 고지서가 왔다고, 슬픈 표정으로 설명한다.
5. 목욕하시라고 핀잔주면서 "왜 목욕하지 않느냐?"라고 강요하지 않는다.
6. 목욕용품을 점검하고 준비한다.
7. 아버지의 목욕 습관이 자리 잡을 때까지는 큰딸이 참여한다.
8. 배우자는 목욕 후에 갈아입을 옷을 준비해준다.
9. 치매 가족은 목욕 후에 칭찬과 지지를 아끼지 않는다.
10. 아버지가 좋아하는 막걸리를 사다 놓고 목욕 후 드시자고 협상한다.
11. 머리를 자르는 날은 칭찬을 하면서 머리 자르는 것과 목욕을 연계한다.

요양보호사

1. 목욕 도움을 주는 요양보호사가 첫 방문에서 목욕한 경우는 매우 드물다. 치매 어르신과 긍정적인 친분을 쌓는 시간을 가졌다.
2. 목욕 방문 시 반갑게 인사하고 어르신을 칭찬한다.
3. 3번째 방문까지도 "누구야? 왜 왔어요?" 할 때는 목욕 후 함께 찍은 사진을 보여주고 기억을 상기시킨다.
4. 목욕 일정이 있는 날은 어르신이 좋아하는 큰딸이 반드시 참석하도록 한다.
5. 벌금 고지서 설명은 목욕 습관이 자리를 잡을 때까지 한다.
6. 남자 요양보호사가 친근감 있게 어르신의 기분을 좋게 한다.
7. 가끔은 목욕 후 막걸리를 드시자고 해서 성공한 때도 있다(동기부여).
8. 요양보호사는 어르신과 신뢰 관계를 쌓는다.
9. 목욕 후에는 "젊어 보이신다", "총각 같다"라고 칭찬을 해드렸다. 배우자는 새장가 가도 되겠다고 칭찬했다. 어르신은 칭찬하면 웃는다.
10. 목욕 후 요양보호사가 가르쳐주는 스트레칭을 좋아했다.
11. 배우자에게 케어 부담감에 대한 정서적 지지를 한다.

개별적 특성에 따른 케어 결과

1. 처음에는 머리를 감고, 몸에 물 묻히는 정도로 시작했다. 목욕 시간이 10분이 채 안 됐다. 목욕 습관이 중요하기 때문에 우선 면도하고, 머리 감는 것에 집중했다.
2. 요양보호사는 매월 머리를 잘라드리고 신뢰감을 유지했다.
3. 남성 요양보호사는 면도하는 방법을 시범 보이고 혼자서 하도록 했다.
4. 목욕 습관이 자리 잡을 때까지 큰딸이 와서 "아버지, 목욕하세요" 하고 거들었다.

5. 기분이 안 좋을 때는 큰딸 말도 듣는 둥 마는 둥 했지만, 대체로 큰딸이 요청하면 머뭇거리다가 수용했다.
6. 2개월 정도 지나면서는 보호자 참여 없이 목욕이 진행됐다.

현장에서 습득한 일반적인 치매 어르신의
목욕 거부 이상행동 케어 방법

1. 치매 어르신이 가장 좋아하는 가족의 협조를 얻는다.
2. 목욕환경을 점검하고, 목욕 거부 이유가 될 만한 것들을 개선한다.
3. 어르신의 건강 상태를 점검하고 목욕 거부 사유가 될 만한 것들을 치유한다.
4. 어르신과 협상할 만한 요인을 찾아서 활용한다.
5. 목욕하는 것이 자녀들에게 도움이 된다는 것을 설명한다.
6. 어르신이 목욕을 수용할 동기부여가 될 만한 것을 찾는다.
7. 욕실 환경을 점검하고 개선한다.
8. 목욕 전 어르신의 기분을 좋게 한다.
9. 요양보호사는 어르신이 거부감을 느끼지 않도록 친절하게 소통한다.
10. 목욕 후에 칭찬을 아끼지 않아야 한다.

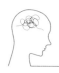

그 사람 만나러 갈 거야

어르신은 치매 진단 전부터 우리 기관에서 서비스를 제공한 여성 어르신이다. 치매가 오기 전에는 가끔 함께 식사도 했던 분이다. 어르신은 종교 활동에 열성적이었다. 믿음이 깊고, 종교적 자부심이 강했다. 예의가 바르시고 나눔과 배려심이 깊었다. 요양보호사가 출근하면 갈 곳이 있다고 서둘러 나섰다.

어르신 : "오늘은 갈 데가 있어요."

요양보호사 : "네, 어디 가시나요?"

어르신 : "그 사람 만나러 가야지!"

요양보호사 : "네, 알겠습니다."

어르신 : "택시!"

요양보호사 : "네, 알겠습니다."

어르신 : "나갑시다."

어르신의 배회는 이렇게 시작됐다. 어떤 날은 택시를 타고, 어르신이 가자고 하는 빌딩 앞까지 갔다. 빌딩 앞에 도착하면 요양보호사에 기대어 서성인다. 한참을 서성대고 있을 때 집에 가자고 하면, "응" 하고 다시 택시를 타고 귀가하기를 여러 차례 했다. 어르신의 기억은 여기까지였다.

배울 점이 많은 존경하는 어르신이었다. 매일 신문을 읽는 취미도 있었다. 어르신은 지팡이 사용을 거부했다. 지팡이 짚는 모습을 사람들에게 보이고 싶지 않다고 했다. 보행기도 싫어했다. 산책이나 병원에 이동할 때 요양보호사에게 온전히 몸을 의지했다.

그래서 가끔 요양보호사님들이 한쪽 팔이 아프고, 몸이 한쪽으로 기울어서 힘들다고 하소연했다. 어르신은 90세가 넘어가면서 건강이 악화됐다. 영양 관리가 안 될 때는 섬망이 올 때도 있었다. 점점 기억력이 쇠퇴하기 시작했다. 가끔 과거의 기억에 있었다. 필자는 사람이 나이를 먹고, 건강한 시간을 지나 뇌 손상으로 치매에 이르는 과정을 목격했다. 치매가 진행되면서 배회가 시작됐다.

이후 건강이 점점 안 좋아져 서는 것조차 힘들어졌다. 그리고 심한 환시, 환청이 나타나기 시작했다. 어르신은 기억이 좋을 때 기혼 시절에 한 남성을 좋아했다고 말했다. 치매가 진행되면서 억눌렀던 기억이 어르신을 그 남성에게 안내했다. 치매 어르신의 기억은 가끔 생애 강한 이슈로 남아 있는 기억의 세계로 안내한다. 예를 들자면, 치매 어르신의 생애 동안 어르신을 충격적으로 아프게 한 사람은 기억한다. 억눌렸던 성적 욕구가 나오는 예도 있다. 자신의 깊은 기억 속에 숨겨두었던 이슈가 나오기도 한다.

어르신께서 요양원 입소 전까지 나와 많은 시간을 함께했다. 나에게 삶을 되돌아보고, 미래 삶을 생각하게 하는 시간이었다. 어르신은 치매가 진행되면서 정신적으로 나와 점점 멀어지기 시작했다. 시력과 청력이 점점 저하되고, 환시가 반복됐고, 누군가와 전혀 알아들을 수 없는 소통으로 중얼거렸다. 통증을 호소했다. 허리가 굽은 상태였다. 뇌경색도 심해졌다. 요양원에 입소할 때쯤에는 필자를 알아보지 못했다.

어르신은 요양원에 입소했다. 아들은 어머니가 입소한 요양원의 요양보호사로 취업했다. 코로나19로 면회가 금지된 상태에서도 아들은 어머니 옆에서 보살피셨다.

어르신의 개별적 특성 및 이상행동

어르신의 개별적 특성에서 일반적 특성은 종교활동을 활발히 했다. 배우자가 대형교회 목사님이셨다. 교회에서 직책을 맡고 계셨다. 생활 습관은 신문 읽기를 좋아했다. 기독교인을 좋아했다. 아들과 며느리에게 많이 의지하고 계셨다. 외국에 있는 딸 자랑을 가끔 하셨다. 음식은 소식으로 자주 드셨다. 투약 현황은 3가지로 파악됐다. 의사소통은 가능한 상태였다. 청력과 시력이 조금 좋지 않았다.

보행이 어려웠지만, 지팡이와 보행기 사용을 거부했다. 외출할 때는 전적으로 요양보호사의 도움을 받았다. 그래서 요양보호사들은 한쪽 팔이 아프다고 하소연했다. 체격은 작고 허리가 굽었다. 지남력, 기억력이 저하되어갔다. 치매가 진행되어가면서는 환시, 환청 이상행동 증상을 겪었다. 배회 이상행동을 했다. 아들 말씀을 잘 따랐고 존중해주었다. 자존심이 강하셨다. 망상 이상행동은 하지 않았다. 며느리는 어르신의 일일 관찰일지를 작성했다. 기록 내용은 소변 배설 횟수, 대변 배설 횟수, 식사량, 혈압 체크였다. 관찰일지를 반영해 식사량을 조절했다.

어르신의 이상행동은 치매가 진행되면서 여러 가지로 나타났다. 초·중기에는 배회 이상행동 증상이 많이 나타났다. 배회 이상행동은 외출하는 것이었다. 그분을 만나고 오는 것이었다. 배회 시간은 대략 2시간가량 됐다. 치매 중기를 지나면서는 환청과 환시로 침대에서 보이지 않는 대상과 대화했다. 가끔은 방언하듯 혼자서 중얼거리기도 했다. 지남력과 기억력이 현저히 나빠지면서는 필자를 알아보지 못했다.

치매 가족과 요양보호사의 케어 준비

치매 가족

1. 어머니의 개별적 특성을 파악한다.
2. 어머니의 이상행동을 파악하고 원인을 생각해본다.
3. 어머니의 취향을 존중하고, 습관을 존중해 진심 어린 마음으로 소통한다.
4. 외출 시 지팡이와 보행기를 사용하도록 설명한다.
5. 낙상 예방에 필요한 복지 용구를 알아본다.
6. 배회 이상행동을 파악하고 관찰한다.
7. 치매 진행 상황에 맞는 케어 방법을 찾고 적용한다.
8. 신체상태를 점검하고 이상행동 발생 시 진료 계획을 세운다.
9. 요양보호사와 협업한다.
10. 어머니가 이동 시 힘들다고 지팡이와 보행기를 강요하지 않는다.
11. 어머니의 배회 이상행동을 파악하고 관찰한다.
12. 치매 진행 속도에 맞는 케어 방법을 적용한다.
13. 영양 관리에 관심을 두고, 보호자와 협업한다.
14. 관찰 기록지 작성법을 보호자와 협업한다.

15. 외출 시 낙상이 발생하지 않도록 한다.
16. 케어 중 알게 된 어르신의 치매 이상행동을 보호자와 공유한다.
17. 배회 이상행동 증상 발생 시 가르치려 하지 말고 수용한다.
18. 배회 이상행동 증상 발생 시 강압적으로 막으려 하지 않는다.
19. 안전상에 문제가 없다면 배회 이상행동을 수용하고 함께한다.

요양보호사

1. 어르신의 개별적 특성을 파악하고 케어에 반영한다.
2. 배회 이상행동을 파악하고 원인을 찾는다.
3. 배회 시 직접 어르신에게 묻는다.
4. 어르신의 배회 이유를 진심 어린 표정과 말로 수용하고, 어르신이 존경심을 느낄 수 있도록 소통한다.
5. 배회 소요 시간, 이동 경로, 방법 등을 관찰하고, 낙상이 발생하지 않도록 예방한다.
6. 복지 용구를 이용해 낙상을 예방한다. 지팡이 거부 시 어르신이 원하는 방법으로 부축하도록 한다.
7. 안전상에 문제가 없다면 배회 이상행동을 수용하고 함께한다.
8. 계절에 따른 복장이나 안전을 고려해 케어한다.
9. 시간이 지체되거나 건강상에 문제가 된다고 판단이 들 때는 전환요법으로 귀가할 것을 요청한다.
10. 아들이나 며느리가 집에서 기다리신다고 전달해 귀가하도록 하는 방법을 사용한다.
11. 배회 이상행동 증상 발생 시 가르치려 하거나 강압적으로 막으려고 하지 않는다.
12. 보호자와 협업한다.

치매 어르신의 배회 이상행동은 여러 가지 문제가 발생할 수 있다. 치매 환자가 행방불명됐다는 뉴스가 우리나라에서도 종종 보도되고 있다.

일본에서는 치매로 인한 행방불명자가 10년 연속 증가하고 있다고 한다. 2022년 한 해 행방불명된 치매 환자가 1만 8,000여 명이고, 숨진 채 발견된 사람이 491명이었다. 이러한 문제점을 해결하기 위해 일본 오키나와현 〈류큐 신보〉는 "시가 고령 치매 환자가 행방불명됐을 때 QR코드로 대비한다"라고 보도했다. QR코드를 가방이나 옷에 부착하고, QR코드를 읽으면 등록처로 메일이 가는 시스템이다. QR코드를 읽어도 개인정보는 노출되지 않는다.

우리나라 역시 매년 치매 행방불명자가 증가하고 있다. 뉴스에 치매로 행방불명된 사람이 배회 과정에서 집에 돌아오지 못하고, 사망한 사례도 보도된다. 치매 환자는 매년 증가하고 있다. 2020년 기준 84만 명에 이르고, 2025년이 되면 108만 명이 된다고 한다. 우리나라도 치매 행방 불명자에 대한 대비가 필요한 시점이다.

치매 어르신의 배회 이상행동은 여러 가지 위험에 노출된다. 도시에서 도로 보행할 때 신호등을 무시하고 건널목을 건널 때는 큰 사고로 이어질 수 있다. 시골에서 배회 이상행동으로 집을 찾아가지 못하고, 추위와 배고픔을 이기지 못하고 사망하는 예도 있다. 판단력이 저하되어 교통사고가 발생할 때도 있다.

치매 어르신의 배회 이상행동은 개별적으로 다르다. 치매 어르신의 관점에서 목적이 있는 배회 이상행동이 있다. 누군가를 찾아간다거나, 예전에 살던 집에 간다거나, 화장실에 간다거나 하는 목적이 있는 배회 이상행동이다.

환청이나 환시 증상이 나타났을 때 배회 이상행동을 하는 때도 있다. 죽은 사람이 보이는 경우 따라나서거나, TV를 보고 위협을 느낄 때 피한다는 배회 이상행동을 하는 때도 있다.

배회 이상행동 원인이 치매 어르신의 과거 생활 습관에서 나타나는 때도 있다. 치매 전에 생활 습관으로 매일 산책을 했다면, 매일 일정한 시간이 되면 산책을 고집한다. 치매 전에 매일 배우자의 출퇴근을 배웅했다면, 옛 기억이 작동해 배회 이상행동을 한다.

치매 배회 이상행동 케어에서 중요한 것은 개별적 특성을 파악하고, 원인을 찾는 것이다. 치매의 배회 이상행동을 하지 못하도록 막는 것보다 치매 어르신의 안전에 무관하고, 타인에게 피해를 주지 않는다면 수용하는 것도 필요하다. 케어자의 관점에서 판단하고 배회를 제지하거나 강요하듯 설득하는 것은 분노를 일으키게 하고, 욕설이나 신체적 폭력을 유발할 수 있다.

배회 이상행동을 케어할 때는 비약물적 케어만을 고집하지 않는다. 전문의와 상담해 약물적 케어를 동시에 하는 것이 필요하다. 배회 이상행동이 심리적인 요인으로 나타나는 때도 있기 때문이다.

개별적 특성에서 예측되는 이상행동 증상 원인

1. 일몰 증후군 증상이 있다.
2. 치매 이전의 억눌렸던 기억의 재생이 있다.
3. 섬망이나 환각 증상이 있다.

치매 가족과 요양보호사의 어르신의 케어 방법

치매 가족

1. 부모님의 말씀에 가르치려 하지 않고 수용한다.
2. 부모님의 기억을 존중하고, 안전에 문제가 없다면 수용한다.
3. 부모님의 배회 활동을 산책하는 것으로 생각한다.
4. 외출 시 낙상을 예방한다.
5. 부모님의 관찰일지를 작성해 요양보호사와 공유한다.
6. 배회 이상행동으로 비약물적 케어가 어렵다면, 전문의와 상담해 약물 케어를 고려한다.

요양보호사

1. 어르신의 개별적 특성을 파악해 케어에 반영한다.
2. 배회 시 어르신에게 이유를 묻고 이해한다.
3. 안전에 문제가 없다면 진심으로 수용한다는 태도를 보인다.
4. 배회 시 강압적으로 막거나 설득하려 하지 않는다.
5. 외출 시 어르신을 혼자 있게 하고, 다른 업무를 봐서는 안 된다.
6. 어르신은 순식간에 없어질 수 있으니 케어자는 항상 1m 이내의 거리를 유지한다.

7. 어르신의 허리 뒤춤을 잡거나 팔을 부여잡도록 하고 이동한다.

8. 배회 시 서두르지 않고 차량 이동 시 안전을 확보한다.

9. 배회로 인해 사고 위험이 있거나 건강상의 문제가 발생할 위험이 있다면 보호자와 상의한다.

10. 배회 이상행동 케어가 어려움에 직면했다면, 보호자에게 약물적 케어를 권한다.

개별적 특성에 따른 케어 결과

1. 어르신의 배회 이상행동을 보호자와 공유했다.

2. 안전상의 문제가 발생하지 않는 선에서 배회 이상행동을 수용하고 동행했다.

3. 어르신은 일과로 배회 이상행동을 했다.

4. 이상행동으로 나갔다가 온 날은 잠을 잘 잤다.

5. 시간이 길어지거나 방황하는 기색이 보이면, 집에서 가족이 기다린다고 하면서 귀가했다.

6. 건강이 악화해 보행이 어려워지면서는 배회 이상행동은 없어지고, 섬망과 환청 이상행동이 나타났다.

우리 집에 갈 거야

어르신은 99세 여성 어르신이었다. 시골에 살다가 서울에 올라와서 아들네 집에서 살고 있었다. 하루에도 서너 번씩 보따리를 쌌다. 침대에서 체위 변경이 안 되어 욕창이 있는 상태였다. 움직이기 어려운 몸 상태인데, 집에 가야 한다는 기억이 떠오를 때는 어디서 힘이 나는지 모른다.

변비와 설사를 반복적으로 하는데, 설사하기 시작하면 기저귀를 손으로 빼서 대변을 침대 매트와 이불 등에 묻혀 놓으셨다. 사회복지사로 방문한 어떤 날은 며느리가 지쳐 있었다. 대변을 여기저기 묻혀서 목욕시켜드리고 정리하느라 너무 힘들었다고 하소연하셨다. 요양원 입소를 아들에게 건의했으나 거절당했다고 하셨다. 어르신께서 설사를 며칠씩 지속하는 때는 케어를 때려치우고 도망가고 싶다고 했다.

어르신은 침대를 내려오시고 주섬주섬 보따리를 싼다. 걸을 수 없어 기어서 움직인다. 현관문 앞까지 가는 데는 1시간가량 걸린다. 어느 여름날 새벽에는 현관 앞에서 발견한 날도 있었다고 한다.

전동침대를 낮게 해놓았는데도 자꾸 내려와서 최근에는 바닥에 이부자리를 깔아 놓았다고 했다. 낙상으로 인해 멍 드는 것을 방지하는 방편이라고 했다. 며느리분 말씀이 아들은 매일 아침 어머니 이마에 입맞춤한다고 했다. 저녁에는 안아주시고 알아듣기 어려운 중얼거림을 듣고 대화하신다고 했다. 아들 나이도 70대 중반이었다.

어르신은 침대에서 엎드려 지내는 때가 많았다. 몸이 한쪽으로 기울어져서 귀가 짓눌려 빨갛게 됐다. 배회 이상행동 증상이 나타나면, 어디서 기운이 나는지 침대에서 내려와 주섬주섬 보따리를 싼다고 했다. 보따리를 끌고 현관 쪽으로 기어서 이동한다고 했다.

보호자가 나타나면 집에 간다고 말씀하셨다. 어르신은 아들 집이 낯설었다. 기억 속 본인의 집이 아니라고 인식했다. 치매 기억이 어르신을 옛날 본인 집으로 안내했다. 어르신은 욕을 하거나 큰소리를 지르지도 않았다. 나이가 많아서인지 폭력적이지도 않았다.

아들과 손녀는 직장인으로 아침에 출근하면 저녁에 귀가하는 상황이었다. 어르신 케어는 가족 요양보호사인 며느리 몫이었다. 며느리분 말씀이 아들과 손녀는 착한 역할만 하고, 본인은 어르신을 돌보면서 힘들다고 짜증내는 나쁜 사람이 됐다고 했다. 온종일 어르신과 함께 지내면서 힘들게 케어하는 것을 아무도 알아주지 않는다고 했다. 방문할 때마다 요양원 입소를 말씀하셨다.

어르신의 개별적 특성 및 이상행동

어르신은 시골에서 서울로 올라와 아들과 함께 사셨다. 아들 부부와 손녀가 함께 살고 있었다. 주 케어자는 며느리였다. 식사, 대소변 관리, 목욕, 투약, 방 정리, 체위 변경 등 케어 전반에 며느리의 손길이 안 가는 곳이 없었다. 케어가 장기화되면서 며느리는 지쳤다.

어르신은 아들을 좋아하셨다. "좋아", "싫어" 또는 손사래 치는 방식의 의사소통을 하셨다. 소통할 때 가끔은 이해하고 의사를 표현했으나, 어눌한 발음이 섞여서 알아들을 수 없을 때도 있었다. 정신행동장애로 우울증과 수면장애를 겪고 있었다. 새벽에 벽을 치고 소리를 지르는 날이 많다고 했다.

청력은 낮은 목소리로 천천히 말씀하시면 알아듣기도 하셨다. 보행이 되지 않아 기어다니셨다. 기저귀를 착용했으며 가끔 손으로 빼서 침상이 엉망이 되는 때가 많다고 했다. 지남력, 기억력, 판단력이 현저히 저하됐다. 식사는 일반식으로 하셨다.

어르신 이상행동 증상은 우리 집에 간다고 보따리를 싸는 것이다. 언제 배회 이상행동 증상이 나타날지 몰라 힘들었다. 어르신의 배회 위험성은 낙상에 있다. 낙상으로 인해 몸 여러 곳에 퍼렇게 멍 들었다.

배회가 심할 때는 며느리가 함께 주무시기도 했다고 한다. 어르신의 배회 이상행동을 막을 수는 있었으나 소리 지르고, 수면장애 이상행동을 하면서는 함께 자는 것도 힘들었다. 단순 배회 이상행동뿐만 아니라 수면장애, 우울장애와 가끔 엄마를 찾는 소리로 인해서 한계에 직면하는 상황이 연출됐다.

치매 가족과 요양보호사의 케어 준비

1. 어르신의 개별적 특성을 파악한다.
2. 어르신의 이상행동을 파악한다.
3. 어르신의 배회 이상행동 패턴을 파악한다.
4. 어르신 배회 이상행동을 수용한다.
5. 어르신 배회 이상행동 동선을 파악한다.
6. 어르신 배회 이상행동 동선에 장애물을 제거한다.
7. 어르신 배회 이상행동 동선에 위험한 물건을 치운다.

개별적 특성에서 예측되는 이상행동 증상 원인

1. 치매 증상에서 일몰 증후군이 있다.
2. 시골집에서 할 일이 많다는 치매 전 과거 기억을 소환했다.
3. 본인이 시골에서 올라와 집에 가야 한다는 치매 전 과거 기억을 소환했다.

치매 가족과 요양보호사의 어르신 케어 방법

1. 어르신의 배회 이상행동을 이해하고 수용한다.
2. 어르신의 배회 이상행동을 강압적으로 제지하지 않는다.
3. 어르신의 배회 이상행동 목적을 묻고, 다정한 목소리로 지지한다.

4. 배회 이상행동 행위를 나무라거나 소리를 지르고 질책하지 않는다.
5. 며느리의 케어 부담을 나누어 학대가 발생하지 않도록 한다.
6. 며느리에게 집중된 케어를 가족들과 나누는 것이 필요하다.
7. 가족들이 퇴근 후 시간과 주말의 경우에는 케어에 동참해줄 필요가 있다.
8. 어르신의 이상행동을 이해하고 수용한다.
9. 배회할 때 어르신의 이동 경로에 장애물을 없애 사고가 발생하지 않도록 한다.
10. 현관까지 왔을 때 오늘은 너무 춥다거나, 덥다거나 말씀드리고, 다음에 가자고 설명해드린다.
11. 보따리를 쉽게 또 준비할 수 있도록 둔다.
12. 약물적 케어 방법을 고려한다.

개별적 특성에 따른 케어 결과

1. 침대를 낮게 설치하고 내려올 때 다치지 않게 했다.
2. 어르신의 배회 이상행동을 수용하고, 진심 어린 말과 행동으로 어르신이 존중감을 느끼도록 소통했다.
3. 어르신의 배회 이상행동을 비웃거나 무시하는 행동을 하지 않았다.
4. 어르신이 보따리를 쉽게 쌀 수 있도록 준비해주었다.
5. 어르신의 배회 이상행동 이동 시 다치지 않도록 치웠다.

밤이 되면 나가야 해

어르신은 처음 뵈었을 때 방에서 나오지 않고, 침대에서 주로 생활했다. 목욕하는 것을 싫어하셨다. 그래서 수염이 덥수룩했다. 배우자도 장기요양 등급이 있었다. 배우자는 신체활동에 약간의 어려움이 있었지만, 인지 상태는 양호해서 배우자와 생활하면서 주 케어자로 역할을 했다. 어르신 배우자는 내게 고민이 있다고 했다.

어르신 : "요즘 힘들어 죽겠어요."

필자 : "무슨 고민이 있으신가요?"

어르신 : "밤만 되면 영감이 밖을 나가서요. 며칠 전에는 밤에 나가서 새벽에 파출소에서 모시고 왔어요."

필자 : "그러셨군요."

어르신 : "밤만 되면 영감이 밖에 나갈까 봐 지키느라 잠을 못 자서 너무 힘들어요. 무슨 방법이 없을까요?"

필자 : "어르신이 주무시기 전에 현관문을 안에서 잠그는 방법이 있습니다."

어르신 : "그런 것도 있어요?"

필자 : "네."

다음 날 어르신께 전화가 왔다. 어제는 잠을 편하게 잤다는 내용이었다. 어르신은 치매 5등급이었다. 치매가 많이 진행된 상태였다. 대체로 집을 잘 찾아오는 편이었지만, 최근에는 가끔 집을 잃고 경찰들과 함께 귀가하는 사례가 자주 발생했다.

낮에는 요양보호사와 동네 한 바퀴를 돌아보는 것을 좋아했다. 요양보호사와 이발관에도 가고, 공원 산책을 하는 것을 좋아했다. 외출해서 집을 찾아오지 못할 때는 요양보호사가 출근하지 않는 날이었다. 배우자는 요양보호사가 쉬는 날이 곤욕스러웠다.

배우자는 어르신 케어를 온전히 혼자서 부담하게 되어 힘들어하셨다. 몸이 불편해 따라다닐 수가 없어 배회하시다가 집을 못 찾아올까 봐 항상 걱정이었다. 물론 비급여로 요양보호사 도움을 받을 수 있지만, 돈이 아까워서 이용하지 못했다.

노부부는 자녀들과 왕래가 없었다. 자녀들과의 관계가 소원했다. 부모자녀 관계지만, 신뢰 관계가 없었다. 서로에게 관심이 있지만, 다가가지 못하는 관계였다. 부모가 자녀의 도움이 필요해 전화하면, 자녀들은 이런저런 이유를 들어 회피했다. 병원 이동 도움과 일상생활 도움은 모두 요양보호사의 몫이었다.

노인 관련 일을 하면서 한 가지 느낀 것이 있다. 필자가 늙어서 판단력이 없을 때 필자를 대신해 일상사를 판단해주는 자녀가 있어야겠다는 것이다. 다른 하나는 필자가 위급할 때 달려와주는 것이다. 마지막으로 필자가 보고 싶다고 할 때 얼굴을 보여주는 자녀가 있어야겠다는 것이다.

부모 자녀 관계에서 현실은 냉정하다. 부모 자녀 간 잦은 왕래는 부모가 돈이 많거나 양육과정에서 자녀들의 가슴에 원망을 살 만한 일을 만들지 않는 것이다. 돈이 없어도 자녀를 사랑으로 양육하는 것이다. 자녀들을 위해 마음을 다하는 것이다.

손자녀가 돌보는 경우도 많이 목격했다. 가족이라는 혈연관계의 조건이 부모를 부양하는 시대가 아니라는 것이다. 현실 가족관계에서 수단이 돈이든, 사랑이든 진심으로 내 편인 한 사람은 있어야 한다는 것이다.

많은 어르신 가정을 방문하면서 갖게 된 생각은 부모 자녀 관계가 노년의 삶의 질에 영향을 미친다는 것이다. 나이가 들면 누구나 판단력이 저하된다. 그래서 늙으면 의심이 많아진다. 사회환경의 빠른 변화에 따라가지 못해서 어떤 것이 옳고, 그른 것인지 판단하기 어렵다. 노인이 되어 의심이 많아지고, 고집이 세지는 이유는 판단력 저하가 원인이다.

어르신의 개별적 특성 및 이상행동

어르신의 개별적 특성에서 일반적 특성은 부부가 함께 요양원에 계시다가 집으로 돌아왔다는 것이다. 요양원 입소 전에 다리를 사용할 수 없을 만큼 아팠다고 한다. 어쩔 수 없이 요양원으로 입소했는데, 건강이 좋아져 집으로 돌아온 사례다. 어르신은 본인 방에서 생활했다. 식사를 쟁반에 가져다드리면 누워서 식사했다. 텔레비전을 켜놓고, 침대에 누워서 혼자서 생활하는 것이 적응된 듯했다.

요양보호사가 식탁에 식사를 차려놓고 불러도 나오지 않고, 침대에 누워서 식사하기를 즐겼다. 목욕 거부 이상행동이 있었다. 배우자의 요청으로 목욕 도움을 드리러 갔다. 종교는 없었다. 고집이 센 편이었다. 배우자 말도 듣지 않았고, 자녀들 말도 듣지 않는 편이어서 이상행동 증상 케어가 쉽지 않았다. 청력과 시력은 좋았으나 일상생활에서 본인의 고집대로만 하는 상황이었다.

질병은 고혈압, 치매, 난청, 전립선 비대증을 앓고 있었다. 과거 병력으로는 폐렴으로 장기간 입원했으나 완치됐다. 지남력, 기억력, 판단력이 저하된 상태였다. 일반식을 드시고, 혼자서 잘 드셨다.

거주 환경은 4층이었고, 계단이 가팔라서 낙상 위험이 존재했다. 어르신은 무기력했다. 일상생활에 관심도 없었다. 음식을 드리면 드시고, 병원에 가자면 병원에 가고, 본인 주도로 무엇을 하려는 의욕이 없었다. 본인 주도로 진행한 것은 화장실에 가는 것뿐이었다. 수면장애로 밤에 외출해서 배회하는 습관이 있었다. 성적인 문제도 없었고, 부적절한 행동도 하지 않았다. 강요하지 않으면 욕설이나 폭력성도 나타나지 않았다.

어르신의 이상행동은 밤중에 배회하는 것이다. 밤중에 배회하는 이상행동 때문에 배우자가 지키느라고 잠을 주무시지 못했다. 어떻게 하면 좋겠느냐고 하소연했다. 또 다른 이상행동은 목욕 거부다. 배우자의 목욕 도움 요청으로 두 차례 갔다. 처음 목욕 도움 성공 이후에 모두 실패했다. 다행인 것은 이상행동 증상이 적은 편이라고 할 수 있었다. 밤에 집을 나가서 배회하고, 집을 찾아오지 못해 다음 날 경찰서에서 전화가 와서 주소를 가르쳐 주니 집까지 모시고 왔다고 했다.

배우자는 행여 어르신이 밤에 나가서 낙상이 발생할까 봐 걱정이었다.

못된 사람들을 만나서 불행한 일을 겪을까 봐 걱정이었다. "영영 집으로 돌아오지 못하고, 행방불명되면 큰일이잖아요" 하며 걱정을 털어놓았다. 배우자는 나에게 해결책을 찾아 달라고 했다.

배우자는 어르신이 목욕하지 않아서 냄새가 난다고 했다. 옷도 갈아입지 않아서 피부병에 걸릴까 봐 겁이 난다고 했다. 요양보호사를 통해 어르신 목욕 도움을 요청했다. 남성 어르신이어서 일정을 파악하고, 약속한 날에 도움을 드리러 갔다.

1시간 친분을 쌓는 시간을 가졌다. 어르신을 거실로 나오도록 유인하고, 필자는 반바지를 입고 목욕하자고 권했다. 하지 않는다고 하면서도 웬일인지 필자가 이끄는 손을 따라왔다. 그날은 치매 어르신 목욕에 성공했다. 이 일을 하면서 제일 기쁜 날이다.

어르신은 배우자 말도 듣지 않았고, 자녀들 말도 듣지 않는 편이어서 이상행동 증상 케어가 쉽지 않았다. 본인 방에서 나오려고 하지 않았다. 한번은 딸과 통화해서 아버지에게 목욕할 것을 요청했으나 어르신께서 "네가 뭔데 목욕하라 말라 하냐?"라고 소리를 질러서 얼른 전화를 끊은 적이 있다. 따님에게 미안했다.

치매 가족과 요양보호사의 케어 준비

치매 가족

1. 개별적 특성을 파악한다.
2. 배회 이상행동 원인을 생각해본다.

3. 배회 이상행동 시 낙상 예방을 위한 방법을 파악한다.
4. 새벽 배회 원인이 화장실을 가려고 하는 것일 수도 있다.
5. 배회 시 대소변이 원인일 수 있으니 화장실로 유도해본다.
6. 고령인 배우자가 배회를 막기 어려울 수 있다는 점에서 배회를 예방할 수 있는 방법을 찾는다.
7. 목욕 거부 이상행동의 원인을 찾아본다.
8. 목욕을 수용할 수 있는 동기부여 상황을 생각해본다.
9. 어르신이 방에서 나오도록 유도한다.
10. 목욕 시 활용할 보상을 생각해본다.

요양보호사
1. 보호자의 케어 애로 사항을 파악한다.
2. 낮 동안 어르신과 함께할 수 있는 외출 활동을 찾는다.
3. 낮에 병원 외출을 제외하고, 산책이나 동네 한 바퀴를 도는 활동을 계획한다.
4. 주간 활동을 늘린다.
5. 인지자극활동 프로그램 호감도를 파악한다.
6. 보호자와 협업해 케어한다.

개별적 특성에서 예측되는 이상행동 증상 원인

1. 새벽 시간에 배회 이상행동으로 수면 중에 일어나 화장실을 찾지 못할 수 있다.
2. 반복적으로 배회 이상행동을 하는 것은 수면 중 새로운 습관이 생겼을 수 있다.
3. 저녁 식사량이 적어서 허기져 일어날 개연성을 파악한다.
4. 필자가 목욕 도움으로 방문했을 때 배회 예방법을 알려 달라고 했다.

치매 가족과 요양보호사의 어르신 케어 방법

치매 가족

1. 밤중에 배회 이상행동을 방지하기 위해 취침 전에 집 안에서 잠그고 수면한다.
2. 현관 안에서 잠그는 열쇠는 배우자가 소지한다.
3. 열쇠는 아래층에 거주하는 딸에게도 하나 보관하도록 한다.
4. 배우자가 외출 시 치매 어르신을 혼자 두고, 밖에서 잠그는 것은 바람직하지 않다.
5. 정서적 지지를 통해 거실로 나오도록 유도해야 한다.
6. 보상을 활용해 목욕을 요청해본다.
7. 동기부여를 해서 목욕을 요청해본다.
8. 개인 위생 도움이 필요하다. 어르신 생활공간과 침대 위 음식물 청결 관리가 중요하다.

요양보호사

1. 고령의 배우자가 케어로 힘들지 않도록 도와드린다.
2. 주간에 외출 시 낙상을 예방한다.
3. 배회 시 어르신의 의견을 경청하고 지지한다.
4. 주간에 산책할 때 어르신이 선호하는 동선 위주로 이동한다.
5. 낮 동안 외출 시 어르신은 순식간에 없어질 수 있으니 케어자는 항상 1m 이내의 거리를 유지한다.
6. 4층 계단으로 이동할 때 낙상 위험에 노출되지 않도록 해야 한다.
7. 보호자의 애로 사항을 파악하고 센터에 전달한다.

개별적 특성에 따른 케어 결과

1. 배우자가 취침 전에 현관문을 안에서 잠그고 주무시기로 했다.
2. 요양보호사의 도움으로 안에서 잠그는 장치를 설치했다.
3. 어르신이 공격성이 없었으므로 문이 잠겨 있으면 서성이다가 방으로 들어가셨다고 한다.
4. 배우자는 거실에서 지키지 않고, 본인 방에서 마음 놓고 주무실 수 있어서 고맙다고 전화 주셨다.

현장에서 습득한 일반적인 치매 어르신의
배회 이상행동 케어 방법

1. 개별적 특성을 파악한다.
2. 개별적 이상행동을 관찰하고 파악한다.
3. 배회 이상행동 원인을 찾는다. 어르신에게 배회 이유를 묻는다.
4. 배회할 때 낙상이나 위험한 환경에 노출되지 않도록 한다.
5. 배회의 신체적·정신적·환경적 원인을 제거한다.
6. 배회의 주기, 시간, 형태 등을 관찰하고 기록해 케어에 활용한다.
7. 관찰된 기록을 참고해 배회 시간에 맞춰 산책하거나 그에 준한 활동을 찾아서 참여하도록 한다.
8. 안전에 문제가 없다면 배회를 허락하고 동행한다.
9. 어르신은 순식간에 없어질 수 있으니 케어자는 항상 1m 이내의 거리를 유지한다.
10. 외출할 때 어르신이 화장실을 이용할 때는 화장실 앞에서 대기한다.
11. 배회 시 일정한 시간이 지난 다음에 귀가하도록 유도한다.

12. 배회 원인에 따라서 예방할 수 있는 환경을 조성한다.

13. 정서적 지원으로 불안감을 없애주고, 집 안에서 활동할 수 있는 환경을 조성한다.

14. 비약물적 케어를 우선하고 약물적 케어를 고려한다.

15. 약물적 케어 시 약물의 부작용을 점검해야 한다.

16. 약물적 케어 시 이상행동 증가나 다른 이상행동이 나타나면, 즉시 의사에게 전달한다.

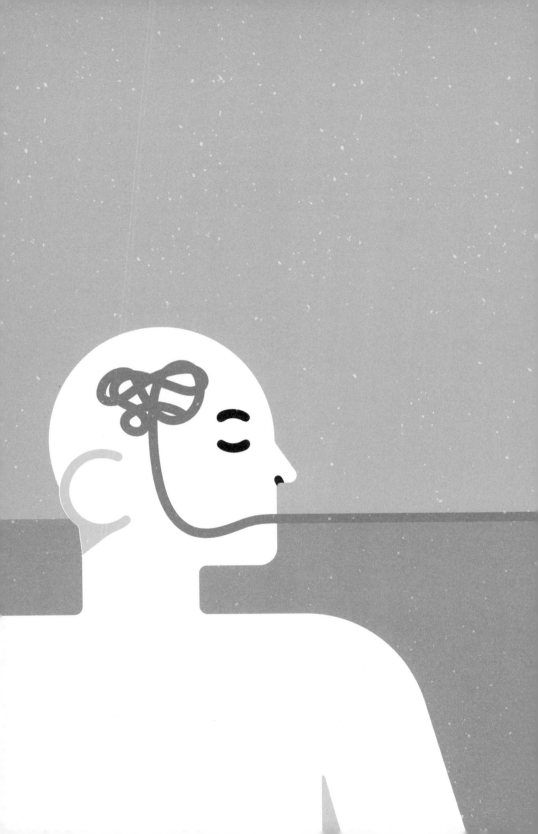

12장

치매 이상행동 12
- 시각장애, 청각장애

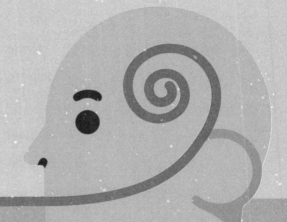

시각장애 –
출퇴근 시 인기척을 내주면 좋겠네

　　치매 어르신 중 청각장애와 시각장애를 겪고 있는 어르신이 있다. 치매 가족과 요양보호사는 의사소통 방법에 있어서 더 세심한 배려가 필요하다. 청각장애와 시각장애 정도에 따른 케어 방법을 실천해야 한다.

　　필자를 사장님이라고 부르는 어르신이 있었다. 어르신은 시력을 전부 잃은 상태였다. 시골에서 살았던 분이라서 한시를 가만히 있지 못했다. 앞이 보이지 않았지만, 가급적 자신의 잔존기능을 최대한 활용하려고 노력했다. 어르신은 무서운 욕을 잘했다.

　　필자 : (방문을 똑똑 두드리며) "어르신, 안녕하세요."

　　어르신 : "아이고, 사장님이고만."

　　필자 : "보고 싶어서 왔습니다."

　　어르신 : "늙은 내가 그렇게 보고 싶을까?"

　　필자 : "네, 어르신. 요양보호사님은 잘하고 계시는지요?"

어르신 : "항상 늦어. 오늘도 늦게 왔어."

필자 : "그래요? 제가 잘 말씀드려서 늦지 않도록 하겠습니다."

어르신 : "요즘 것들은 말 안 들어."

필자 : "네, 알겠습니다. 출근 시간을 맞추도록 안내하겠습니다."

어르신은 라디오를 항상 켜 놓는다. 라디오를 통해서 뉴스를 듣고 세상을 평한다. 정치 이야기도 하고, 사건 사고도 이야기한다. 세상에 나쁜 사람들이 많다고 한다. 이런저런 뉴스는 어르신이 세상을 아는 통로였다. 하루 종일 라디오를 들으며 혼자서 평을 하기도 하고, 요양보호사가 출근하면 이와 관련해 이야기했다.

어르신은 라디오를 들으며 시간을 안다. 가끔 요양보호사들이 늦는 경우 금방 알아차린다. 어르신이 늦었다고 하는 날은 분명 출근 태그가 늦게 찍혀 있었다. 이런 사실을 요양보호사에게 전달하면 놀란다.

시각장애를 겪고 있는 어르신을 케어하는 경우, 소리로 소통해야 한다. 출근하면 문소리를 내고 인기척을 해서 어르신이 소리를 들을 수 있도록 해야 한다. 간혹 방문이 열려 있다면, 문을 똑똑 두드려서 왔다는 신호를 보내고 목소리로 인사해야 한다. 어르신은 소리로 세상과 소통한다.

어르신 방은 길가에 있었다. 지난밤 창밖에서 남녀가 하는 이야기를 듣고, 여자들이 바람을 피웠다고 했다. 나에게 "사장은 절대 바람피우지 말라"고 했다. 남편은 어쨌든 마누라한테 잘해야 한다고 했다. 어르신은 배우자분이 공무원이었는데, 너무 잘생겨서 바람을 피웠다고 했다. 그 여자들 머리를 다 뽑아 놨다고 했다.

어르신은 허리가 아파서 걷지 못했다. 어르신만의 이동 방법이 있었다.

아주 작은 거실 겸 부엌 양쪽으로 어르신 방과 화장실이 있었다. 거실 안전 손잡이를 설치해놨는데, 안전 손잡이에 길이가 다른 끈을 여러 개 묶어 났다. 화장실에 갈 때는 끈을 잡고 다녀왔다. 방으로 이동할 때도 끈을 잡고 이동했다. 필자는 이 끈들의 쓰임새를 나중에야 알았다.

어르신의 생활방식을 존중해야 한다. 요양보호사는 어르신 방식으로 정리되어 있는 물건 위치를 변경해서는 안 된다. 요양보호사 기준에서 잘못됐더라도 위치를 변경해서는 안 된다. 위치 변경은 어르신을 혼란스럽게 만들고, 어떤 물건의 경우 가져갔다고 의심하게 된다. 시각장애인의 물건 위치는 변경해서는 안 된다.

요양보호사의 어르신 물건 위치 변경은 의심을 키운다. 해당 요양보호사에 대한 의심이 커지는 경우, 요양보호사 교체가 이루어질 수밖에 없다. 치매 어르신이 의심하면 요양보호사 교체가 잦아질 수밖에 없다. 어르신은 서울 아줌마들이 도둑이 많다고 했다.

어르신은 자존심이 강했다. 누구 앞에서도 식사하는 모습을 보이지 않으셨다. 요리해서 퇴근할 때 상을 차려놓고 퇴근하도록 했다. 서비스 기간에 한 번도 식사하는 모습을 못 봤다. 다른 하나는 목욕 도움을 거부했다. 목욕도 혼자 있을 때만 했다.

인지장애와 시력 상실은 도둑 망상과 피해 망상 이상행동을 불러왔다. 이러한 이상행동은 입에 담을 수 없는 욕설로 치매 가족과 요양보호사들에게 마음에 상처를 주고, 수치심을 느끼게 했다. 치매 가족은 더 힘들어했다. 몇 번이나 요양원을 보내야 한다고 생각하면서도 죄책감에 입소를 결정하지 못했다. 요양보호사는 3개월을 버티지 못했다. 요양보호사가 없는 기간에는 가족들이 돌아가면서 케어했다.

어르신은 가끔 이런 말씀을 하셨다. "요양보호사가 오면 자녀들이 신경을 쓰지 않는다"라고. 그래서 요양보호사가 오지 않았으면 좋겠다고 했다. 치매 가족은 이런 상황을 알지만, 생계를 포기하면서 24시간 어머니를 돌본다는 것은 생각할 수 없다고 했다.

어르신의 개별적 특성 및 이상행동

어르신의 개별적 특성에서 일반적 특성은 시골에서 사시다 서울로 올라왔다는 것이다. 건강이 안 좋아서 서울에 올라와 적응에 힘들어했다. 욕설을 잘하고, 성격이 강해 소리를 지르는 성향이 있었다. 요양원에 입소했으나 적응하지 못하고, 다시 집으로 돌아온 경우였다. 식사 습관은 혼자서 있을 때만 식사하신다. 본인 성격이 만만치 않으니 속일 생각은 하지 말라고 자주 말씀하셨다. 라디오를 24시간 켜놓고 들었다. 불교를 신뢰해서 요양보호사는 반드시 불교 신자여야 했다. 주 케어자는 큰딸이었다.

성격적 특성은 자기주장이 강했고, 본인이 요양보호사를 가르친다고 했다. 공격성이 나타나면 "미친것들이 아무것도 모른다"라고 했다. 음식도 할 줄 모르고, 한 것도 없이 시간만 보내다 가고, 할 줄 아는 게 없다고 했다. 요양보호사들이 적응하는 데 어려움을 겪었다. 몇 분 요양보호사는 잘 적응해 오랫동안 케어하기도 했다.

말씀을 많이 하셨지만, 라디오 방송을 비판하거나 이전에 했던 요양보호사들 욕을 주로 했다. 혼자 있을 때는 집 안 여기저기 돌아다니면서 옷가지며 물건들을 흩트려 놓기 일쑤였다. 신체적으로 시력을 상실했기 때문에 말씀을 많이 하시고, 소리로 상황을 판단했다. 허리가 아파서 걷는 것을 힘들어했다. 시력이 안 좋아서 몇 걸음밖에 움직이지 못했다. 치아는 보철한 상태였다. 가끔 허리통증을 호소했다.

치매는 알츠하이머였다. 기억력, 지남력이 저하됐다. 가끔은 환청, 환촉이 있었다. 조상이 찾아와서 이런저런 이야기를 한다고 했다. 제사를 지내야 한다고 해서 요양보호사가 실제로 상을 차린 적도 있다. 밤마다 누가 와서 자신을 때린다고 하면서 온몸이 아프다고 했다.

자존심이 강해서 밥을 먹는 모습을 보이지 않으려고 했다. 아주 친해진 요양보호사가 아닌 경우, 요양보호사 앞에서 식사하지 않았다. 목욕도 혼자 있을 때 했다. 허리가 아프다고 자주 말씀하셨고, 치아 통증을 호소할 때는 요양보호사가 휠체어에 태워 이동 도움을 드렸다. 소화가 안 된다고 해서 약을 드실 때가 있었고, 변비로 고생해서 약을 사다 드린 적 있다.

어르신은 치매와 시력 상실로 인해 여러 가지 이상행동이 나타났다. 의심 이상행동과 듣기 민망한 성적인 욕설, 환시 증상, 환촉 증상이 나타났다. 의심은 주로 냉장고에 물건이 없어졌다고 하거나, 돈을 훔쳐 갔다고 했다. 민망한 욕설은 시골에서 어른들이 싸우면서 하는 성적인 내용이었다. 환시 증상은 조상들이 나타나서 제사를 지내지 않아서 자녀들이 안 좋게 됐다고 했다. 환촉 증상은 밤마다 누가 와서 때린다고 했다.

치매 가족과 요양보호사의 케어 준비

치매 가족
1. 어머니의 개별적 특성을 파악한다.

2. 이상행동을 관찰하고 기록한다.
3. 의심 증상을 파악한다.
4. 환시 증상을 파악한다.
5. 환촉 증상을 파악한다.
6. 식사 습관을 관찰하고 기록한다.
7. 생활 습관을 관찰하고 기록한다.
8. 어머니의 관점에서 욕구를 파악한다.

요양보호사
1. 개별적 특성을 파악한다.
2. 이상행동을 관찰하고 기록한다.
3. 이상행동에 대처하는 기술을 파악한다.
4. 어르신과 라포 형성을 위한 케어 방법을 생각한다.
5. 어르신의 눈높이, 마음 높이를 분석하고 파악한다.
6. 어르신 중심의 욕구를 파악한다.
7. 신체적 특징에서 케어 시 고려해야 할 점을 파악한다.
8. 어르신께 직접 욕구를 듣는다.

어르신의 개별적 특성이 반영된 케어가 되어야 한다. 어르신은 시력 상실과 치매라는 복합적인 문제로 인해 이상행동이 다양하게 나타났다. 케어자의 입장에서는 치매 이상행동 부분과 시력 상실이라는 부분을 동시에 고려해야 한다. 의사소통 시 가급적 손을 잡는다든지, 안아주던가, 등을 쓰다듬는 소통 방법을 사용해야 한다.

일반적인 치매 어르신보다 세심한 관심과 배려가 필요하다. 업무 중 요리한다면, 가급적 말을 하면서 하는 것이 좋다. 어르신이 눈으로 볼 수 없으니 상황을 중계하면서 한다는 생각으로 하면 좋다.

시각장애가 있는 어르신 케어는 치매 가족과 마찬가지로, 가족이 아닌 요양보호사로서는 더욱더 어렵다. 가족은 기본적인 신뢰감이 형성되어 있지만, 요양보호사의 경우는 다르다. 처음 요양보호사를 모시고 어르신 댁을 방문해서 앞으로 서비스를 제공할 선생님이라고 소개하면, 어르신은 요양보호사의 손을 잡고 인사를 한다. 다음으로 어르신의 손은 요양보호사의 얼굴을 만지면서 생김새를 말한다. 손으로 느껴지는 얼굴로 인상을 말하고, 신뢰감을 느낀다.

요양보호사를 판단하는 다른 한 가지는 요양보호사의 목소리로 요양보호사의 신뢰감을 판단한다. 어르신의 처지에서는 좋은 요양보호사를 판단하는 방법이 시각장애의 특성에서 나온다고 할 수 있다.

시각장애 어르신은 환청이 들릴 때 불안감이 더 클 것이다. 어르신처럼 조상들이 제사를 지내라고 할 때는 무서워서 불안감이 더 증가할 것이다. 자녀들은 무슨 소리냐고 하면서도 어르신의 상황을 알고 있어서 허락했다. 요양보호사는 어르신이 말씀하신 대로 음식을 준비해서 상을 차렸다고 말씀드렸다. 어르신은 상을 놓는 것부터 손으로 만지면서 확인했다.

어르신의 환촉은 환청과 연관이 있을 수 있다. 조상들이 제사를 지내지 않아서 환촉 현상이 나타났을 수도 있다. 이렇게 생각한 이유는 제사를 지내고 나서는 환청과 환촉이 사라졌기 때문이다.

개별적 특성에서 예측되는 이상행동 증상 원인

1. 어르신의 신체적 특성인 시각장애와 치매 증상이 혼재한다.

2. 시각장애로 나를 속일 것이라고 하는 망상이 있다.

3. 심한 욕을 하며 내가 무서운 사람이라고 표현하는 자기 방어기제가 있다.

4. 집 안에서 이동 중 물건의 위치가 바뀌거나 돈을 분실한 경우가 있었다.

치매 가족과 요양보호사의 어르신 케어 방법

치매 가족

1. 개별적 특성을 이해하고 케어에 반영한다.

2. 어머니와 라포 형성을 한다.

3. 어머니의 돈, 물건 도난 의심 이상행동을 수용하고, 함께 찾는 노력을 한다.

4. 친척이 돈을 주고 가면 2~3만 원 정도만 어머니가 관리하도록 한다.

5. 돈 관리에 요양보호사를 참여시키고, 어머니가 사용 시 꼭 영수증이나 근거를 관리하도록 하거나 보호자에게 알리도록 한다.

6. 환시 증상이 나타났다고 말씀하실 때 '아이고, 또 시작이구나'라는 식으로 무시하는 목소리로 대화하면 안 된다. 지지해주고 수용한다.

7. 환촉 증상을 말씀하실 때 수용하고 지지한다. 취침 전에 출입문이나 방문을 닫고 주무시도록 한다.

8. 아침저녁으로 출퇴근 시 방문해서 상태를 확인한다.

9. 병원 진료를 계획하고, 낮 동안 요양보호사님과 병원에서 진료받도록 한다.

10. 어머니 중심 케어로 어머니의 눈높이와 마음 높이에 맞춘다.

요양보호사

1. 어르신의 개별적 특성을 이해하고 케어에 반영한다.

2. 출퇴근 시간을 정확히 지킨다.

3. 어르신 앞에서 전화 통화를 하지 않는다. 전화 통화 내용을 부정적으로 해석해서 요양보호사에 대한 거부감이 나타났다.

4. 출근 시 방에 들어가기 전에 꼭 인기척을 하고, 말로 인사하며 들어간다.

5. 퇴근 시 손을 잡고 인사하며 퇴근한다.

6. 식사를 차려드리고 혼자 있을 때 드신다고 하면, 수용하고 퇴근한다.

7. 가급적 업무를 진행하면서 어르신과 말을 하면서 하도록 한다.

8. 아무 소리 없이 업무 수행 시 어르신으로서는 볼 수 없기 때문에 의심과 같은 오해를 할 수 있다.

9. 어르신이 라디오를 들을 수 있도록 한다.

10. 어르신이 이전 요양보호사들에게 욕을 해도 그러려니 하고 수용한다.

11. 어르신이 환청으로 조상이 나타나 제사를 지내야 한다고 하면, 수용하고 지지한다.

12. 치매 가족과 협의해 간단히 제사를 준비해준다.

13. 집 안을 정리할 때 어르신이 정리해둔 대로 물건이나 옷을 유지한다.

14. 환촉 증상으로 아프다고 파스를 사다 달라고 하면 응한다. 반드시 영수증을 받고, 치매 가족에게 전달한다.

15. 말과 신체적 접촉을 통한 의사소통을 한다.

16. 물건을 사 왔을 경우 손에 쥐여 드리고 만져 보도록 한다. 돈도 직접 만져 보고 확인하도록 한다.

개별적 특성에 따른 케어 결과

1. 제사상을 차려드린 후 어르신은 요양보호사를 신뢰하게 됐다.

2. 제사를 올리고 난 다음부터는 요양보호사에게 허용적으로 됐고, 금전의 경우 요양보호사에게 맡겼다.

3. 제사 뒤 어르신의 제사 관련 환청 증상은 나타나지 않았다.

4. 환촉은 환청과 함께 없어졌다.

5. 어르신은 요양원 입소에 대한 두려움이 있다. '요양원'이라는 단어를 사용하지 않는다.
6. 요양보호사와의 신뢰 관계가 형성됐고, 요양보호사 앞에서 식사도 하셨다.
7. 치매 가족과 요양보호사 간의 협업이 잘 이루어졌다.

현장에서 습득한 일반적인 치매 어르신의 시각장애 케어 방법

1. 시각장애인의 특성을 이해한다.
2. 개별적 특성을 이해하고 케어에 반영한다.
3. 소리에 민감한 특성을 이해한다.
4. 소통 방법은 목소리와 신체 접촉으로 한다.
5. 소통 시 다정한 목소리로 한다.
6. 신체 접촉 시 말과 함께 해야 한다(불쑥 만지면 놀란다).
7. 어르신이 존중감을 느끼도록 소통한다.
8. 어르신의 요구를 수용한다.
9. 전화 통화 시 속삭이듯 말하지 않는다(어르신은 흉본다고 생각할 수 있다).
10. 요양보호사는 감당하기 어려운 요구는 기관, 가족과 협의한다.
11. 항상 어르신 편이라는 점을 느끼도록 한다. 가족과 갈등 시 어르신 편에서 이야기한다.
12. 어르신과 둘이 있을 때 어르신이 가족에게 불만을 이야기할 경우 어르신을 두둔한다. 자녀를 편들면 관계는 오래가지 못한다.

청각장애 -
천천히 글로 써 주세요

어르신은 동사무소 주 2회 돌봄서비스를 받고 있었다. 지난가을에 낙상 후 누워만 있어서 걷는 것이 힘들었다. 건강이 안 좋아서 치매 증상도 나타났다. 최근 배회가 심해졌는데 집을 찾아오지 못했다. 집을 찾아오지 못하고, 경비실에 본인이 몇 동, 몇 호인지를 알 수 없다고 해서 동사무소 돌봄 선생님이 집으로 모셨다고 했다.

보호자가 전화를 했다. 집으로 방문해서 어르신 상태를 보고, 등급을 신청해달라고 했다. 보호자와 만나서 어르신 댁으로 갔다. 어르신은 독거 어르신이었고, 가족이 아무도 없다고 했다. 작년에 아들이 돌아가시고는 심리적으로 충격을 받았다고 했다. 우울증이 심해지고, 외출하지 않으셨다고 했다.

어르신은 청력을 상실했다. 전혀 듣지를 못했다. 그래서 보청기도 하지 않았다. 다행히 어르신은 글을 읽을 수 있었다. 모든 소통은 글씨를 써서 했다. 혼자서 일어나는 것이 힘들어 기어서 화장실을 다녔다. 요리하는 방법을 몰라서 보호자인 남동생네에서 반찬을 준비해주고, 밥만 밥솥에 해서 드셨다. 동사무소에서 방문하는 선생님이 밥을 해주시기도 했다고 한다.

어르신에게 장기요양등급 관련 설명을 글씨로 써서 해드렸다. 현재는 동사무소에서 화, 목 주 2회 방문했는데, 등급이 나오면 주 5회 요양보호사님들이 방문한다고 설명했다. 어르신은 "그러면 좋지!" 하셨다.

병원 진료 결과 알츠하이머 치매를 판정받았다. 그리고 등급은 3등급이 나왔다. 어르신은 외부 사람을 심하게 경계했다. 자기주장이 강해서 청소, 빨래, 정리 정돈을 못 하게 했다. 주민센터에서 방문하는 선생님 말씀에 따르면, 어르신과 신뢰 관계를 형성하는 데 오랜 시간이 걸렸다고 했다.

어르신의 개별적 특성 및 이상행동

어르신의 개별적 특성에서 일반적 특성은 LH 아파트에서 혼자 거주한다는 것이다. 지난해에 아들을 잃으셨다. 작년까지는 혼자서 아파트 주변 산책도 했는데, 낙상사고 이후 외출이 줄었다. 식사는 찌개에 밥을 먹는데, 주변에 남동생이 있어서 가끔 반찬을 해다가 드린다고 했다. 가장 의지하는 사람은 남동생이다. 결혼했으나 현재는 가족이 없고 혼자됐다. 전년도까지는 아들이 함께 있어서 돌봐 드렸다. 개인적인 삶의 경험은 부정적인 경험들이 많았다.

의사소통은 글씨를 써서 보여드리면, 읽고 대답하거나 요구를 말씀하셨다. 생활방식은 병원 진료 계획이 있으면 외출하고, 집 안에서 누워 있는 시간이 많았다. 가사활동을 못 해 청결 상태가 좋지 못했다. 빨래를 못해 냄새가 났다. 주 케어자는 70세인 남동생이 했으나 음식 관련은 남동생 배우자가 도와주었다.

성격적 특성은 소통하면 본인의 주관이 있어서 싫은 것과 좋은 것을 표현했다. 집 안 정리도 허락하는 부분이 있었고, 손도 못 대게 하는 부분이 있었다. 처음에는 못하게 하는 부분이 많았지만, 점차 시간이 지나면서는 허락하는 부분이 많아졌다.

복지 용구 설치 및 제공 과정에서도 외부인이 오는 것을 거부했다. 사생활을 침해받고 싶지 않다고 표현했다. 처음에는 바닥에 깔린 이불도 빨아드린다고 해도 손도 못 대게 했다. 일주일이 지나자 요양보호사를 조금씩 신뢰하기 시작했다.

일주일쯤 지나 바닥에 깔린 이불을 털었는데, 지폐가 나오고 종이쪽지들이 나왔다. 바닥에 깔린 이불 속은 어르신의 금고와 같은 역할을 했다.

배려심이 많아서 차라도 주려고 하셨다. 방문할 때마다 낮은 의자를 가리키며 앉으라고 했다. 인성은 좋은 분이셨다. 침대가 없어서 바닥에서 일어설 때 힘들어해서 안전봉 설치를 설명하니 비용 때문에 거절했다. 비용이 발생하지 않는다고 설명하니 그래도 "미안하다"라고 했다.

청각장애 어르신들이 가지고 있는 의사소통 문제로 인한 고립, 정보 습득의 어려움이 많았다. 많은 부분에서 차분하게 설명이 필요했다. 의사소통 시 그림이나 사진 영상과 글씨를 써서 해야 해서 많은 시간이 걸렸다. 어르신이 쉽게 이해할 수 있는 단어들을 사용해야 해서 어르신의 눈높이에 맞춰야 했다.

알츠하이머로 인해 지남력이 저하된 상태였다. 환각이나 망상은 나타나지 않았다. 골반 수술을 하셨고, 허리가 좋지 않아 보행이 어려웠다. 자리에서 일어서는 것이 힘들어 기어서 이동하거나 엉덩이를 바닥에서 끌면서 이동했다. 대소변은 기어서 화장실에 갔다.

　이상행동은 의심 망상이 나타났다. 본인의 생활환경을 드러내고 싶어 하지 않았다. 방을 정리해드리려고 하면, 물건을 건드리지 못하게 했다. 청력장애로 인해 정보 습득의 어려움이 나타났다. 의사소통의 문제로 고립의 문제가 나타났다. 외부인에 대한 경계심이 심하게 나타났다. 복지 용구 설치 및 제공에 거부감이 심했다. 비용 발생에 대한 두려움이 있었다. 가끔 새벽에 배회해서 집을 잃어버리는 증상이 나타났다.

치매 가족과 요양보호사의 케어 준비

치매 가족

1. 어르신의 개별적 특성을 관찰하고 기록한다.
2. 방문요양서비스에 대해 충분한 설명을 한다.
3. 어르신의 요구를 수용하고 반영한다.
4. 어르신의 욕구를 파악한다.
5. 어르신이 핸드폰을 이용해서 문자를 사용할 수 있도록 돕는다.
6. 의사소통 시 존중감을 느낄 수 있도록 한다.
7. 업무 진행 전에 충분히 설명한다.
8. 방문 시간, 요일, 업무 등을 설명한다.
9. 요양보호사를 신뢰할 수 있도록 긍정적으로 설명한다.
10. 복지 용구 설치 시 비용이 발생하지 않는다고 설명한다.

요양보호사

1. 어르신의 개별적 특성을 파악한다.
2. 어르신의 욕구를 파악한다.
3. 어르신과 원활한 의사소통 방법을 파악한다.

4. 표정, 언어, 몸짓 언어를 연구한다.
5. 어르신의 이상행동을 관찰하고 기록한다.
6. 어르신의 이상행동에 대처하는 기술을 파악한다.
7. 외출 시 어르신의 욕구를 파악한다.
8. 어르신이 싫어하는 것들을 파악한다.
9. 어르신이 좋아하는 것들을 파악한다.
10. 어르신과 신뢰 관계 형성에 도움이 되는 것들을 파악한다. 필요하다면
    보호자에게 정보를 얻는다.

청각장애가 있는 치매 어르신은 일반 고령자보다 일상생활에서 더 많은 어려움을 겪고 있다. 일본의 경우 장애 유형별 노인 시설이 있다. 청각장애인의 특성에 맞는 인력과 생활환경을 갖춘 시설이 있다. 하지만 우리나라 현실은 아직 그렇지 못하다.

청각장애 어르신의 가족이라면 함께 살아왔기 때문에 어르신의 개별적 특성을 알 것이다. 그러나 요양보호사의 경우는 그렇지 못하다. 재가서비스를 받는다면, 보호자와 요양보호사의 협업이 중요하다. 어르신의 개별적 특성을 공유해 요양보호사가 시행착오를 줄일 수 있도록 해야 할 것이다. 재가서비스는 가족이 함께 있다면 부담을 덜 수 있겠지만, 보호자가 함께 생활하지 않는다면 어르신의 개별적 특성을 관찰하고 기록해 파악하는 것이 중요하다. 어르신의 이상행동이 나타났을 때 원인을 쉽게 찾을 수 있기 때문이다. 어르신의 욕구를 파악할 수 있고, 원하는 도움을 드릴 수 있을 것이다.

청각장애 치매 어르신의 경우, 의사소통 방법이 매우 중요하다. 의사소

통할 때는 어르신의 의사를 분명히 파악하고 실행해야 한다. 의사소통은 충분한 시간을 가지고 해야 한다. 이는 어르신의 욕구를 정확하게 파악하기 위함이다. 정확한 욕구 파악은 어르신과 신뢰 관계를 형성하는 데 중요하게 작용한다.

어르신과의 소통 방법에서 중요한 것은 진심 어린 의사소통이다. 어르신이 존중감을 느끼도록 해야 한다. 표정이나 태도에서 존중감을 느낄 수 있어야 한다. 다양한 의사소통 방법을 찾고, 활용하는 것이 중요하다.

사진, 그림, 핸드폰을 사용한 유튜브 영상들을 활용하면 소통이 쉽게 되고, 신뢰감을 형성할 수 있을 것이다. 어르신이 수화하고 가족이나 요양보호사가 수화한다면 좋겠지만, 이런 경우는 흔하지 않다. 현실에서 어르신이 수화한다고 해도 수화하는 요양보호사를 찾기는 쉽지 않다.

개별적 특성에서 예측되는 이상행동 증상 원인

1. 개별적 특성에서 신체적 특성인 청각장애가 있다.
2. 내가 들리지 않으니까 속일 거라는 의심 망상이 있다.
3. 청력장애로 고립된 생활을 하고 있고, 정보 습득의 부재가 있다.
4. 의사소통의 어려움이 있다. 반드시 필담을 원한다.

치매 가족과 요양보호사의 어르신 케어 방법

치매 가족

1. 어르신의 개별적 특성을 요양보호사와 공유한다.
2. 어르신의 욕구를 수용하고 지지한다.
3. 의사소통 시 반드시 필담으로 하고, 서두르지 않으며, 어르신이 존중감을 느끼도록 천천히 한다.
4. 어르신의 요구를 일방적으로 무시하지 않는다.
5. 현실과 동떨어진 요구라고 할지라도 일단 수용하고, 필담을 통해 충분히 설명한다.
6. 어르신의 요구가 어르신의 안전을 해칠 수 있다면, 일단 수용하고 화제를 전환하거나 다정하게 설명한다.
7. 케어 시 유의점을 요양보호사와 공유한다.

요양보호사

1. 요양보호사의 업무에 대한 설명을 필담으로 한다.
2. 어르신과의 의사소통은 표정 언어와 몸짓 언어가 중요하므로, 어르신 관점에서 존중감을 느낄 수 있도록 표현한다.

3. 병원 이동 도움 시 주도적으로 진료 상황을 기록하고, 집에서 차분하게 한 번 더 안내한다.
4. 의사소통이 어려울 때는 보호자와 협의해 보호자의 참여를 유도한다.
5. 어르신의 욕구를 수용하고 지지한다.
6. 어르신을 가르치려 하지 않는다.
7 시장 보기, 청소, 요리 도움 시 어르신의 의사를 반드시 반영한다.
8. 청소나 요리 도움 시 중간중간 어르신이 확인하도록 여쭤가면서 진행한다.
9. 의사소통 시 글씨와 더불어 사진이나 핸드폰, 유튜브 등을 활용해 소통한다.
10. 의사소통 시 어르신의 눈높이와 마음 높이에서 한다.
11. 가사 도움을 드리는 것보다는 먼저 신뢰 관계 형성에 도움이 되는 활동을 한다.
12. 필요한 가사 도움이 있는 경우 어르신께 여쭙고 허락받은 후 도움을 드린다.
13. 시키는 것만 하지 말고 도움이 될 만한 일을 찾아서 어르신에게 여쭙고 실행한다.

개별적 특성에 따른 케어 결과

1. 어르신을 처음 뵐 때 어르신의 남동생이 참석해서 소개하고 설명했다.
2. 두 번째 뵐 때는 어르신과 신뢰감이 형성된 동사무소 돌봄 요양보호사님이 재가서비스 관련 설명을 어르신께 해드렸다.
3. 어르신은 본인이 신뢰하는 사람들이 와서 설명해드리니 새로운 요양보호사님을 의지하고 신뢰하는 데 시간이 걸리지 않았다.
4. 어르신은 본인의 욕구를 요양보호사에게 전달하고 함께 수행했다. 첫 업무는 동네 미용실에서 파마하는 것이었다.

5. 요양보호사와 신뢰 관계가 형성되면서 시장 심부름을 요청했다.

6. 어르신은 오랫동안 서비스해주시길 요청하셨다.

7. 어르신은 마음을 열었고, 본인이 살아온 이야기를 요양보호사에게 말했다.

현장에서 습득한 일반적인 치매 어르신의 청각장애 케어 방법

1. 어르신의 개별적 특성을 파악한다.

2. 어르신의 개별적 특성에 맞춰 케어한다.

3. 어르신의 욕구를 파악한다.

4. 주 케어자와 협업한다.

5. 어르신 중심 케어를 한다.

6. 어르신의 이상행동을 관찰하고 기록한다.

7. 이상행동 시 수용하고 지지한다.

8. 이상행동이 어르신의 안전을 위협한다면, 화제를 돌리거나 행동을 통제한다.

9. 어르신의 눈높이, 마음 높이에서 소통한다.

10. 어르신이 존중감을 느낄 수 있도록 소통한다.

11. 어르신과 소통 시 진심 어린 표정과 태도로 소통한다.

12. 어르신의 욕구를 수용하고 지지한다.

13. 어르신을 가르치려 하지 않는다.

14. 다양한 의사소통 방법을 개발하고 사용한다.

참고문헌

[국내문헌]

강은실(2004), 치매 노인의 병 전 성격적 특성, 환경적 특성과 문제행동과의 관계, 고신대학교 보건대학원 석사학위 논문.

김보경(2016), 알츠하이머 치매 환자의 행동심리증상과 돌봄 제공자의 부담감, 중앙대학교 간호학과 박사학위 논문.

류세앙(2020), 장기요양시설 인지장애 노인의 요실금에 대한 유도 배뇨 프로토콜 적용 효과, 서울대학교 박사학위논문.

박명화·김정란·송준아·윤종철·정원미·손귀령 외(2015), 프로그램관리자 치매전문교육 기본교재 ❷, 보건복지부, 중앙치매센터 국민건강보험공단.

박아영(2018), 치매 전문 요양보호사의 치매 지식, 공감 및 치매에 대한 태도, Journal of Digital Convergence.

박종미(2010), 정보화 수준이 청각장애(농)인의 역량 강화에 미치는 영향에 관한 연구, 강남대학교 사회복지전문대학원 석사학위논문.

박현숙·박용순(2015), "재가 장애 노인의 상실감이 자살 생각에 미치는 영향". 『노인복지연구』 69 : 51-7.

배노을(2012), 치매환자의 의약품 복용실태 및 제형 다변화를 통한 치료효율성 개선방안 연구, 중앙대학교 석사논문, 서울.

보건복지부 중앙치매센터 국민건강보험(2014), 치매전문교육 교재 기본과목.

보건복지부 중앙치매센터 국민건강보험(2015), 프로그램관리자 치매전문교육 교재 기본과목 2.

보건복지부(2023, 08), 제3차 장기요양기본계획[안] [2023~2027].

보건복지부, 중앙치매센터, 국민건강보험 : 치매 전문교육 [기본과목] : page 174.

웬디 미첼·아나 와튼(2022), 치매의 거의 모든 기록 : 치매 환자가 들려주는 치매 이야기, 문예 춘추사.

윤주애·박승곤(2021), 중도 시각장애 노인의 시각상실과 삶에 관한 사례연구, Journal of Disability and Welfare, vol. 53, 2021. pp. 63-90.

이경민(2015), 요양시설 거주 치매 노인의 식사 행동 관리 요구도에 대한 사정 도구 개발, 고려대학교 간호학과 박사학위 논문, 서울.

이영희(2003), 치매 간호종사자가 경험한 치매 환자 공격행동과 대처 행동, 고신대학교 석사학위 논문.

이윤정·김정희·김귀분(2010), 요양원 입소 노인 가족의 오명에 대한 문화기술지, 한국노년학회지, 30(3), 1005-1020.

이준우·임은화·백승영(2011), 세상과 소통하는 힘-노인 문해교육, 도서출판 파란 마음.

이현정·허승덕·황수연(2018), Hearing handicap inventory for elderly (HHIE) 선별한 난청 노인들의 삶의 질, 대한치료과학회지, 10(2), 39-45.

임종호(2017), "시각장애 노인 삶의 만족도 영향 요인 분석", 『시각장애 연구』 33(4) : 47-66.

지한솔·장승민·강연욱(2020), 인지기능과 도구적인 일상생활기능의 관계에서 인구통계학적 변인들의 조절효과, 한국심리학회지 건강 : 25(3), 443-465.

진영란 외(2019). 요양보호사 표준교재, 한국요양보호협회.

[기타자료]

고석현 기자, 전두환 '적극적 항암치료' "안 한다…치매로 입원도 기억 못해", 중앙일보, 2021. 08. 25.

국립중앙의료원 중앙치매센터. https://www.nid.or.kr

네이버 나무위키(2024), 치매.

네이버 지식백과, 국가정신건강서비스포털 의학정보 및 서울대학교 의학정보.

대한배뇨 장애요실금학회, 2012.

분당차병원_CHA Bundang Medical Center, Youtube, 2023. 04. 20.

서울 아산병원, NAVER 건강/의료 정보/질환 백과/정신건강의학과.

이보현 기자, 치매 환자가 환경 변화에 취약한 이유(연구), 코메디닷컴, 2022. 03. 10.

이창근 감독(2019), 영화 〈로망〉, ㈜메리크리스마스, 이순재, 정영숙 주연

이창열 감독(2023), 영화 〈그대 어이가리〉, (주) 영화사 순수, 선동혁, 정아미 주연

tvN 김창옥쇼2

[외국문헌]

Agronin ME. Alzheimer's disease and other dementias: A practical guide. 2nd ed. Philadelphia: Lippincott Williams and Wilkins; 2007.

Amella EJ. Mealtime difficulties. In: Capezuti E, Zwicker D, Mezey M, Fulmer T, Gray-Miceli D & Kluger M,. editors. Evidence-Based Geriatric Nursing Protocols for Best Practice. 3rd ed. New York: Springer Publishing Company; 2008. p. 337-3.

Aselage MB. Measuring mealtime difficulties: eating, feeding, and meal behaviours in older adults with dementia. Journal of Clinical Nursing. 2010; 19: 621-631.

Chang CC, Roberts BL. Feeding difficulty in older adults with dementia. Journal of Clinical Nursing. 2008; 17: 226-227.

Culfman S. Managing dysphagia in residents with dysphagia. Nursing Homes and Senior Citizen Care. 2005; 54(8): 18-27.

Durnbaugh T, Haley B, Roberts S. Problem feeding behaviors in mid-stage Alzheimer's disease. Geriatric Nursing. 1996; 17: 63-67.

Finkel, S. (2000). Introduction to behavioural and psychologicalsymptoms of dementia (BPSD). International journal of geriatric psychiatry, 15 Suppl 1(S1), S2-S4. doi:10.1002/(SICI)1099-1166(200004)15:1+3.0.CO;2-3.

Gaugler,J.E.,Roth,D.L.,Haley,W.E.,& Mittelman,M.S.(2008).Cancounseling and support reduce Alzheimer's caregivers'burden anddepressive symptoms during the transition to institutionalization? Results from the NYU CaregiverIntervention study. Journal of the American Geriatrics Society, 56(3), 421.

Hersch EC, Falzqraf S (2007). Management of the behavioral and psychological symptoms of dementia. Clinical Interventions in Aging, 2(4), 611-62.

Kayser-Jones J, Schell E. The mealtime experience of a cognitively impaired elder: ineffective and effective strategies. Journal of Gerontological Nursing. 1997; 23(7): 33-39.

Keller HH, Smith D, Kasdorf C, Dupuis S, Martin LS, Edward, G et al. Nutrition education needs and resources for dementia care in the community. American Journal of Alzheimer's Disease and Other Dementias. 2008: 23(1); 13-22.

Kutsumi M, Ito M, Sugiura K, Terabe M, Mikami H (2009). Management of behavioral and psychological symptoms of dementia in long-term care facilities in Japan. The Official Journal of the Japanese Psychogeriatrics Society, 9(4), 186-195.

Lin, F. R., Yaffe, K., Xia, J., Xue, Q. L., Harris, T. B., Purchase-Helzner, E., ... & Health ABC Study Group, F. (2013). Hearing loss and cognitive decline in older adults. JAMA Internal Medicine, 173(4), 293-299.

Lin LC, Watson R, Lee YC, Chou YC, Wu SC. Edinburgh Feeding Evaluation in Dementia (EdFED) scale: cross-cultural validation of the Chinese institutionalized residents with dementia: a crossover design. Journal of Clinical Nursing. 2008; 20: 3092-3101.

Maruyama, M., Tanji, H., Sasaki, H. & Arai, H. (2005). Caregiver's burden - 119 - and use of public services among dementia caregivers, Japanese Journal of Geriatric, 42(2), 192-194.

Manthorpe J, Watson R. Poorly served? Eating and dementia. Journal of Advanced Nursing. 2003: 41(2); 162-169.

Robert, P. H., Onyike, C. U., Leentjens, A. F. G., Dujardin, K., Aalten, P.,& Starkstein, S., et al. (2009). Proposed diagnostic criteria forapathy in Alzheimer's disease and other neuropsychiatric disorders. Neurology Psychiatry, 24, 98-104.

Shub D, Ball V, Abbas A-AA, Gottumukkala A, Kunik ME. The link between psychosis and aggression in persons with dementia: a systematic review. Psychiatr Q. 2010 Jun; 81(2): 97-110.

Wancata, J., Windhaber, J., Krautgartner, M., & Alexandrowicz, R. (2003). The consequences of non-cognitive symptoms of dementia in medical hospital departments. The International Journal of Psychiatry in Medicine, 33(3), 257-271.

Watson R. Measuring feeding difficulty in patients with dementia: multivariate analysis of feeding problems, nursing intervention and indicators of feeding difficulty, Journal of Advanced Nursing. 1994; 29: 283-287.

Watson R. Undernutrition, weight loss and feeding difficulty in elderly patients with dementia: a nursing perspective. Reviews in Clinical Gerontology. 1997; 7: 317-326.

치매 가족, 요양보호사, 의사, 시설 종사자들을 위한
치매 이상행동 케어 12가지 방법

제1판 1쇄 2024년 7월 15일

지은이　황이선
펴낸이　한성주
펴낸곳　㈜두드림미디어
책임편집　배성분
디자인　얼앤똘비악(earl_tolbiac@naver.com)

㈜두드림미디어
등록　2015년 3월 25일(제2022-000009호)
주소　서울시 강서구 공항대로 219, 620호, 621호
전화　02)333-3577
팩스　02)6455-3477
이메일　dodreamedia@naver.com(원고 투고 및 출판 관련 문의)
카페　https://cafe.naver.com/dodreamedia

ISBN　979-11-93210-79-6 (13510)

책 내용에 관한 궁금증은 표지 앞날개에 있는 저자의 이메일이나
저자의 각종 SNS 연락처로 문의해주시길 바랍니다.